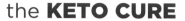

the **KETO CURE**

A Low-Carb, High-Fat Dietary Solution to
Heal Your Body and Optimize Your Health

慢性病
生酮療法

用酮體控制胰島素，
管理胰島素就是管理健康

亞當‧納利醫師、吉米‧摩爾、瑪麗亞‧埃莫里奇〔食譜作者〕著
Adam S. Nally　　　Jimmy moore　　　Maria Emmerich

許可欣 譯

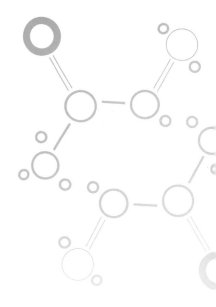

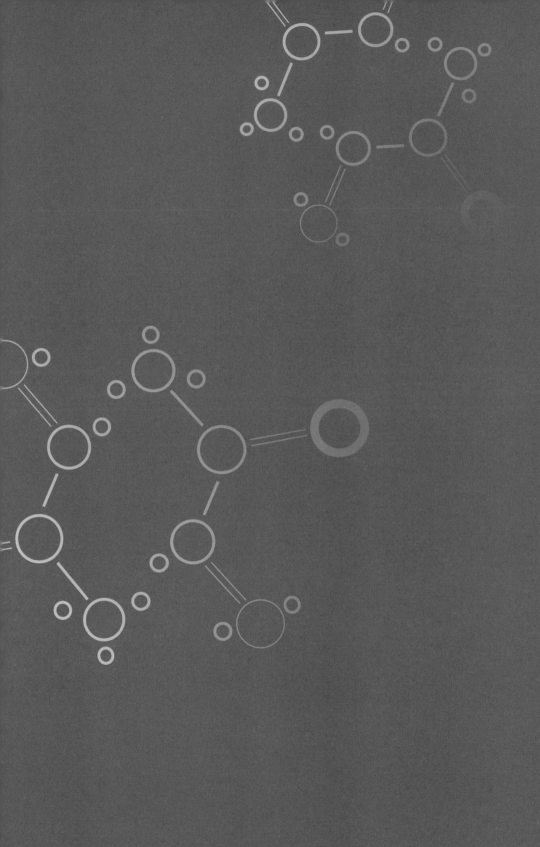

PART 1
基本知識

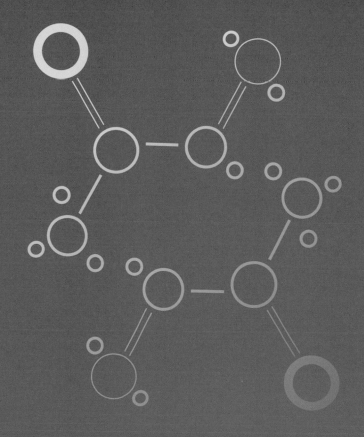

CHAPTER 1

生酮介紹

吉米說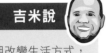

長期改變生活方式，是極具挑戰性的，特別是你過去曾經嘗試又失敗過那麼多次。但好消息是，在本書中我們所分享的，是以最新營養健康科學為基礎的實用資訊，在全球有許多醫師用於臨床環境。只要你弄懂生酮的基本原則，照理說就會有良好的健康。

　　我不相信巧合。萬事發生皆有理由，包括你和我為何會透過這本書相遇。我希望你能花一點時間想想，你手中為何會拿著這本書。你或許在尋找，甚至在祈求答案。拿起《慢性病生酮療法》這本書，是改變人生的第一步，也是最有力的一步。

　　改善你的健康、你的人生，不是偶一為之就能達成。健康是種生活風格，是種態度，也是讓你採取行動的理由。這本書就是為了像你這樣的人所寫，它是一本指南，幫助你理解增強代謝的基本原則。我們發現這些基本原則已經有一百多年了，但它們一直隱晦不清。運用這些原則將幫助你達到健康的體重，並大幅改善你的整體健康。本書所述的六大生酮觀點原則，便是能幫助一個人從代謝上，逆轉「文明病」原因的要素。

　　但什麼是「文明病」？這種疾病在我們的文化變得更加文明之前並不存在，或是鮮少發生，包括心臟病、高血脂、糖尿病、糖尿病前期、空腹血糖異常、低血糖症、腎結石、痛風、牛皮癬、濕疹、炎症疾病（包括關節炎和多囊性卵巢症候群），以及如甲狀腺機能低下的自體免疫疾病。在人們居住於小村莊或小部落時，這些疾病並不成問題；當我們的社會開始融入「文明」飲食，以及含有較高澱粉、糖分和碳水化合物的食物大量生產後，這些疾病開始出現，為我的診所帶來生意。若是你遵循生酮的生活方式，便是回到人們過去在較小、較不工業化的社會中的飲食習慣，因此，你的身體可以逆轉文明病的過程，回到較健康的狀態。

生酮生活方式只是像原始人飲食法一樣嗎？不。這種生活方式著重天然、全食物的使用和烹調，強調那些在細胞和基因層面上，對疾病有正向荷爾蒙作用的食物。生酮生活方式是一種有意識的飲食方式，限制碳水化合物、適量的蛋白質，並使用脂肪作為主要的能量來源。

我是誰

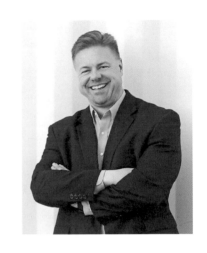

我們為什麼需要另一本有關酮症和生酮飲食的書？許多很厲害的作者都寫過這個主題的書，我有一整個書架都是這種書。我有什麼特別之處，足以寫出另一本書？你甚至或許會好奇，「你為什麼自稱為『肌肉醫師』？你是在吹噓你的體格嗎？」

我並不特別，但關於影響外貌和感覺的飲食習慣，我有超過十七年的個人及專業經驗。不過，我今天很驕傲自己能維持健康，因為我不是一直如此。事實上，在醫學院及住院醫師訓練後，即使我每天運動一小時，限制一天攝取一千二百到一千八百卡路里，並限制脂肪的攝取，我還是超過標準體重三十公斤，總是覺得疲累，非常情緒化，而且罹患糖尿病前期。我花了大把時間上健身房來維持我的健康，我的訓練師說：「醫師，如果你持續下去，會變成肌肉醫師。」（朋友聽到這個，就開始叫我肌肉醫師，這外號就甩不掉了。）我的問題你可能也經歷過，不管我做了多少運動，都無法克服錯誤的飲食習慣。

我的家族有嚴重的胰島素阻抗、糖尿病、心臟病、高血壓和中風等病史，這裡還只是列舉幾個健康問題。我試過素食或限制卡路里的飲食，或是所有流行的飲食方式，但對我全都沒有用。

我在病患身上也發現同樣的問題。少數人透過嚴格的鍛鍊和限制卡路里獲得了成功，但其他人（包括我）減了九公斤之後就陷入停滯；只剩下飢餓、憂鬱和疲憊；而且在血壓、膽固醇和糖尿病方面也沒有改善。事實上，這些數字經常因限制卡路里而惡化，病患在幾個月後又得服用其他藥物。

在住院訓練和前五年私人執業中，我一再看到這種模式，這一點讓醫師感到沮喪，讓病患感到氣餒。事實上，多數病患開始不信任醫師的能力和建議時，非常令人沮喪，病患總認為醫師「喜歡」開藥，但每個醫師都是真心地想幫助他們的病患成功。然而，提出無用的飲食建議，讓我們的病患相信我們故意讓他們不健康，好開更多藥給他們。

我父親的健康歷程在五十八歲生日後，以死亡告終。他的體重幾乎達到約一百八十公斤，要注射一百五十單位的胰島素，每天服用三十二顆藥，我看著他努力限制熱量攝取和運動，受疲勞、變重和睡眠不良所苦，就好像我也在受苦一樣。後來，父親因心臟病、腎衰竭、肝衰竭和其他糖尿病併發症去世。當我發現我三十幾歲的體檢數據（膽固醇、血糖等）和他當時的數據幾乎相同時，心裡敲響了警鐘。

所以，我開始尋找答案，為了自己，也為了我的病患。我接受三個不同的訓練計畫，在肥胖醫學取得第二個醫師執業執照。我參加肥胖醫學和碳水化合物限制五百小時的進階課程訓練；為了我看過的病例，我尋找任何曾經成功治療這些病例的人，汲取他們的答案和解決方案。

當我踏上這條道路時，現今能得到的多數資訊，在當時一般大眾其實不容易接觸到，所以我開始寫部落格和推特。我創造了「肌肉醫師」網站，如此我便有地方可以回答那些沒辦法在看診時間處理的病患問題。為了彌補科學和日常應用之間的差距，我還是定時發表文章和直播，你們可以在肌肉醫師網站（DocMuscles.com）上找到那些內容。在那幾年，我也找到其他幾個和我在同一條道路上的厲害醫師、營養師、作家和部落客。他們為醫師及一般人提供非常好的見解和資訊。

在我的診所裡，我的病患也讀過這些書和部落格，然而他們還是遺漏健康和疾病的一些基本原則。本書的目標，即是以肌肉醫師的風格，將科學以你和你家人能理解並應用的方式描述出來。那麼，從哪裡開始呢？

吉米說

我叫吉米・摩爾，是一名國際暢銷書作家，著有《生酮治病飲食全書》（Keto Clarity），該書是針對理解營養性酮症的入門書。就像納利醫師，我也苦於體重和健康問題，也看著家人面對病態肥胖、心血管疾病等問題。擁抱生酮的生活方式，能預防自己步入哥哥凱文在四十一歲便英年早逝的後塵，也可以幫助我在未來幾年扭轉慢性病發生的趨勢。在整本書中，我會一直出現在頁邊，補充進一步的想法，或是說明納利醫師分享的複雜概念。他有時候還挺書呆子的！

我不是要賣什麼方案給你們，雖然對某些人來說，方案或許很有效，如果你們真的想買，我也很樂意賣。然而，我更願意給你們一些基本原則，只要遵循這些原則，就能改善你一生的健康和身體組成。本書的內容是為每日的練習提供行動步驟和方法，讓你的身體在生理上、情緒上和精神上都能有效重組。在我過去十七年的「實戰」行醫經驗中，我在身心靈都找到真正的改變。只要理解健康的基本原則，並應用它們，經常可以讓一個人開啟以前尚未開發的潛力。

關於吉米和瑪麗亞

我的共同作者寫過許多關於酮症和生酮飲食的書籍：吉米·摩爾寫過兩本，瑪麗亞·埃莫里奇寫了九本。從我開始執醫，這兩位便致力於幫助人們理解酮症和生酮飲食的基本原則。我將利用吉米和瑪麗亞所擁有的知識，並以此為基礎。

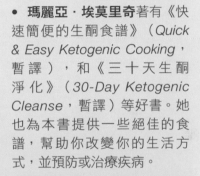

● **吉米·摩爾**和他的共同作者艾立克·威斯曼共同撰寫了《生酮治病飲食全書》，書中以淺顯易懂的文字説明什麼是酮症。在這本書中，我們將更進一步，將酮症的基本原則運用到疾病上。吉米在頁邊增加了説明，幫助解釋你可能不明白的內容。

● **瑪麗亞·埃莫里奇**著有《快速簡便的生酮食譜》（*Quick & Easy Ketogenic Cooking*，暫譯），和《三十天生酮淨化》（*30-Day Ketogenic Cleanse*，暫譯）等好書。她也為本書提供一些絕佳的食譜，幫助你改變你的生活方式，並預防或治療疾病。

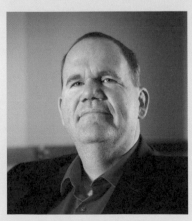

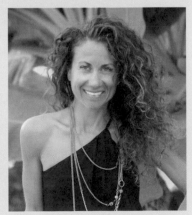

如何使用本書，遵循生酮療法

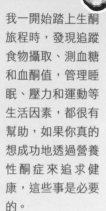

吉米說

我一開始踏上生酮旅程時，發現追蹤食物攝取、測血糖和血酮值，管理睡眠、壓力和運動等生活因素，都很有幫助，如果你真的想成功地透過營養性酮症來追求健康，這些事是必要的。

購買這本書是你第一步的行動，也是你信仰的展現。這次的購買行為鞏固了你的希望和信念，改變你的生活並取得成功不僅是可能的，也是實際的。許多為一般人所寫的生活方式書籍，並沒有真正幫助你理解基礎知識；我想要填補這個空白。我也不希望這只是另一本食譜，而是一本指導手冊，實踐「給人魚，不如給人釣竿」這句古諺的書。

這本手冊裡每個原則都有事實基礎——科學上合理且可複製的原則。想要成功，這些事實必須採取相關的行動，就像毒藥都有解毒劑，疾病也有必須矯正的原因，你必須採取行動，才能得到結果。本書即是應用這些原則，讓你能採取行動。

班傑明・富蘭克林曾以三步驟法，計畫並追求他的目標，他的計畫方式是以價值或真理為基礎，找出價值或真理後，為每個價值排出優先順序，並計畫在生活中如何實現這些價值。每個晚上他都會做簡單的計畫和記錄，我建議將生酮療法應用到生活中時，也可以使用同樣的方式或技巧。記得：無法測量的事物無法改善，經過計畫的行動最容易完成。

因此，我強烈建議你拿一本日誌、計畫書或其他形式的日記，用來計畫第二天的行動，以便在隔天晚上記錄計畫行動的完成度，來反省自己。我發現多數沒有使用日記或計畫書的人都會失敗，而遵循我的建議使用日記的人，都能取得很大的成功。使用日誌，可以更輕鬆地遵循後面幾個章節所列的原則。你需要記錄四到六個星期，才能看到記錄的好處，要有耐心，相信我，如果堅持下去，你就會看到結果。

我建議你們計畫和追蹤下列事項：每日碳水化合物、蛋白質、脂肪和水分攝取，運動和睡眠模式。同時，記得我們不只有生理的存在，也有精神和心理的存在。因此，我發現每天增加冥想、閱讀經文、正向肯定或精神反思，在人們渴望碳水化合物時，都能發揮幫助人們抗拒欲望的鞏固作用，我也鼓勵你計畫和記錄每天的精神和心理需求。

以下是可以有效管理你的日誌的範例：

- 睡前五到十分鐘，寫下第二天運動、冥想和用餐的計畫。
- 隔天，記錄你做了什麼、每餐吃了什麼：

運動：上半身 舉重 40 分鐘	早餐：3顆水煮蛋（碳水化合物：0，蛋白質：21 克，脂肪：21 克）和水 680 毫升。
經文閱讀／冥想：閱讀和思考《新約加拉太書》第5章 30分鐘。	午餐：2個生菜包火腿乳酪三明治（碳水化合物：4克，蛋白質：30克，脂肪：30克）和水 340 毫升。
	晚餐：340克肋眼牛排佐奶油和沙拉（碳水化合物：6 克，蛋白質：30 克，脂肪：40 克）和水 340 毫升。

- 到了晚上，反省自己是否有達到前晚擬定的目標，如果有，記錄你的感覺；如果沒有，記錄你認為的原因，以及明白該如何改正。然後，寫下隔天的運動、冥想及飲食計畫。

> 「如果你不擬定自己的人生計畫，就有可能落入別人的計畫。你猜他們計畫時幫你設想多少？不多。」
>
> ——勵志演說家吉姆‧羅恩

我發現這種記錄和反省，是一種強而有力的認知行為治療，幫助人們用積極的方式快速找出原因和觸發條件，而且不會引起羞愧或罪惡感。

對某些人來說，應用本書的原則既簡單又直覺，但你也可能要花上幾個月（對一些人來說甚至是幾年），才能了解自己必須做出的改變。不管你是哪一種人，我都建議你享受這趟旅程！

免責聲明：本書所討論生活方式的改變是非常強大的，它通常會在一兩週內改變體重、血壓、膽固醇、血糖、胰島素數值以及脈搏。如果你最近因為任何健康問題或情況，接受醫師的照護或管理——例如因血壓、血糖、膽固醇、心臟疾病、心血管疾病或其他內分泌疾病接受治療——你的情況必須由持有醫療執照者嚴密監控，且你的藥物需仔細、頻繁的調整。我強烈建議任何想開始生酮飲食或改變生活方式、調整營養或飲食的人，都必須先接受健康檢查，且每年追蹤一次。任何會改變新陳代謝或體重的計畫，對特定基因或遺傳問題都有潛在的副作用。先向醫師了解情況，再進行生酮或其他體重管理計畫，是很重要的。

基本知識

我們先從改變生活方式時，所需的基本知識開始吧。這部分將回答每天都有人問我的幾個問題：

- 基本的主要營養物質是什麼？
- 我為什麼會變胖？
- 體重減輕和增加的背後有什麼複雜科學，我要如何簡單應用？

我希望能教導各位如何採用生酮生活方式，讓你們能在往後的日子裡，管理生活並預防疾病。

什麼是主要營養物質？

在開始前，你需要了解主要營養物質的基本定義。主要營養物質有三：

- **蛋白質：**組成結締組織和肌肉的胺基酸鏈。蛋白質也可轉換為醣類，提供身體能量。蛋白質經常出現在肉類、乳酪、蛋、核果和種子，含量不一。胺基酸種類包含麩醯胺、離胺酸、苯丙胺酸、色胺酸和精胺酸等。

- **醣類（碳水化合物）：**包括單醣、澱粉和纖維素。醣類包含果糖、葡萄糖、蔗糖和乳糖。

- **脂肪：**甘油和脂肪酸酯鏈存在於有機組織中，特別是在動物脂肪組織及種子、堅果和植物果實中。脂肪有三種：飽和脂肪、單元不飽和脂肪和多元不飽和脂肪，同時還有必需脂肪酸。

由於這些分子（蛋白質、碳水化合物和脂肪）的數量和複雜程度，且它們可以存在於多種來源，即使在高中或大學曾上過營養課程的人，還是會感到困惑。他們走進我的診間時，並不明白這些主要營養素究竟是什麼，要去哪裡找到它們的相關資訊，或是如何在食物選擇上應用這項基礎科學。所以，我的目標是幫助你們克服這項知識的缺乏。

吉米說

如果你了解生酮的基本原則，這些原則就能慢慢地讓你這輩子都保持健康快樂。現在，輪到你用最強大的飲食方式，取回健康的控制權。生酮就是新的超能力！

纖維和醣類

我們的身體通常無法分解並吸收綠葉植物和蔬果裡長鏈纖維的醣類，但經過烹飪、榨汁或調和後，那些長鏈纖維的鏈結會崩解，讓人體可以吸收其中的醣類（單醣）。這表示纖維裡的醣類會增加人體醣類的攝取量，進而導致體重增加。

主要營養素有什麼作用？

　　主要營養素提供能量。人體消耗這些化合物，為身體提供能量，每一個主要營養素都是能量來源。

　　下圖簡單分解了三大主要營養素的化學組成，說明每種營養素在細胞內如何處理，以成為能量的燃料。（有些人可能是化學工程師，你們會愛上這個說明，也會因為我沒列入所有化學反應而生氣。其他人以後會感謝我的。）我的重點是讓你們知道蛋白質、碳水化合物和脂肪在細胞內的運作方式，如何成為賦予能量的分子。

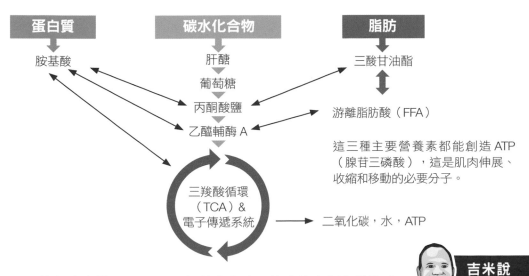

　　值得注意的是，缺乏蛋白質或脂肪可能致使人類和其他哺乳動物產生疾病，但沒有任何疾病是因缺乏碳水化合物所導致的。換句話說，如果你不吃蛋白質或脂肪，你可能因缺乏營養素而生病，但如果你不吃碳水化合物，並不會產生任何疾病。

完全不吃碳水化合物，人還能正常運作嗎？

在十九世紀晚期，弗雷德里克‧施瓦卡中尉（Lieutenant Frederick Schwatka）和他的士兵行進兩千七百英里，穿越加拿大北極圈。在這趟旅程中，施瓦卡中尉等人不僅活下來了，還以因紐特印第安人極高脂肪、極低碳水化合物的飲食方式，變得非常健壯，這顯示人們飲食中只攝取少量碳水化合物，甚至完全不吃，身體也能正常運作。[1]

吉米說

你必須攝取必需脂肪和必需蛋白質，否則就會生病，甚至可能致命。雖然有所謂健康專家叫你吃大量以碳水化合物為基礎的食物，例如水果、穀類和蔬菜，但事實上，沒有必需碳水化合物這種事。請注意！

體重增加背後的科學

想理解為何百分之八十五的美國人都過重或肥胖,關鍵不在於卡路里,而是荷爾蒙。是否能認清這一個因素,將改變你在健康、疾病及體重減輕的整體狀態。從現在開始,你的選擇和行動必須以這項理解為基礎。

控制體重和胃口的荷爾蒙其實有三十種,在這三十種之中,胰島素是主要的荷爾蒙。

- 任何會提高胰島素的東西,都會阻止體重下降,並激發嚴重的炎症,而炎症是大多數文明病的起因。
- 胰島素刺激脂蛋白脂酶,這種酶將血液中的三酸甘油酯(血液中可移動的脂肪)推入脂肪細胞,這是導致我們體重增加的原因。
- 沒有胰島素,體重不會增加(因此第一型糖尿病患者通常非常苗條)。

我再說一次:胰島素是管理體重和文明病的主要荷爾蒙。

我看診的大多數人——百分之八十到八十五——都有某種程度的胰島素阻抗。簡單來說,胰島素阻抗即代謝糖和澱粉時,會過度分泌胰島素。第四章將再詳談胰島素阻抗;目前,我們先將胰島素阻抗視為一把磨損的鑰匙。

我的父親是名鎖匠。我年輕時,經常做他的助手,其中一個工作就是切割鑰匙,好和鎖相配合。鑰匙有鋸齒,每個鋸齒都有不同的高度,如果高度錯誤,或是鋸齒磨損,鑰匙便無法將鎖內的銷釘提升到正確的高度,這意味著會打不開鎖。

胰島素很像一把鑰匙,它能與身體細胞的許多生物鎖相配,如果鑰匙磨損或損壞,可能需要左右擺動,才能讓鑰匙的鋸齒順利開鎖。

胰島素阻抗就像一個飯店門房拿著磨損的鑰匙,鑰匙(胰島素)能開門,但速度不是很快。門房要把門打開,得先將鑰匙前後左右扭轉一番之後,門才能開了。

就胰島素來説，身體不是產生更有效率的新鑰匙，而是發出更多的鑰匙來打開門，最終產生了超出正常值二到二十倍的胰島素。

你怎麼知道身體是否過度製造胰島素？你的醫師會在你空腹時，幫你檢查血液，幾年前剛發現胰島素時，即設定了正常的空腹胰島素值，為十到二十二微單位／毫升（µIU/mL）。

這種檢驗稱為葡萄糖耐量試驗。先空腹一晚（十到十二小時），醫師給你五十到七十五克的糖，再檢測你的胰島素和血糖反應。多年來進行這些試驗，我發現當人們的空腹胰島素值高於五微單位／毫升時，經常會測出胰島素阻抗陽性。如各位所見這低於正常的標準範圍（或目前接受的參考範圍），這表示在你的血糖上升到第二型糖尿病的範圍時，便已產生胰島素阻抗。

還有其他幾個生理指標，能指出你是否有胰島素阻抗：

- 皮贅
- 黑棘皮症
- 三酸甘油酯／ HDL 高於 3.0
- 低密度脂蛋白顆粒數上升（超過 500）
- 空腹胰島素大於 5 µIU/mL
- 空腹血糖超過 100 mg/dL
- 飯後血糖超過 140 mg/dL（餐後兩小時）
- 男性腰圍超過 40 吋，女性超過 35 吋
- 家族糖尿病史
- 冠狀動脈疾病

關注焦點

食物會促進荷爾蒙分泌，特別是胰島素。如果你無法控制體重，請檢測你的荷爾蒙，並著重在荷爾蒙對飲食的反應。

現在你已了解主要營養素的基本資訊，以及體重增加背後的科學。第二章將介紹過去五十年，我們為什麼以錯誤的方式為身體提供能量。

吉米說

幾年前，我的五小時葡萄糖耐量試驗顯示出我的胰島素阻抗程度，我的血糖快速降至低血糖程度，而我的胰島素卻跳到兩位數。當時，我尋求營養方法處理這個問題，此時我發現酮體可以發揮作用。我知道自己還是有胰島素阻抗問題，因為我還是會長皮贅，空腹胰島素輕微升高，腰圍超過四十吋，還有家族心臟病史。進入酮症狀態，絕對有助於控制我的胰島素阻抗；我確信如果自己沒做出這樣的改變，一定會爆發第二型糖尿病。

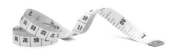

CHAPTER 2

為什麼
過去五十年的營養學
是錯誤的？

自一九七〇年代以來，人們一直建議減少飲食中脂肪和熱量的攝取，來治療肥胖和相關的心血管疾病、糖尿病、癌症及高血壓。這些飲食指南的證據可疑又不準確，得為過去四十五年來肥胖人數的急劇增加擔起部分責任。更讓人憂心的是，肥胖的經濟成本大幅上升，幾乎占美國的健康照護總支出的百分之二十八。[1] 不幸的是，飲食指南所依據的因素並不僅只受到營養科學的影響。因此，了解我們所使用的飲食指南背後的歷史，可能有助於了解我們是如何走到今天的境況。

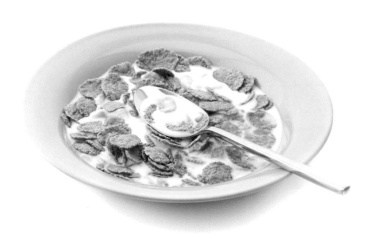

有關攝取量的政府政策歷史

　　在大蕭條時期，羅斯福總統於一九三三年頒布《農業調整法案》（也稱為《農業法案》），提供美國農民補助。從那時候起，聯邦政府補助農民，鼓勵他們不要種植小麥、飼料穀物、玉米、大麥、燕麥、大豆和稻米等七種商業作物，目的是減少供給、增加需求，從而提高價格。[2] 前美國公共衛生局副局長、現任美國補充營養援助計畫（Supplemental Nutrition Assistance Program, SNAP，通常簡稱食物券計畫）健康計畫負責人蘇珊·布盧門薩（Susan Blumenthal）寫道：「農業法案擴大到不同的類別或『項目』，最近一次在二〇〇八年通過的法案有十五個項目，包括營養（食品券）、穀物補助、保育、畜牧、農作物保險和災難援助。二〇〇八年的農業法案批准了三千億美元的支出：百分之六十七用於食物券、百分之十五用於農業補助、百分之九用於保育，以及百分之八用於農作物保險。」[3]

　　美國農業部（USDA）補助計畫傾向以直接或間接的方式，優惠那些增加肥胖和其他疾病問題的食物。這些補助支持商業作物、乳製品、畜牧和聯邦購買計畫，刺激農民種植並生產具有高經濟回收的特定作物，同時也讓農民較不願種植劃為「專業作物」種類的蔬果，使得大小農民種植作物的種類差異變小，也限制了蔬果生產。[4] 政府補貼的理由是，藉由平衡供需，有助於穩定價格。[5]

　　很明顯地，飲食指南直接影響我們的飲食方式，和我們可獲得的食物選擇。對許多低收入美國人而言——特別是兒童——聯邦計畫對食物選擇有直接且顯著的影響。透過美國農業部食品和營養服務部管理的全國學校午餐計畫，超過三千萬名兒童使用政府補助的學校午餐。[6] 美國農業部購買肉類、乳品、穀物、水果和蔬菜，供給學校用於午餐計畫，依據美國農業部和《二〇一〇年兒童健康、不挨餓法案》（The Healthy, Hunger-Free Kids Act of 2010）規定，參加計畫的學校午餐每餐應提供給兒童，六百五十至八百五十卡路里的熱量。[7]（要注意的是，這和麥當勞提供的大麥克、小份薯條加零卡可樂組合餐的熱量相同。[8]）學校選擇食物的理由和購買的決策，是基於農業支持的目標，並遵守國家飲食指南。

吉米說

比起超市架上成包的玉米、黃豆和米等高碳水化合物穀類產品，健康的食物似乎昂貴許多，想知道這是為什麼嗎？政府為這些穀類作物，提供數十億美元的補貼，鼓勵農民生產這些作物，而不是能提供適當營養素的真正食物。因此，人們選擇較便宜的食物，因為他們吃不起更健康的食物。如果沒有這些補助，市場就會更加公平。

更進一步了解補貼金

我們來看看補貼金如何偏心種植工場作物的農夫，而非對健康飲食有貢獻的特殊作物，我將以我的家鄉亞利桑那州為例。

在一九九五年到二〇一六年間，政府支付三兆五千三百五十億美元補貼近四成的美國農民。從一九九五年到二〇一一年間，亞利桑那州的酪農業得到二千五百三十萬美金的補貼，畜牧業則得到二千九百五十萬美金的補貼。[9] 亞利桑那州是美國第二大農產地，盛產香瓜、哈密瓜、萵苣、菠菜、花椰菜、檸檬等，這些都是「特殊作物」，全都得不到補貼。[10] 最近的統計顯示，得到補貼金的前五大州分別是愛荷華州、德州、伊利諾州、內布拉斯加州及明尼蘇達州，堪薩斯州緊接在後。從一九九五年到二〇一六年，這些補貼金的對象大部分是玉米（一千零六十億美元）、麥（四百三十三億美元）、棉花（三百七十七億美元）、黃豆（三百五十六億美元）和稻米（一百五十三億美元）。[11] 重要的是，二〇一二年的「再生能源燃料標準」（Renewable Fuel Standard，針對保護玉米乙醇的法律）同意玉米收成的百分之三十七用來生產乙醇，這法案更進一步影響了餐桌上的食物選擇。[12] 左側的圓餅圖顯示補貼金對各種農產品不成比例的分配情況。[13]

錢到哪裡去了：擁有補貼支持的食物

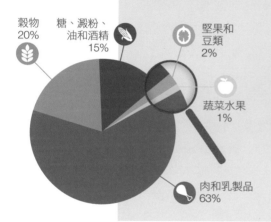

穀物
20%

糖、澱粉、油和酒精
15%

堅果和豆類
2%

蔬菜水果
1%

肉和乳製品
63%

　　一份在期刊《經濟與人體生物學》（*Economics and Human Biology*）發表的研究指出，如果一個人依食物券飲食，他的身體質量指數（BMI，即身高體重比）會增加得更快，如果一個人採用「補充營養援助計畫」（SNAP），也就是過去的食物券，則他的 BMI 會增加得更多。「我們無法證明食物券計畫會導致體重增加，但這項研究顯示兩者間有強烈的關聯。」俄亥俄州立大學人類資源研究中心研究員傑・查葛斯基（Jay Zagorsky）說。[14] SNAP 計畫裡有許多精製的、含有高碳水化合物的食物，這些精製、處理的高碳水化合物食物直接導致體重增加，並引起文明病。

　　食物價格影響個人的消費選擇。[15] 精製食物比未精製食物含有更高的糖分或高果糖玉米糖漿，它的卡路里也較高，而且往往更便宜，也更容易取得。這些食物通常放在小超市的中心位置，並且經常擺在走道兩端盡頭做特賣。另一方面，高營養、高纖維的食物通常價格較高、購買率較低，它們會被擺放在小超市的四周（水果、蔬菜和肉類）。

二〇〇八年《糧食、保育與能源法案》（Food, Conservation and Energy Act）的食物補貼政策，在二〇一二年的《美國納稅義務人減免法案》（American Taxpayer Relief Act of 2012）進一步擴充，提高了水果、蔬菜和肉類的價格。這項政策讓人轉而購買較低費用的食物，但也攝取了更高的單一碳水化合物和卡路里。因此，政府近年來的政策實際上惡化了肥胖問題，更多美國人愈來愈胖。芝加哥的伊利諾大學所做研究指出，微幅的稅賦或價格變化並不會影響一個人的身體質量指數；換句話說，汽水加十美分的稅金不會改變你喝飲料的習慣。然而，研究也指出愈明顯的價格變化，對成人及兒童的體重都有更明顯的影響。價格增加百分之一百到一百五十會改變購買行為，進而影響健康。[16] 舉例而言，如果牛奶的價格從每加侖三·五美元倍增到七美元，你或許就會減少購買機會，至少會買的比較少。

不過，美國農業部不認同價格會影響美國人對食物的選擇的說法。農業部刊物《琥珀波》（Amber Waves）裡一篇文章說明：「有些公共衛生倡議者認為許多高熱量食物實際價格、或調整通貨膨脹後的價格下降，會鼓勵人們購買更多這類食物，導致飲食品質下降，增加肥胖率。如果仔細觀察消費者在不同時間、地點、商店、稅金、補助金的情況下，對價格變化的反應，可以看出食物價格如何影響他們的食物選擇和腰圍。簡單來說，價格是重要，但不是那麼重要，它不是唯一的因素。」[17]

吉米說

身為消費者，你有選擇權——你可以選擇比較便宜、但對身體不那麼營養的食物，逼迫自己多吃那種食物；或是選擇比較貴、但營養價值高，能滿足你的營養需求，並足以止飢，自然也會吃得少。如果你仔細思考這個合理的結論，那麼選擇更高品質的食物，長久來說會更划算且更健康。

目前政策

目前的農業法案已於二〇一三年九月三十日到期。如果它停止施行，那麼將回到一九四九年的農業法案，理論上牛奶的價格會翻倍。然而，這可以使聯邦每年節省超過五十億美元的支出，也可以減少一般美國人飲食中主要的碳水化合物來源，例如麥和玉米。參議院農業委員會主席黛比・施塔貝諾（Debbie Stabenow）一再指出，她反對延長法案期限，但最後還是妥協再延長一年，以幫助農民度過二〇一二年的嚴重乾旱。

參眾兩院各自提出延長法案，但因為兩個版本截然不同，它們被提到兩院會議委員會進行協商。二〇一四年一月，二〇一四年農業法案通過，僅減少二百三十億美元的支出，這個法案的執行期間為二〇一四年到二〇一八年，法案結束時將造成什麼影響，仍未可知。

政策裡的贏家和輸家

下圖顯示美國人口的體重自一九六〇年代至二〇〇〇年代早期的體重變化。[18] 如果美國的政策維持不變，到二〇三〇年將有百分之五十八的人體重過重。[19] 許多人認為美國農業部的飲食指南是罪魁禍首。營養與代謝協會（Nutrition and Metabolism Society）主席及紐約州立大學州南部醫學中心（SUNY Downstate Medical Center）教授理查・大衛・費曼（Richard David Feinman）說：「過去的指南並未奏效，要求美國飲食指標指導委員會（Dietary Guidelines Advisory Committee）審查它自己的成果是不合理的，需要有一群與營養政府沒有直接關係的外部科學專家小組，對資料進行更公正的評估，這對大家都比較好。」[20]

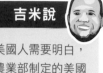

20-74歲成年人趨勢：美國，1960-2008

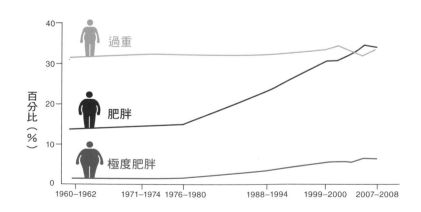

過重
肥胖
極度肥胖

百分比（%）

40
30
20
10
0

1960–1962　1971–1974　1976–1980　1988–1994　1999–2000　2007–2008

「女性健康促進飲食改善試驗」（Women's Health Initiative Dietary Modification Trial）在對四萬九千名女性進行研究後，支持了費曼博士的結論。這項研究並未顯示出任何統計上的顯著證據，能說明低脂或限制卡路里的飲食，對肥胖有任何長期的影響。[21] 韋斯頓·A·普萊斯基金會（The Weston A. Price Foundation）的網站上說：「致力於透過教育、研究和行動主義，恢復人類飲食攝取高營養食物。」該基金會也認為美國農業部飲食指南是肥胖的重大導因，並積極地倡儀要促進法律改革。[22]（本章後將更進一步說明美國農業部飲食指南。）

在法律上，也試圖修正農業法案，例如二○一二年的《德敏特修正案》（DeMint Amendment SSA 2276）。然而，因為一個大型農業聯盟的遊說，這項修正案被否決了。改變農業補助金是很大的挑戰，現今全國有百分之四十的農民對這些補助金有某種程度的依賴。有幾個農業團體——包括美國大豆協會（American Soybean Association）、全國玉米農會（National Corn Growers Association）及美國棉花協會（National Cotton Council）——一直以來對這些法案會影響的農業補助金，都有明顯的財務利益關係，他們想繼續利用他們龐大的遊說力量，鼓勵立法者繼續補貼。如果農業補貼政策改變、減少或取消，這些有財務利益的團體都將承受巨大的利潤損失，而許多團體在偏遠地區提供大量的就業機會，改變這些補助政策也可能破壞這些區域的經濟。因為政府補助金而保留下來的工作機會，是否就能抵消對個人腰圍和健康的不良影響呢？這項問題極具爭議，任何人都無法輕易回答，或許只能緩慢地進行改變，以度過轉換時期。

如果不再補助特定作物，例如玉米或麥，在食物製造業將會產生劇烈的變化，這可能是最反對改變的因素。若是修正農業法案及未延長補助，可能會意外造成幾項產品短時間價格上漲二至三倍，例如，酪農業若未得到補助，牛奶價格可能增加至每加侖六到八元。[23] 這項漲價可能會減少含有乳製品的碳水化合物攝取，也可能會提高肉類及乳酪的價格。

吉米說

低脂謊言就像詐騙一樣，滲入美國人的生活中。婦女健康促進計畫（Women's Health Initiative）的研究，原本應能終結「低脂飲食是公認最好的飲食方式」這種說法——但它卻出現完全相反的作用。低脂和低卡路里飲食從未有任何扎實的研究，就一直被宣傳為「健康」的減重飲食方式，現在我們知道這些飲食方式既沒有效率，也無法健康地減重。

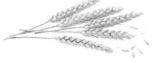

美國肥胖的代價

肥胖不只是肥胖者的個人問題，它對社會整體也有數種影響，包括健康照護的支出。

在二〇一二年，肥胖者每年的醫療支出，比非肥胖者高出二千七百四十一美元。[24]（資料來自保險公司或計畫每年支付的金額，個人或許不需自掏腰包。）在二〇一四年，金額增加至每年四千美元，[25] 一年在肥胖相關醫療問題的總支出至少為一千九百零二億美元。[26] 健康政策與經濟中心（The Center for Health Policy and Economics）預測，每年每名保險受益人增加六百美元支出的趨勢將持續至二〇三〇年，[27] 屆時估計每年光是在肥胖相關問題的醫療照護支出就有五千六百四十億美元。這與前幾年的差距極大，二〇〇六年的肥胖相關醫療支出是八百五十七億美元（約占整體醫療照護支出的百分之九‧一），而一九九八年是六百一十二億美元（約占整體醫療照護支出的百分之六‧五）。[28]

到了二〇一七年，美國疾病管制中心（CDC）的統計顯示，美國有百分之三十六‧五的成年人為肥胖，百分之三十四的成年人過重。美國超過一億兩千七百九十萬的成年人及一千三百二十萬兒童屬肥胖人口。[29]

肥胖占美國健康照護支出的百分比

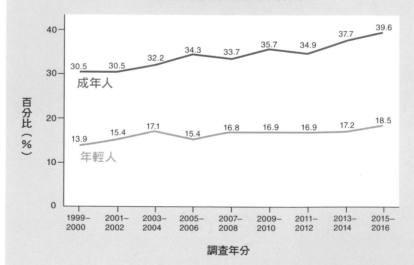

我們為何知錯不改

那麼，現在你已經了解政府政策如何影響我們選擇食物、我們為這些食物付出的代價，以及不同的團體如何影響這些決策，你還需要了解過去十五年的飲食建議是從何而來。這將幫助你理解我們為何知錯不改。

在二次世界大戰發明 K 口糧的人（單兵軍用口糧）是名流行病學家，名叫安塞爾・基斯（Ancel Keys），他是一九四〇年到一九七〇年間在營養學上最有影響力的科學家、作家及研究者。

基斯提出今日著名的飲食－心臟假說（Diet-Heart Hypothesis），基本內容為如果食用脂肪就會變胖，其也暗示脂肪導致心臟疾病，並因心臟病發的可能減短壽命。飲食－心臟假說先是因為基斯的政治影響力而變得普遍。（還記得我們剛談過政治對國內飲食習慣扮演了重要的角色？）第二個理由，則是基斯的可靠地位，以及他因為假說而得到的媒體關注。第三個因素是自一九五二年起，氣液相層析法（gas liquid chromatography）成為有效測量膽固醇的方式。

脂質科學研究當時正起飛，因此在政治、媒體關注及令人著迷的膽固醇測量新工具，這三個因素的影響下，基斯認為飲食中的膽固醇能導致心臟病的假說也變得流行，並成為令人堅信的信念。歷史上首次有科學提供醫師測量心臟健康的方式，並依此提供人們醫療建議及方向。飲食－心臟假說成為了不起的學問，它曾經——現在仍是某些人強烈堅持的信念，甚至超越宗教信念。

大約在基斯提出假說的同一時間，前美國艾森豪總統心臟病發。總統的醫師，保羅・懷特（Paul White）真的引述了基斯的「飲食－心臟假說」，並視為當時「真正的科學」。有了懷特的支持，加速了飲食指南的立法，通過在一九七七年繪製提出的飲食金字塔。換句話說，公眾非常相信美國總統的醫師所描述的「真科學」及「偽科學」（科學的定義是對結構、物理行為及自然世界，

 吉米說

我經常說安塞爾・基斯是營養界的達斯・維達（Darth Vader）。他比營養學歷史上任何一個人，對今日美國人的飲食習慣產生更重大的影響，而讓他出名的七國研究從一開始就有瑕疵，它實際上包含了超過二十個國家，各有不同程度的心臟病盛行率及飽和脂肪攝取率。他選擇了其中七個支持他假說的國家，這些國家食用較多的飽和脂肪，導致更高的心血管疾病發生率。現在我們已經知道基斯篡改數字，為何還是相信他將近七十年前提出的飲食-心臟假說呢？如果這件事送上法庭，基斯可能會被判偽證罪。因為法庭的誓言是要求一個人說出事實，全部的事實，唯有事實。基斯並未說出全部的事實，卻要所有美國人的健康為他買單。

透過觀察及實驗進行系統性研究，但這似乎不能套用在飲食－心臟假說上，不是嗎？）

另外，美國心臟協會為低脂飲食和飲食－心臟假說背書；這個協會可能因基斯的政治及經濟關係而受到影響。

參議院國民營養問題特別委員會（Senate Select Committee on Nutrition）主席喬治．麥戈文（George McGovern）議員，找了幾個不懂營養的外行人加入他的委員會，麥戈文和安塞爾．基斯是很親近的朋友，因為這層關係，以及美國心臟協會為低脂生活方式背書的事實，都對這群對營養一無所知的委員產生嚴重的影響。麥戈文議員也去了普里特金長壽診所，那裡的人灌輸他要減少脂肪攝取，並成為堅定的低脂飲食追隨者。最後，麥戈文指示將委員會的報告交給一名沒有營養學背景的記者尼克．莫頓（Nick Mottern）撰寫，因此莫頓引用哈佛公共衛生學院馬克．海格斯戴（Mark Hegsted）博士的資料，作為報告的主要來源，其內容基本上是：「嘿，我們不該再吃脂肪了！」

委員會的建議被美國心臟協會和國家衛生研究院接納，因為這兩個組織的政治力量，會讓任何提出反對聲音的人基本上找不到工作、資金，論文也可能無法發表；出言反對委員會建議的人，其個人的專業聲望會受到嚴重影響。

另一個有助於飲食－心臟假說被廣泛接受的因素是，美國心臟協會和國家衛生研究院基本上掌控了營養研究領域的資金，他們控制所有研究經費，這表示這些錢會用在觀察測量膽固醇和它的粒子。如果有人發現膽固醇其實和心臟病風險沒有真正的關聯，那兩個組織會說：「喔，導致問題的不是總膽固醇，而是高密度膽固醇和低密度膽固醇。」所以，研究者就將研究矛頭轉向這兩種膽固醇粒子。[30] 後來，在二〇〇一年，我們發現了高密度和低密度膽固醇也不是心臟病風險的重要指標。[31]

總而言之，這就是導致我們今天

吉米說

美國飲食指南如何將未經證實的低脂觀點推銷給深信不疑的大眾，是美國史上最糟糕的事情之一。未來的世代回顧這一階段時，會認為這是營養學的黑暗時期，威脅了我們的存在，將我們帶往疾病和死亡的邊緣。我認為我們很快就會銷毀有關低脂飲食的書，因為它大大的失敗。如果我們的政府、健康組織和醫學界，從未給低脂飲食戴上健康的光環，那麼今天的美國會有多大的不同呢？

深入了解膽固醇迷思

妮娜．泰柯茲所撰寫的書《令人大感意外的脂肪：為什麼奶油、肉類、乳酪應該是健康飲食》（ *The Big Fat Surprise* ）以及蓋瑞．陶布斯（Gary Taubes）所寫的《好卡路里，壞卡路里》（ *Good Calories, Bad Calories* ），對脂肪長久以來的誤解都做了詳細的解說。

這種處境的原因，因為著名組織和個人支持飲食－心臟假說，也因為公眾相信飲食金字塔的「真科學」，因為他們接受脂肪是壞東西的想法，他們教導我們從飲食中刪減脂肪，並增加攝取「好的」合成碳水化合物。

為何近代的飲食指南沒有用

我們為什麼會發胖？我們為什麼不能透過飲食和運動成功減重？為了回答這些問題，我們可以看看由洛克菲勒大學朱爾斯·赫許（Jules Hirsch）所提出的肥胖矛盾（obesity paradox）。他提出兩個相對的假設：

1 「肥胖是有意識陷入自我滿足的結果」，這代表我們因為過度飲食（攝取過多熱量），導致熱量失衡才發胖。

2 「另一個假設是肥胖有『生理』因素，因為荷爾蒙、酵素或其他生物化學控制系統的問題，才導致了肥胖。」[32]

一九七七年的美國飲食目標——第一份由聯邦政府提出的美國飲食報告——支持了第一項理論。美國心臟協會認為攝取脂肪就會導致心臟疾病，而美國農業部飲食指南受這個想法嚴重影響，美國農業部的二〇一〇年的飲食指南中說「能成功達到並維持健康體重的人，是因為他們一直注意飲食，只攝取足夠滿足身體所需的熱量，並且進行身體運動。」[33]

目前的研究結果，與熱量限制或稱為「卡路里攝取與消耗」理論相牴觸。科學證據清楚地說明了碳水化合物或澱粉攝取對胰島素增加的連鎖反應，提升了膽固醇及三酸甘油酯數值，進而導致肥胖。《時代》雜誌過去曾發表行之有年的建議：「少吃高脂紅肉、蛋和乳製品，將熱量主要來源著重於蔬果攝取，特別是碳水化合物。」現在看來並不正確。[34] 甚至自一九六五年來的醫學教科書，像是《生理學》（*Handbook of Physiology*）的序論中，就清楚地說明碳水化合物的攝取會導致體重增加，並提高三酸甘油酯及膽固醇數值。[35,36]

美國農業部飲食指南需要修訂，以反映出目前有證據支持的肥胖預防方法和減重研究，指南亦應該包括有關於限制攝取高碳水化合物食物的資訊。

吉米說

我一直覺得計算熱量作為體重管理的想法不合理，一千八百卡的熱焦糖蛋糕和一千八百卡的沙朗牛排，或是無澱粉但加了奶油的蔬菜完全相等？我不這麼認為。推動低脂飲食的人唯一的立論是熱量假設，但醫學專家，像是納利醫師，每年治療上千名病患，他們看到了食物對荷爾蒙產生的巨大影響。選擇能減少這項影響的食物，無論它們的熱量多寡，才是體重管理的關鍵。這便是生酮飲食的過人之處。

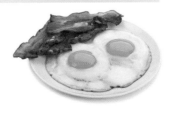

新科學反駁舊有的「真」科學

過去幾年來，飲食－心臟假說的一項項「科學」研究，都無法證實這項假說為真。[37] 研究顯示，飲食中避免攝取脂肪既不會延長你的壽命，也無法減少心臟病發的機率，少吃膽固醇也不會降低你的膽固醇數值。[38]

不過，當你像堅守自己的宗教信仰一樣，執著於「假設科學」時，一件可怕的事情就發生了：人們或許會相信你。政府接受了這個假設，我們也是。我們盲目從眾地遵循不好的科學，接受了它。我要問各位：如果政府接受一件事是真實的，它是否就是真實的，即使它其實不是呢？但最終，真相總會大白。身為一名家庭醫師和內科醫師，我要評估病人的風險，我看到即使病患的膽固醇降低了，他們也不會比較長壽，心臟病機率也沒有降低；事實上，還增加了。當病患降低膽固醇攝取，總膽固醇會增加，膽固醇藥物的銷量也會增加。在我的病患中，膽固醇值較低的人還是會有心臟病，但高膽固醇的人卻不一定有。

我開始尋找模式。開立更多降膽固醇藥物似乎無法停止心臟病發的頻率，似乎無法延長他們的壽命，或是降低因心臟病喪生的機率；似乎無法阻止在腿部或身體其他會引發中風及血管疾病的部位產生血栓的機率。

戒除脂肪只會讓人更胖，這是我在過去十七年的所見所得。在我的觀察中，戒除脂肪會有下列結果：

- 讓血糖情況惡化。
- 讓膽固醇數值惡化。
- 增加尿酸值。
- 讓糖尿病惡化。
- 讓血壓上升。
- 增加痛風和腎結石機率。

過去我們做錯了嗎？當然。這讓我不禁想問：「為什麼這種方法不起作用？它對我的父親不起作用，對我也不起作用。那麼，我們該怎麼做？我們該怎麼處理？我們要如何解決這個問題呢？」我開始尋求替代方法，我的研究讓我找到了限制碳水化合物的科學，注意到這部分的人很少，我也因此和一位名叫吉米·摩爾的播客建立了友誼。我就是這麼開始找到真正有用的解答。

CHAPTER 3

什麼是酮症？

近年來你或許聽過一些關於生酮的事，但它到底是什麼？它是做什麼的？它為什麼重要？這一章將回答這些問題，告訴你一些必要的資訊，讓你理解為什麼使用生酮療法改變生活方式不僅僅是件好事，還可以改變人生。

新陳代謝簡介

如我第一章所説，身體可以使用三種不同形式的能量：蛋白質、碳水化合物或脂肪，任何一種巨量營養素的能量對細胞產生腺苷三磷酸（以下簡稱 ATP）都是必需的。肌肉纖維收縮時需要 ATP，如果沒有 ATP，你的肌肉，包括你的心臟和使肺臟運動的橫膈模都動不了；缺乏 ATP 會很快地導致僵直狀態，僵直會讓你變得非常緩慢，所以你要避免這種情況發生。

正如我在第二章描述的，標準美國飲食（standard American diet, SAD）裡的高碳水化合物飲食會導致體重增加，和文明病的發生，這是因為碳水化合物（**可吸收的纖維、澱粉和糖類**）刺激胰島素過量分泌。

那麼，以蛋白質為主的飲食呢？這本質上就是低碳水化合物飲食——原始人飲食法和阿金飲食法（Atkins-like diets，又稱吃肉減肥法）——主要包含：淨脂肪、有限的碳水化合物和大量的蛋白質。在這些時候，身體利用蛋白質維持功能，但在缺乏其他能量（碳水化合物和脂肪）時，身體會透過葡萄醣新生作用的過程，強迫將蛋白質轉為葡萄糖形式。因此，葡萄糖值會提高，隨之胰島素值也會上升，讓你回到低脂、高碳水化合物飲食的情況。

是的，我知道世界上的健美運動員和教練會罵我，會在我提出這個説法時勃然大怒。他們多數人因為大量的運動訓練，比一般人需要更多的蛋白質，所以他們可以使用低脂、低碳水化合物、高蛋白飲食。如果你的運動量也非常大，你每天進行超過兩個小時的高強度身體運動，你的身體同樣需要額外的蛋白質以保持運作，這類型的運動員因為大量運動，不會發生胰島素激增的問題。然而，對一般人來說，這種方法行不通。進入我辦公室的病患中，約有百分之八十五的人，因為低脂飲食法、熱量控制飲食法、原始人飲食法失敗而痛哭流涕，甚至近來廣受好評的地中海飲食法也有失敗的案例。大多數人會減去約四・五到九公斤，然後陷入停滯，膽固醇上升、腎結石罹患率增加，血壓也上升了。這些症狀發生時，人們會感到沮喪、憤怒，然後放棄。

吉米說

生酮飲食法簡單來説，就是將碳水化合物降低到你的耐受度，調整蛋白質到你的個人臨界值，然後以飽和脂肪和單一不飽和脂肪為飽足的來源。當你採用這種巨量營養素的組合，能讓你的身體從燃燒醣類，變成燃燒脂肪，你不只會開始看到體重的變化，身體指標也會改變。盡量少吃會提升血糖和胰島素值的食物，主要是碳水化合物與過量的蛋白質，就是成功的關鍵。

我要提出一項替代方案：如果你以脂肪為主要的飲食呢？是的，你沒看錯。想想如果你的飲食主要以脂肪為主，可能有什麼不同。

你或許會說：「什麼？！把脂肪當主要的能量來源？」

是的，脂肪。

身體不再以碳水化合物或過量蛋白質為能量來源時，剩下的就是脂肪。當身體利用脂肪為主要的能量來源時，血流中會缺乏葡萄糖，所以身體會將脂肪轉換為酮體，以生產 ATP 分子。酮體不需胰島素，就能形成 ATP 和能量。如果你在前幾章一無所獲，請一定要記住這句話：「酮體不需要胰島素就能產生能量。」你將在後面幾章看到，胰島素是主要的荷爾蒙，如果過量，就會導致體重增加，並引發各種文明病。

> 「從葡萄糖轉換至酮體，就像放棄無鉛汽油，開始使用柴油。」
>
> ——納利醫師

脂肪酸是三酸甘油酯分子的長鏈部分，在肝臟分解並轉變為酮體。酮體有三種形式：乙醯乙酸酯（acetoacetate）、β-羥基丁酸（β-hydroxybutyrate）和丙酮（acetone），身體可以利用這三種形式的酮體作為能量。肝臟生成酮體後，會釋放至血流中，幾乎身體的每個細胞都能利用酮體為能量源，而不再使用葡萄糖。

吉米說

如果不吃碳水化合物會死亡，那麼我幾年前早就掛了。營養健康專家的言詞如此刻薄，實在太讓我驚訝。

有些人說：「納利醫師，你總得吃碳水化合物，不然會死的。」

你真的不會死，這只是道聽塗說的謠言，或更準確的說，這是老營養學家的謠言。如果不吃碳水化合物，你真的不會死。

請跟著我說一句：「如果我不吃碳水化合物，我也不會死。」

我怎麼知道的？因為你的肝臟會製造二百到二百八十克的肝醣，那是一種葡萄糖形式，身體的任何一個部位都能利用。你大腦有個小區域依賴葡萄糖或肝醣，但它每天只需要一百克，換句話說，肝臟生產的葡萄糖，是你代謝脂肪所需的兩倍以上。你完全不吃碳水化合物也能活得好好的，不會引發任何疾病，真的！

再跟我說一次：「沒有碳水化合物缺乏病，根本不存在這種病！」

任何說「如果你不吃碳水化合物，你就會死」的飲食學家或營養學家，都需要回頭重讀他的生理學課本，因為那全然錯誤。這世界不是平的，如果你不吃碳水化合物也不會死。

我們來想像如果你活在沒有碳水化合物的世界，你的餐點至少有百分之五十到六十是脂肪，因此你的身體會將脂肪轉換為酮體，將它作為主要的能量來源。你所吃的脂肪中就含有足夠的蛋白質，可以維持肌肉和組織所需。（有趣的是，蛋白質和脂肪通常一起出現，但我不記得開車經過安格斯牛時，曾看到過「不含澱粉」的標示。）細胞接受酮體，並以細胞中的粒腺體進行處理。粒腺體處理酮體時和葡萄糖有些不同，除了產生 ATP 外，還會產生二氧化碳及水等副產品。血液中的二氧化碳提升時，呼吸率會增加，讓你呼出多餘的二氧化碳；而多餘的水分也會透過腎臟過濾出人體。因此，你吃下並儲存的脂肪基本上會產生能量，還會增加你的呼吸和排水量。

酮症狀態的進入與脫離

幾年來，我們知道改善健康，減重、減少發炎、改善血糖，都只有在進入營養性酮症（nutritional ketosis）狀態時，才最有效率。然而，只是減少攝取碳水化合物並無法達成目標。你需要了解一些基本的代謝規則；接下來這一節將幫助你釐清那些規則。

營養性酮症

我們先定義營養性酮症。在這狀態下，血酮值每公升為○‧五至○‧六毫莫耳（mmol/L），我們發現體內酮體高於○‧五毫莫耳時，才會將主要能量來源自葡萄糖轉為酮體。

好的！但你怎麼知道自己是不是處於營養性酮症狀態？換句話說，你怎麼知道身體是否將酮體作為主要能量來源？你可以透過簡單的手指針刺和血酮監測機，測試血酮值。如果你的酮值在○‧五毫莫耳以上，便是進入了營養性酮症，你的身體以燃燒脂肪為主。

有些人會因為酮值無法升到二或三毫莫耳，就大發脾氣，除非你正在治療疾病，例如癲癇，否則血酮值不需要那麼高，就能達到酮症

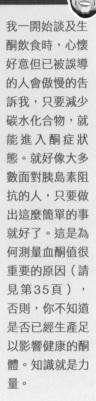

吉米說

我一開始談及生酮飲食時，心懷好意但已被誤導的人會傲慢的告訴我，只要減少碳水化合物，就能進入酮症狀態。就好像大多數面對胰島素阻抗的人，只要做出這麼簡單的事就好了。這是為何測量血酮值很重要的原因（請見第35頁），否則，你不知道是否已經生產足以影響健康的酮體。知識就是力量。

的治療效果。記得，你的身體正在嘗試轉換或分離它所需的燃料，它可能同時使用酮體和葡萄糖。這就是治療膽固醇和血壓問題等文明病的神奇所在。酮症若要治療疾病，濃度至少要達〇‧五毫莫耳，酮值上升時，便能開始看見酮症的許多益處，包括活力增加、更有效的減重、血壓及膽固醇改善，也能更好地控制癲癇。因此，許多醫療文獻都談論酮值應維持在一到三毫莫耳。

如果你的胰島素值過高，胰島素會刺激名為脂蛋白脂酶（lipoprotein lipase）的酵素分泌，讓脂肪進入脂肪細胞，而不是讓它停留在血流中，由肝臟代謝。為了達到並維持酮症，你的胰島素值必須夠低，才能預防脂肪進入脂肪細胞，而未被肝臟代謝。

胰島素高時，脂肪便無法離開脂肪細胞，換句話説，高胰島素值會因兩種原因阻礙減輕體重：將脂肪推進脂肪細胞，以及讓脂肪無法離開脂肪細胞。你可以把胰島素想像成咄咄逼人的財務顧問或銀行家，他們總是想讓你存錢，但你想把錢提出銀行時，又非常吝嗇。（有些人可能比較少利用脂肪銀行，比較多利用貴金屬銀行。）

胰島素基本上是導致脂肪囤積的主要荷爾蒙，它也會引發文明病，閱讀本書可以讓你了解如何降低胰島素的全部癥狀。身體也不能完全沒有胰島素，那樣也是不好的，第一型糖尿病患即是無法產生胰島素。少量的胰島素對維持健康是必要的，但過量就會導致疾病。你得降低胰島素，降到可以減緩脂肪囤積機制，並減少其他二十六種會導致文明病的荷爾蒙。為了達到目的，你必須減少攝取碳水化合物，直到能降低胰島素至酮體上升到〇‧五毫莫耳以上。這其實很簡單，就是營養性酮症。

吉米說

營養性酮症是否成功，取決於你是否能有效調整胰島素值，讓你的身體發揮最好的功能。胰島素過高，就無法進入酮症，無法降低炎症、減輕體重，而過低的胰島素（你不再產生胰島素時）也同樣不健康。飲食和生活方式做出適當的改變，會讓你的胰島素進入恰到好處的範圍，這也是本書想幫助各位達成的。

酮酸中毒

先前説過，營養性酮症的酮體值介於〇‧五到六毫莫耳間，少量的胰島素就像是酮體的刹車。酮酸中毒時，身體一般無法再產生胰島素，若因某些理由導致這種情況發生（像罹患第一型糖尿病的人），血糖會飆高至超過五百毫克／分升，經常會

⚠️ **警告：**
如果你是第一型糖尿病，或是因為其他少見的新陳代謝問題，具有容易酮酸中毒的體質，你應該接受醫師的嚴密監測，也應該密切注意血糖，以預防發生酮酸中毒。

高於七百毫克／分升。在這種狀態下（缺乏胰島素且血糖飆升），身體無法自葡萄糖產生任何能量，且酮值會上升到二十毫莫耳，經常會到二十五到二十六毫莫耳。高血糖和高血酮改變身體處理氫的方式，導致血中酸度增高。血液正常的酸鹼值介於七・三五到七・四五，當血中酸鹼值低於七・三五，許多身體的酵素會停止作用，身體功能也會延緩。事實上，這會讓你喪命。

酮酸中毒是種危險的情況；然而，如果你不是第一型糖尿病，那麼你便不必擔心這種問題。因為你自體會產生胰島素，並良好地控制血糖（不高於三百毫克／分升），演變出酮酸中毒的可能性非常非常低。

免責聲明： 在極少的情況下，某些未罹患第一型糖尿病的人，在肌肉過度勞累，並超過中暑衰竭的程度，導致嚴重脫水時，也會發生酮酸中毒。我的執業生涯中曾見過兩次。（我住在亞利桑那州。）兩個病患都是身體狀況非常差的邊緣型糖尿病患者，嚴重的脫水影響他們的胰臟功能，同時引發快速的肌肉分解，導致酮酸中毒。如果你對血糖和胰島素功能有任何疑問，請諮詢你的醫師。

對如你和我這樣的「一般人」，身體會形成適量的胰島素（多數糖尿病前期的人，或是有體重問題的人都會製造過多的胰島素），控制我們的血糖。飲食中若戒除碳水化合物，會讓我們進入營養性酮症，且血酮值不會高於六毫莫耳，永遠不會發生酮酸中毒的問題。

吉米說

如果你害怕酮酸中毒，那麼我來減輕你的擔憂：這種問題主要發生在第一型糖尿病患身上，且是因為他們食用大量碳水化合物，不服用胰島素，導致極高的血糖值和血酮值。第一型糖尿病進行生酮飲食，可以將血糖值維持在健康的範圍內，降低胰島素的需求，並使血酮值維持在具療效的適當範圍內——一點小小的差別都會造成危險。

生酮適應

過去十年來，我聽到上百名病患抱怨：「我試過生酮那玩意兒，根本沒效。」他們說自己試過生酮飲食；他們瘦了一點，但他們感覺糟透了。我將再討論幾件事，以解釋你在開始生酮之旅時，為何會有那麼不好的感受：

- 當你轉換至生酮飲食，你將經歷稱為「生酮適應期」的階段，它會維持二到八個禮拜，視你身體適應的速度。
- 生酮生活方式會讓你流失鈉、鉀、鎂和鋅，這些礦物質在排泄時，能幫助帶走你體內燃燒脂肪和酮體時，產生的多餘水分。

如果你遵照大眾接受的營養指南，你的身體已經習慣了利用葡萄糖或碳水化合物作為主要的能量來源。隨著時間的推移，因為你的脂肪攝取量很低，腸道的絨毛會強化，以便更有效地吸收葡萄糖。腸道和細胞會抑制它們吸收並利用脂肪的能力，以便更有效地利用葡萄糖。小腸的末端和大腸則利用中鏈脂肪酸（以下簡稱 MCT）受體（超過十五種），吸收脂肪進入血流或淋巴組織。細胞壁也有 MCT 受體，酮體可以藉由 MCT，加速或減速進入身體裡各個細胞。若你減少食用碳水化合物、增加脂肪攝取，你便會感覺身體無法及時適當利用並吸收脂肪，大約需要二到八週的時間，才能調升腸道及身體細胞的脂肪受體，這就是生酮適應期。

在生酮適應期的人會經歷一些共同的症狀，例如疲累、沒有活力，甚至頭痛和浮腫，有些人會產生憂鬱和焦慮。曾有過戒斷醣類的病人，發生和毒癮戒斷一樣的症狀，像是戒除鴉片。戒斷碳水化合物會導致緊張、發抖、煩躁、噁心，甚至是身體的刺痛感。要有耐性，這些症狀會過去的。

真正生酮者的生酮適應術

你可以透過兩個新陳代謝技巧避免某些症狀，甚至加快生酮適應的速度。

在飲食中攝取適量的脂肪

許多戒斷碳水化合物的人會害怕增加脂肪攝取，因此他們從脂肪中攝取的熱量只增加了百分之四十或五十，這並不足夠調節脂肪受體，以幫助身體細胞強化脂肪吸收。如果你正在嘗試生酮飲食，你的脂肪攝取需要增加約百分之六十至七十，甚至是百分之八十。你的餐盤上會有很多油脂，但這是有用的。尋找富有油脂的食物（紅肉有百分之五十五的脂肪；豬肉為百分之四十五至五十），然後以奶油、豬油或椰子油烹煮以增加油脂量，或是增加其他形式的脂肪。

補充鹽分

記得，你在燃燒脂肪時，你的身體會產生二氧化碳和水，呼吸時會呼出二氧化碳，透過尿液可以排除水分。問題是，水不會自然離開你的泌尿系統（腎臟和膀胱），除非它跟著鹽分離開腎臟。鹽到哪，水就跟到哪，包括離開腎臟進入膀胱，然後流進深不見光的下水道。你的身體吸收鹽分（鉀、碘、鎂和鋅），

升級你的鹽

我發現只是增加食鹽的使用量還不夠。問題在於，一般的食鹽只是碘，但你也需要鉀、鎂和鋅。我推薦喜馬拉雅粉鹽（玫瑰鹽），裡面含有額外的礦物質，在許多超市都可以找到。我鼓勵大家選用玫瑰鹽，是因為它可以補充以燃燒脂肪產生能量時流失的電解質。

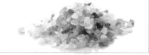

鹽分進入腎臟，然後水分跟著鹽分進入腎臟，再一起排進馬桶裡。我必須再次強調：排尿時，排出的不只是水，還有鹽。所以，你必須補充鹽分。

不幸的是，過去五十年來美國和其他醫學先進的國家，一直對鹽戒慎恐懼，大家都認為鹽會害他們罹患高血壓：如果你遵循高碳水化合物、低脂飲食，是的，你必須控制鹽分，依 SAD 的飲食原則會刺激分泌更多胰島素，告訴你的身體要控制鹽分，這表示你也要控制水分。（節日人們大吃聖誕餅乾後，會看到更多腳部浮腫或靜脈曲張的病患，比其他時候都多。）

如果你正進行高脂、低碳水化合物飲食，你會經歷鹽分的流失，確保你攝取了適量的鹽分，以減輕生酮適應期會發生的症狀。我必須再強調一次，補充鹽分！

補充甲基葉酸

胰島素阻抗的人中，約有百分之五十到六十的人（詳見第四章）有某種程度的甲基葉酸還原酶缺乏，你聽到的說法或許是亞甲基四氫葉酸還原酶（MTHFR）缺乏。

有 MTHFR 缺乏的人，無法將葉酸轉換為必要的細胞內甲基化形式。如果你的葉酸未在細胞內甲基化，即使你口服或注射 B12 和 B6，細胞也無法妥善利用這兩種維生素。缺乏這種還原酶會增加 B12 缺乏、B6 缺乏、憂鬱、焦慮、疲累和體重增加的可能性。MTHFR 缺乏能透過簡單的基因檢測得知，只要抽血或唾液樣本測試即可。

甲基葉酸

在大部分健康食品商店中都找不到甲基葉酸。我曾推薦一些可用於促進健康、管理體重的維生素，我發現來看診的病患中，都使用五到十種不同的維生素。我在最有效的綜合維生素中，加入了甲基葉酸，最後產生一個性價比最好的綜合維生素，能提供生酮適應期需要的基礎和補助。我們發展生酮必需維生素（可見www.KetoLiving.com）的重大理由之一，在於提供甲基化前的葉酸，讓你在食用含有脂溶性維生素的脂肪時，身體細胞能正確利用葉酸。

維生素及脂肪的基礎知識

今日營養學脂肪法則的挑戰之一，是人們限制脂肪時，經常會使憂鬱症變得嚴重。脂肪中含有維生素，如果你未食用足夠脂肪，就無法獲得足夠的維生素。我住在亞利桑那州時，飲食中缺乏脂肪成為缺乏維生素 B12 和維生素 D 的最大原因，那裡平均一年只有兩天陰天，怎麼會有人無法得到足夠的維生素 D 呢？然而，遵循低脂飲食的求醫病患中，有三分之一的人缺乏維生素 D。食用愈多脂肪，就能吸收愈多維生素。

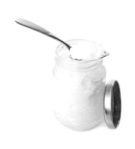

如何測試酮體？

許多人跟我說：「納利醫師，生酮飲食沒有用，我試過了。」

我回答：「這個嘛，你真的測過自己是否進入酮症？」

答案百分之百是：「沒有，我不知道可以測酮症，我該怎麼做？」

你是否檢測過酮症？如果沒有，我要給你三個字：

「測酮症！」

我大約在二〇〇五年開始遵循低碳水化合物飲食，我還挺嚴格的，大約五年後，我們明白低碳水化合物會讓一個人進入營養性酮症，我以為這只是因為我少吃碳水化合物的食物。我遵循極低碳水化合物計畫，每日攝取量不到二十克（因為我有嚴重的胰島素阻抗），所以我以為自己進入酮症。然而，當我們開始可以用血液或呼吸準確檢測酮症時，我才明白我一直不像自己以為的身處酮症。

在我的案例中，太多碳水化合物、太多蛋白質、太大的壓力、太少的睡眠、太多的旅行，甚至人工甜味劑，都會讓我遠離酮症。直到我開始檢測後，我才大幅地改善飲食方式，增強我的飲食，減去最後近七公斤的脂肪，然後我才真正開始感受到酮症的益處。

現在我過著生酮生活方式，大多時候處於酮症狀態。

那麼，你要如何測試酮症？有三種方式——尿酮試紙、呼吸酮體檢測和血液酮體檢測。

尿液酮體檢測

測試酮體的一種方式是以尿液試紙檢測尿液，這種方式的問題在於它的有效期只有一到兩個月，第二個月後，許多人的酮體開始儲存在血液中，而不會排至尿液。

你的身體會以為：「嘿，肋眼牛排和奶油很貴，你已經把酮體當燃料了，不要再倒進多餘的燃料了！」因此，身體為了適應，開始儲存酮體，你的尿液試紙也開始呈現陰性，即使你真的處於酮症。

> 「這不是短期的飲食方法，而是長期的生活形式改變。」
>
> ——納利醫師

吉米說

如果你從這本書中什麼都沒學到，記得：進行生酮飲食時，檢測酮體是必須作為，而非選擇。就好像使用記帳卡付錢買東西，卻一直沒有記帳，以平衡你的帳戶。你知道帳戶裡的錢變少了，但你不知道目前的餘額剩下多少。別因為你沒有做好酮體測試，就讓你的身體承受透支的痛苦！

尿液中缺乏酮體，經常會讓人對生酮法感到沮喪，因為他們認為這種飲食沒有用，「我沒有在酮症」，許多人看了臉書專頁文章推薦的生酮飲食法，並遵循了幾個月之後經常說出這種話。你或許已經進入酮症，只是在第二個月之後，尿液無法檢驗出來罷了。有些人還可以，但大多數人不能。

如果你對嘗試尿液試紙有興趣，過去我曾用過True Test 和 Ketostix 這兩個牌子，藥局可以找到這些試紙。

酮體呼吸測試

第二種測試法是呼吸酮儀。這種儀器不直接測試 β-羥丁酸，而是測試丙酮，也就是透過呼吸排出的酮體。少量的丙酮經肺呼出。呼吸測試的難度，在於呼出的丙酮量因人而異，即使血中 β-羥丁酸值相同。這表示呼吸酮儀無法給你血液中 β-羥丁酸值的相關數值，只能告訴你丙酮值，讓你知道是否在生酮的特定範圍內。如果你想知道特定食物對酮體值的影響，呼吸儀較無法做到。

在寫這本書時，呼吸酮儀還很昂貴，我經常使用 Ketonix 呼吸酮儀，它是臺可重複使用的酮體測試儀。還有其他品牌，包括 Invoy 出產的探險家（The Voyager）。網路零售商或醫療器材行都可以找到。

測試血酮

第三種測試方法是利用血酮試紙。為了檢測酮體，基本上像測血糖一樣，要刺破你的指頭，擠一滴血到試紙上。血酮機會在十秒內告訴你血酮數值。監測血酮時，目標是讓血酮維持在〇·五毫莫耳以上。

藥局經常可以找到血酮機，價格不是特別昂貴，但試紙就會傷了你的荷包。此外，不是所有藥局都販售試紙，你可以在亞馬遜、eBay 或其他網路商店購買。

寫這本書時可以購買到的型號包括 Precision Xtra，Keto-Mojo 和 Nova Max，三種我都用過，我推薦前兩種，特別是第二種比較便宜。

CHAPTER 4

胰島素阻抗導論

身為一名家庭醫師及肥胖專家，我的工作是檢驗並治療疾病。在我的職業生涯中，發現我所治療的疾病大多數是文明病，因為都市化及工業化帶來的變遷所引起的疾病。這些疾病包括糖尿病、血脂異常、心臟病、高血壓、痛風、血管病和中風。值得注意的是，這些疾病直到二十世紀初期才大量出現，是的，過去的埃及人就已了解其中某些疾病，但當社會都市化或工業化，某些疾病開始變得普及。[1]

加拿大的心臟科專家，也是約翰·霍普金斯醫院的成立者之一，威廉·奧斯勒（William Osler）教授記錄了十九、二十世紀交接之際，與血管狹窄和心臟病相關的第一個「症狀」。在一九一二年，美國心臟科專家詹姆士·赫瑞克（James Herrick）發現狹窄的動脈會導致一種和勞累有關的胸痛形式，「心絞痛」。

今日，我們知道在這些疾病下存在「胰島素過度分泌」或胰島素阻抗的現象，這種現象會發生在文明病出現前十到二十年。罹患三種以上文明病，且有胰島素阻抗的人，我們稱為代謝疾病、代謝紊亂或症候群X。胰島素過度分泌與文明病究竟何為因果，仍未有定論，但隨著這段時間我所看到的，我相信凶手是胰島素。

吉米說

我從小就注定要面對胰島素阻抗問題，母親生我時，體重超過一百三十六公斤，我是剖腹產生的孩子，小時候吃最多的是垃圾食物，這讓我的身體無法對胰島素訊號做出正常反應。現在我有嚴重的胰島素阻抗，所以我必須努力控制飲食和生活形態，以避免未來產生併發症。但這是場值得努力的戰鬥！

胰島素是非常強大的荷爾蒙，通常被稱為「主要荷爾蒙」，胰島素的主要功能（它有數種功能）是打開細胞，讓細胞得以接收血流中的葡萄糖。

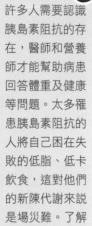

吉米說

許多人需要認識胰島素阻抗的存在，醫師和營養師才能幫助病患回答體重及健康等問題。太多罹患胰島素阻抗的人將自己困在失敗的低脂、低卡飲食，這對他們的新陳代謝來說是場災難。了解胰島素阻抗病患獨特需要的從業人員，較能以生酮的觀點，幫助病患保持健康。

由於遺傳的原因，部分人的這把「鑰匙」已經磨損，在飯後或消化糖分、澱粉、複合式碳水化合物後，血糖升高時，開啟大門的速度不夠快，無法降低血糖。胰島素分泌時，血流中的葡萄糖會進入細胞，成為能量來源，血糖也隨之降低。

在胰島素阻抗的情況下，血中葡萄糖無法非常有效地進入細胞，整體血糖在餐後還是高居不下，身體開始恐慌，刺激分泌更多胰島素。這些額外的胰島素進入血流中，終於降低了血糖（但某些人過度補償後會導致低血糖）。

隨著時間，胰島素阻抗患者分泌的胰島素是正常值的二到十倍，有些人甚至更高。胰島素阻抗是因為身體細胞無法以應有的速度接收細胞信號傳送，葡萄糖不能正常進入細胞，導致胰島素過度分泌，並非胰島素有問題，而是胰島素打開細胞，讓葡萄糖進入細胞的速度明顯過慢（或抗拒）。胰島素最後還是會發生作用，但或許比正常值長一到五小時。多餘且作用速度慢的胰島素，就成了文明病的潛在凶手。

胰島素會在血流中持續存在十二小時，因此有些糖尿病前期的病患如果吃了含糖餐點，在餐後二到五小時後會產生低血糖。

為什麼？讓我來解釋一下。我們知道胰島素阻抗病患體內的細胞壁，可能有兩個以上的受體機制破損。第一項是葡萄糖轉運白蛋2（GLUT 2）受體異常，它位於胰臟的 β 細胞，因為細胞表面改變，受體變少，無法辨認葡萄糖的存在，因而減少胰島素的分泌速度。

第二個已知機制，也在胰臟的 β 細胞裡。膽固醇和三酸甘油酯值升高，以及高果糖值，會削弱一種稱為 Abca1 的基本運輸分子的基因轉錄。如果缺乏這種分子，血糖升高時，會惡化胰島素信號傳送。

究竟是哪項機制主導這個問題的發展，尚無定論。無論如何，來找我看診的病患中，有百分之八十到八十五的人具有某種程度的胰島素過度分泌，或是有胰島素阻抗的跡象。

胰島素應該要讓血流中的葡萄糖值控制在正常值內（空腹時為七十到九十九毫克／分升）如果它只是慢一點，為什麼會有問題呢？

胰島素不只是在葡萄糖增加時，打開細胞壁，後續幾章會再談論它的功能，但為了方便理解，下列七點至為重要：

- **胰島素導致體重增加。**我們至少知道有二十七種荷爾蒙在體重的增減上，具有一定的作用。因為胰島素是主要的荷爾蒙，如果想要治療肥胖，就必須先調整胰島素，才能調整其他的荷爾蒙。胰島素會激發脂蛋白脂酶，導致脂肪囤積，之前討論過這個酵素，它會將三酸甘油酯拉出膽固醇分子，轉存至脂肪細胞。胰島素也會關閉細胞的後門，讓脂肪細胞難以釋放三酸甘油酯或脂肪進入血流。

- **胰島素導致肝臟增加分泌三酸甘油酯，特別是血糖上升時。**這會使總膽固醇提升，增加血管疾病的風險。

- **胰島素引發動脈粥樣硬化。**三酸甘油酯基本上是低密度脂蛋白（壞膽固醇）分子的乘客，較高的三酸甘油酯會導致低密度脂蛋白提升，增加動脈粥狀硬化機率（血管狹窄）。

- **高胰島素值增加痛風和腎結石罹患率。**胰島素會增加尿酸分泌，在複雜的次級機制中，胰島素也會增加草酸鈣，這兩者會增加腎結石和痛風的罹患率。

- **胰島素會提升血壓。**胰島素會使鈉滯留，體內鹽分過高會導致水分滯留，並引起血壓升高。

- **胰島素會惡化炎症。**胰島素會引發炎症級聯反應，刺激發炎荷爾蒙加劇關節炎、過敏性鼻炎、牛皮癬、皮膚炎，以及炎症性腸道等問題。

- **胰島素增加自由基形成。**在體內正常酵素反應的過程中（身體每秒進行三百七十垓個反應——三百七十垓為三十七後面接二十一個零），氧氣在各個分子中進行反應時，會產生不成對的電子，導致對細胞膜、DNA、蛋白質和脂質的連鎖破壞反應，過量產生自由基（缺乏抗自由基的平衡）會加速疾病形成，包括癌症。

吉米說

如果你了解胰島素過度分泌是一切健康問題的核心，你應該盡己所能地將胰島素控制在健康範圍內。因此，納利醫師和我愈來愈喜愛生酮飲食——它能降低胰島素，減少高胰島素值帶來的負作用。我想，你可以說我們追求的是低胰島素飲食，而生酮正完美符合我們的需求。

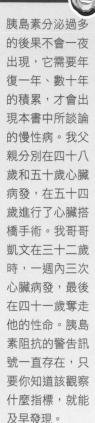

吉米說

胰島素分泌過多的後果不會一夜出現，它需要年復一年、數十年的積累，才會出現本書中所談論的慢性病。我父親分別在四十八歲和五十歲心臟病發，在五十四歲進行了心臟搭橋手術。我哥哥凱文在三十二歲時，一週內三次心臟病發，最後在四十一歲奪走他的性命。胰島素阻抗的警告訊號一直存在，只要你知道該觀察什麼指標，就能及早發現。

本章的目的不在將胰島素妖魔化，它並非十惡不赦的壞蛋。「火」很適合用來比喻胰島素。火可以用來煮食、取暖或是讓蒸氣引擎運轉。然而，火太大會燒焦食物、讓房子變成灰燼，也會導致蒸氣引擎變成帶著輪子的炸彈。胰島素和火相似，適量的胰島素是必要且救命的，過量就會產生危險。如果你的身體分泌高於正常值五到十倍的胰島素，與之接觸的器官會燒焦毀壞。高於正常五到十倍的胰島素，也會使文明病的發生率增加五到十倍。

我在一九九〇年代晚期開始執業時，注意到一種關聯性，以及一項非常可怕的趨勢。病患會出現三酸甘油酯升高、空腹血糖升高、神經病變、微量白蛋白尿症（一種腎臟病指標）、痛風、腎結石、多囊性卵巢症候群、心血管疾病及高血壓等症狀。這些情況可能在第二型糖尿病確診前五到十五年就出現了，但這些人還是會在未來的某個時刻，成為糖尿病患者。

因為我看過這種模式，我開始做兩小時葡萄糖耐量試驗（GTTs）和胰島素值測試。我很驚訝地發現，有百分之八十到八十五的人是糖尿病或糖尿病前期，或是他們的空腹胰島素值或飯後胰島素值有明顯的異常。

兩小時葡萄糖耐量試驗的問題，在於它是比較老式的測試，今日多用於懷孕婦女的檢測。它失去青睞的理由，是因為糖化血色素血液測試（HbA1c）的出現，這種測試方式較為簡便；另一個理由，是許多人可能發生嚴重的胰島素飆升，且併發低血糖，讓人感覺不適，特別是糖尿病或糖尿病前期患者。我有許多病患不喜歡我叫他們做這項測試，一是因為他們在測試後的不適反應，二是因為我是城裡唯一還會做這項測試的醫師。所以，為了找到更好的解決方法，我同時檢測三種數據：空腹胰島素、三酸甘油酯和小分子低密度脂蛋白膽固醇粒子數。因為這三種測試都能反映出二十四到四十八小時的較高胰島素值，這三項數據異常的患者通常在葡萄糖耐量試驗也會產生陽性反應。文獻中當然沒有這三項數據的使用方式，但我發現在臨床上存在一致的模式。

病理學家喬瑟夫·克拉夫特醫師（Dr. Joseph Kraft）在芝加哥的伊利諾大學聖若瑟醫院中，曾以三小時葡萄糖耐量試驗測量葡萄糖和胰島素值。這項測驗在測量病患空腹狀態下的血糖和胰島素；然後病患喝下一百克的葡萄糖，再分別於三十、六十、一百二十、一百八十分鐘後，測量血糖和胰島素值。克拉夫特醫師於一九七二年到一九九八年間，對一萬四千三百八十四位病患進行這項測試，並留下紀錄。這種具有里程碑意義的發現，確認並釐清了我多年來觀察懷疑的結果。[2]

知道不只我一人有此懷疑，讓我欣喜若狂。克拉夫特醫師和他的團隊對一萬四千名以上的病患實施這項令人不適的測試，並提供資料，讓我們可以進行臨床比對。克拉夫特醫師在他的研究中清楚指出，早在病患血糖值上升至「糖尿病範圍」的十五到二十年前，在攝取碳水化合物之後的一到二小時，胰島素便會急劇上升。他也不斷論證正常、非胰島素阻抗的病患身上的模式，以及胰島素阻抗發展各個階段的模式。

胰島素阻抗的五個階段

利用克拉夫特醫師研究中推算的資訊，以及我在臨床上所見，我歸納出胰島素阻抗的五個階段，如下表。

	空腹胰島素	1 小時胰島素	2 小時胰島素	3 小時胰島素	附註
非胰島素阻抗／非糖尿病	1–5	< 30	< 40	5–15	2 小時 + 3 小時 < 60
第二類型／階段	6–30	30–120	40–90	16–55	2 小時 + 3 小時 = > 60
第三類型／階段	11–30	30–120	90–150	50–90	2 小時 + 3 小時 > 213
第四類型／階段（第二型糖尿病）	> 31	120–180	> 150	80–200	2 小時 + 3 小時 > 320
第五類型／階段（第一型糖尿病）	0–5	5–20	5–20	5–10	2 小時 + 3 小時 = 25 or less

胰島素值單位 mU/mL

從這張表中，你可以看到目前糖尿病的定義其實是在第四階段，這也是糖尿病最具破壞性的階段。從克拉夫特醫師蒐集的資訊中，高胰島素血症顯然是潛在疾病，而第二型糖尿病的診斷應基於空腹和飯後胰島素測試，而非武斷的血糖數值。這也讓我們能在糖尿病形成的前十到十五年，就找出問題並加以解決。若觀察克拉夫特醫師研究的

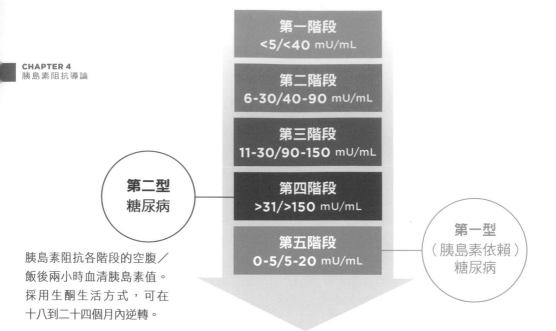

第一階段
<5/<40 mU/mL

第二階段
6-30/40-90 mU/mL

第三階段
11-30/90-150 mU/mL

第四階段
>31/>150 mU/mL

第五階段
0-5/5-20 mU/mL

第二型
糖尿病

第一型
（胰島素依賴）
糖尿病

胰島素阻抗各階段的空腹／飯後兩小時血清胰島素值。採用生酮生活方式，可在十八到二十四個月內逆轉。

吉米說

人們經常認為身上的肥油，是因為暴飲暴食又缺乏運動的結果。但從根源來說，脂肪存在有個實用的理由：它是身體的生存機制，當缺乏食物時，人體可以藉此保持能量和活力。雖然現代社會中，許多人不再有缺乏食物的問題，但我們的基因組成仍和過去相同。

上萬名患者資料，也說明美國有百分之五十到八十五的人有胰島素過度分泌問題，或是「原位」糖尿病。[3] 這表示高達百分之八十五的美國人都在糖尿病的早期階段，因此也有人預測到二〇五〇年[4]，每三名美國人，即會有一名罹患糖尿病。

胰島素阻抗其實不算是疾病，它是基因遺傳的症狀。如上圖所顯示的數據，糖尿病的發展有其模式。依我看來，這個「症狀」在過去和現在都是基因機制，為了保護人類，讓人類在未發展出食物保存方法前，能在饑荒或嚴冬中存活下來。在冰箱、食物防腐、大型儲藏室出現前，人們只能食用季節性的食材，且運動量極高。如果從這個觀點來說，胰島素阻抗讓哺乳動物能囤積必要的能量，讓牠們在季節變化及缺乏食物時，能存活下來。這很可能是亞利桑那州的皮馬族，或其他在乾旱沙漠、惡劣氣候條件下生活數百年的群體，在只能取得少量碳水化合物的情況下，仍能延續至今的原因。這種症狀在這些族群中不會形成問題，直到他們可以買到盒裝的烘焙食物和啤酒。

胰島素阻抗的癥狀

你怎麼知道自己有沒有胰島素阻抗？其實很簡單。

胰島素阻抗有兩種皮膚症狀，第一種是皮贅。是的，皮膚皺褶處或經常摩擦的地方如果出現有蒂的肉色小皮贅，即是胰島素阻抗的特殊病徵。如果你有皮贅，你就有胰島素阻抗。

第二個癥狀是頸部、腋下和腰部的皮膚明顯變厚、變暗沉，這稱為黑色棘皮病。這種情況通常和糖尿病有關，但我也常在病患確診糖尿病前就看到這個癥狀。

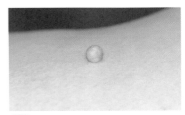

皮贅

下列檢測數值異常，也代表胰島素阻抗：

- 三酸甘油酯大於 150
- 三酸甘油脂和高密度膽固醇的比例大於 3.0
- 低密度膽固醇粒子數超過 500
- 空腹胰島素值超過 5 µIU/mL
- 空腹血糖超過 100 mg/dL
- 餐後血糖超過 140 mg/dL（飯後兩小時）
- 男性腰圍超過 40 吋，女性腰圍超過 35 吋

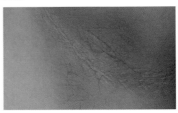

黑色棘皮症。照片由 Madhero88（CC BY）提供。

最後，我經常看到一種模式，即在糖尿病發生的五到十年前，出現了多發性神經痛。多發性神經痛是小腿和足部感到廣泛性的麻木、灼熱或刺痛，並逐漸向膝蓋移動。接受神經科醫師評估時，經常會將神經病變歸咎於其他原因，因為空腹血糖不一定出現異常，且神經的脫髓鞘病變因發炎程度和血管變化而異。

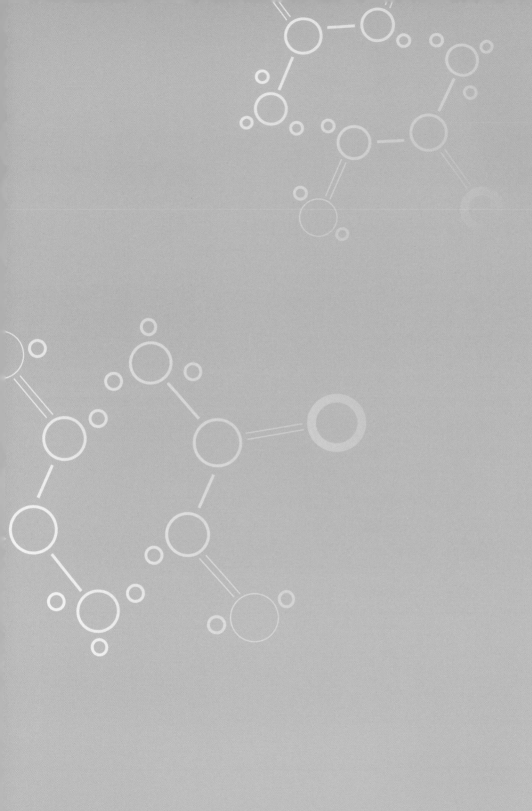

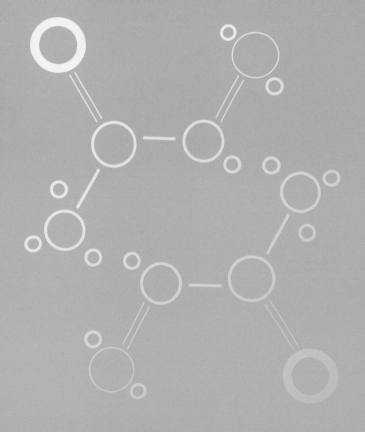

PART 2
疾病的
生酮療法

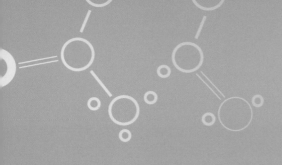

在整本書中，你將會看到治療文明病的營養學方法，每個方法的原則
將於之後幾頁說明。

在我近二十年的執業生涯，治療文明病的過程中，似乎找到了六大基
本原則。我猶豫要不要寫出這些原則，因為我害怕人們會把它當成一
本烹飪書，或是一張流程圖。然而，醫學是門藝術，你不能盲目地跟
隨這些原則，卻不加以思考，因為每個人都是不同的。

我在醫學中學到的一件事情是，人體運作會依據物理定律，而科學的
基礎在於和物理定律和檢驗有關的假設。這些條列出的原則都能有效
改變身體功能，這些身體功能也是遵循我們目前理解的物理定律。

接下來幾個章節，每一章都聚焦於一種疾病，或一類疾病，文中提到
的原則知識都是針對該章的疾病。如果你罹患其中一種文明病，請一
定要閱讀相關的章節，看看在你使用生酮療法時，這些原則對你做出
的改變有什麼特殊影響。

原則一：
以飲食降低胰島素值

胰島素是主要荷爾蒙，治療許多疾病的第一步，便是讓胰島素降至基準線。限制飲食中的碳水化合物攝取，可以達到這個目的。我們的目標是每天碳水化合物攝取不能超過二十克。如果正確使用這個方式，血糖會降至正常值（六十至一百毫克／分升），空腹胰島素值也會低於五微單位／毫升（約十二到二十四個月後）。

原則二：
避免會提升胰島素值的添加物（成癮物）

你要知道，有些甜味劑會刺激胰島素分泌，但不會影響血糖，這些甜味劑也需要完全戒除。（避免甜味劑的資訊見第十六章）

如果你的三酸甘油酯低於一百毫克／分升，但你的低密度脂肪粒了大於六百毫克／分升，便需要檢驗飲食中是否攝取了人工甜味劑。你或許認為飲食中沒有會提升胰島素值的因子，但只要你仔細閱讀標籤，或許會發現咖啡奶油包含了右旋糖、麥芽糊精或醋磺內酯鉀等甜味劑。另一項潛藏的破壞因子是茶，例如紅茶、綠茶或烏龍茶，它們也會在不影響血糖的情況下，使胰島素值飆升。[1,2]

> **什麼是添加物？**
>
> 「添加物」（成癮物）這個詞或許會讓你聯想到防腐劑，或其他會導致胰島素升高的食材。然而，在討論某些疾病時，我將酒精、菸等物也列為添加物（成癮物）。

原則三：
適量的蛋白質

低脂蛋白質會使胰島素激升，所以如雞肉、火雞肉、甲殼類等低脂蛋白質來源，會因為它們含有較高的精胺酸，導致胰島素上升。我們知道高蛋白質、低脂飲食不會改變炎症級聯反應。（更多資訊見第二章）

記得你的目標是將脂肪提升到總攝取熱量的百分之七○，如果你的蛋白質和脂肪攝取量為一比一，這個目標就不難達到。舉例來說，水煮蛋有七克的蛋白質和七克的脂肪，因為脂肪的熱量是蛋白質的兩倍，一顆蛋的脂肪、蛋白質熱量比即為百分之七○。不要費心計算熱量，只要記得吃進一克的蛋白質，就要吃進一克的脂肪。

有些胺基酸若是濃度過高，也會刺激胰島素有不同的反應，包括（從刺激最大到最小排列）：精胺酸，賴胺酸，苯丙胺酸，亮胺酸，色胺酸，纈胺酸，蘇胺酸，蛋胺酸，異亮胺酸和組胺酸。[3] 蛋白質由胺基酸構成，所以請謹慎攝取蛋白質。記得，極低脂的蛋白質會刺激胰島素分泌，也會抑制甲狀腺功能。

實行生酮生活方式時，較好的蛋白質來源如下：

- 牛肉
- 羊肉
- 豬肉（含培根）
- 多脂肪魚類（鮭魚、海鱸）
- 蛋
- 硬質乳酪（維菲塔乾酪不是真正的乳酪！）
- 杏仁／胡桃／澳洲胡桃

> **基點**
> 下列的計算可以根據你的飢餓程度、血糖水準和控制體重的需求來調整基點。

你可以依據身高（單位為公分），用以下的公式計算理想的蛋白質需求量：

男性：

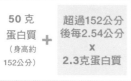 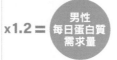 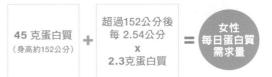

如果你每週五天運動超過六十分鐘，每日蛋白質要乘上 1.6，而非 1.2。 **x1.6**

以約 183 公分高男性為例：
（50 克 + 27.6 克）X 1.2 = 93.1 每日蛋白質需求量

若有運動習慣：
（50 克 + 27.6 克）X 1.6 = 125.2 每日蛋白質需求量

女性：

如果你每週五天運動超過六十分鐘，每日蛋白質要乘上 1.4。 **x1.4**

以約 162.5 公分高女性為例：
（45 克 + 9.2 克）= 54.2 每日蛋白質需求量

若有運動習慣：
（45 克 + 9.2 克）X 1.4 = 75.9 每日蛋白質需求量

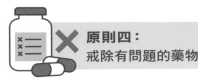

原則四：
戒除有問題的藥物

許多藥物其實會刺激胰島素分泌，減緩新陳代謝，或是導致飢餓，但這些藥物或許是疾病的標準治療法。請和你的醫師討論，找出替代藥物，或是去除那些藥物，將是改善文明病的關鍵步驟。如果你的醫師不知該怎麼做，許多肥胖專家也受過訓練，能找出因影響新陳代謝或荷爾蒙，而抑制體重減輕或導致體重增加的藥物。

我不會說明這些藥物為何導致問題的機制，但我會提供一份清單，讓你能和你的醫師討論，並在必要時找出替代療法。

- β－阻斷劑
  - 美托洛爾（metoprolol，台灣商品名為舒壓寧，外國商品名為 Lopressor、Toprol-X）
  - 阿替洛爾（atenolol，台灣商品名為天諾敏，外國商品名為 Tenormin）
  - 拉貝洛爾（labetelol，台灣商品名為湍泰低，外國商品名為 Trandate）
- 格列酮類
  - 羅格列酮（rosiglitazone，台灣商品名為梵帝雅，外國商品名為 Avandia）
  - 吡格列酮（pioglitazone，台灣商品名為愛妥，外國商品名為 Actos）
- 單胺氧化酶抑制劑
  - 苯乙肼（phenelzine，台灣商品名為腦安定，外國商品名為 Nardil）
  - 希利治林（selegiline，台灣商品名為帕定平，外國商品名有 Eldepryl、Emsam、Zelapar）
  - 反苯環丙胺（tranylcypromine，台灣商品名為排抑鬱，外國商品名有 Parnate）

> ⚠ **注意：**
> 未直接諮詢醫師前，請勿擅自停藥或調整藥物。

- 抗焦慮／抗憂鬱劑或選擇性血清素回收抑制劑
  - 帕羅西汀（paroxetine，台灣商品名為克憂果，外國商品名為 Paxil）
  - 依地普侖（escitalopram，台灣商品名為立普能，外國商品名為 Lexapro）
  - 舍曲林（sertraline，台灣商品名為左洛復，外國商品名為 Zoloft）
  - 西酞普蘭（citalopram，台灣商品名為喜普妙，外國商品名為 Celexa）
  - 弗西汀（fluoxitine，台灣商品名為百憂解，外國商品名為 Prozac）
- 情緒／精神穩定藥物
  - 硫平（quetiapine，台灣商品名為思樂康、思瑞康，外國商品名為 Seroquel、Seroquel XR）
  - 氮平（olanzapine，台灣商品名為金平膜衣錠、津普速口溶錠，外國商品名為 Zyprexa; Zyprexa, Zydis）

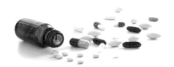

原則五：
增加有幫助的藥物

有些藥物對某些疾病有幫助，也能配合生酮生活方式，我將會討論對各種類疾病有幫助的藥物。和醫師配合是非常重要的，找出是否已使用這幾章節所討論的特定藥物，將對你的生酮旅程大有助益。

原則六：
考慮適合的營養補充品

有些維生素和植物營養補充品對治療疾病有益，平衡使用這些補充品，不要和處方用藥產生交互作用，也是需要考量的重點，你也需要和醫師討論，調整你的使用方式。

附註

身為一名醫師，對任何營養補充品、維生素或草藥，都和處方用藥一樣一視同仁。許多人認為營養補充品是「天然的」，所以安全，但事實並非如此。有許多人因使用「天然」或草本補充品，卻和其他補充品或處方用藥產生交互作用，而受到嚴重傷害。使用營養補充品的原則是它能發揮輔助作用，而不會干擾其他同時間進行的治療方法，或導致過度用藥的狀態。

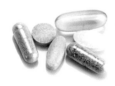

CHAPTER 5

第一型及第二型糖尿病

我清楚記得在醫學院時，我坐在階梯室的講堂中，教室前是一面巨大的電腦螢幕。我盯著前排學生的後腦勺，台上病理學教授說：「糖尿病是無法逆轉的，它只會持續惡化，無法治療。」聽到這句話讓人很難過，我永難忘懷。

那句話讓我震驚的理由有二：第一，我父親是糖尿病病患，我有糖尿病的家族史，這表代我也可能罹患糖尿病；第二，無法治癒的想法太令人沮喪了。

所以，當一個第二型糖尿病病患，在實行生酮飲食一年後來找我時，他說：「醫師，我沒有糖尿病了，你的飲食法有效，它治好我了。」我大感驚訝。

我為他做了整套測試：兩小時葡萄糖耐量試驗、HbA1c血液測試、空腹血糖測試和胰島素值測試。我再次大感意外，他是對的！他沒有糖尿病了。

- 他的血糖正常。
- 他的 HbA1c 正常。
- 他的膽固醇正常。
- 他的兩小時葡萄糖耐量試驗正常。

這是真的嗎？為了確認，我們又等了幾個月，然後再做一次檢驗。再一次，所有數值正常。第二次檢驗後，病患告訴我：「現在你可以聯絡我的保險公司，告訴他們我沒有糖尿病了嗎？」

我職業生涯中最美好的日子，就在二〇〇八年的那一天，我寫信給這位病患的保險公司，附上兩次檢驗的影本，然後要求他們自他的紀錄中刪除第二型糖尿病的診斷。

吉米說

為何醫學專家和美國糖尿病協會等組織不相信生酮法能治療糖尿病，這一點我真的無法明白。使用低醣高脂生酮生活方式的人，經常可以逆轉第二型糖尿病，第一型糖尿病病患也能減少注射胰島素的需求。怎樣才能讓人接受糖尿病的自然療法呢？

自二○○八年後，這種事我做了八次。

他們問我病患如何治癒時，我說：「是生酮療法！」我們若了解第二型糖尿病其實是胰島素阻抗的第四階段，我們便可以知道如何改善、逆轉，甚至讓我大膽地說，治癒糖尿病。

吉米說

當第一型糖尿病病患知道糖尿病有治癒的可能，但只針對第二型糖尿病，他們發出的感嘆讓我心碎。對於罹患第一型糖尿病、身體無法產生任何胰島素的人，目前還沒有任何能完全治癒的方法。然而，比起其他糖尿病療法，生酮生活方式更能幫助第一型糖尿病患者控制他們的胰島素需求。

什麼是糖尿病？

首先，你必須明白糖尿病有兩種。第一型和第二型糖尿病，多數人不知道其中的差別，令人難過的是，我見過幾個醫師也難以解釋它們的不同，所以，我來告訴你們一個簡單的定義。

第一型糖尿病的定義

第一型糖尿病（也稱為幼發型糖尿病）是身體處於完全缺乏胰島素的狀態，也就是說，你的胰臟停止分泌這項荷爾蒙。這通常發生於一個人年幼之時，多數真正的第一型糖尿病患者的胰臟都有損傷，才會導致胰島素停止分泌。這些人需要外源性胰島素（注射胰島素），否則就會面臨死亡。

現在，請記得胰島素是打開身體細胞糖代謝大門的關鍵，讓葡萄糖可以進入細胞，成為細胞的能源，第一型糖尿病完全無法製造這把鑰匙。就是這樣，這麼簡單。胰臟停止分泌胰島素有幾個理由（事實上，整本書都在說明這一點，所以這裡不再多說），最重要的是，你要明白第一型糖尿病是人體缺乏胰島素的狀態，人們需要注射胰島素，才能維持血糖。

在我治療的糖尿病患者中第一型糖尿病大約占百分之五，其他糖尿病患者都是第二型糖尿病。

第二型糖尿病的定義

第二型糖尿病是胰島素過度分泌的結果（即第四章提到的胰島素阻抗第四階段）。為了理解第二型糖尿病，你必須先弄懂胰島素阻抗的五個階段，之後，才能更清楚糖尿病的發展進程，以及治療方式和胰島素對文明病的影響。在飲食上以限制碳水化合物作為最初的治療方式，是很合乎直覺的。

第二型糖尿病患者分泌的胰島素是必要值的二到二十倍，既然胰島素是打開身體細胞的鑰匙，那麼第二型糖尿病患者的這把鑰匙已經「磨損」（胰島素阻抗前三階段的人也是）。胰島素無法有效地讓葡萄糖進入細胞，它需要一小時、兩小時，有時候是五小時，才能讓胰島素打開大門，讓葡萄糖轉化為能量。

舉例來説，如果你給我一個甜甜圈，我的身體會分泌比必要值高十倍的胰島素（因為我的胰島素阻抗很嚴重）；我的身體認為我吃了一打甜甜圈，因此我血液中接連十二小時都存在胰島素。因此，除了甜甜圈外，我吃下的任何東西——無論是奶油、肋眼牛排或巧克力糖粒，在接下來十二小時，都會以十倍速度儲存下來。那就是胰島素阻抗——胰島素因攝取碳水化合物或過量蛋白質而過度分泌。第二型糖尿病是胰島素阻抗的第四階段，也是胰島素的過量分泌。

第二型糖尿病的原因，和引發胰島素阻抗的原因相同。我們知道導致胰島素阻抗的異常情況有兩種：葡萄糖載體白蛋 2 受體無法作用、Abca1 運輸分子異常。這些受體和運輸分子異常的原因，與飲食中含有大量葡萄糖，導致三酸甘油酯飆升似乎有關，而這聽來挺像標準美國飲食（SAD），不是嗎？

> **第二型糖尿病會變成第一型糖尿病嗎？**
>
> 如果第二型糖尿病患者患病多年，這表示他們的胰臟已經過勞許久，過度運轉二、三十年後，最終可能因為胰臟承受不了，舉手投降，而變成第一型糖尿病。第二型糖尿病進展成第一型時，通常都是這個原因。

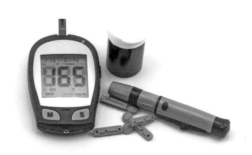

第一型糖尿病的生酮療法

若想說明第一型糖尿病的生酮療法，可能會讓你對生酮治療感到不安。第一型糖尿病需要胰島素才能存活，但太多胰島素會導致體重增加、血壓上升、增加心血管疾病和發生炎症的機率。無法製造胰島素的人，如果遵循生酮飲食，有可能會產生酮酸中毒狀態，因此，我極度建議第一型糖尿病患者想進行生酮飲食時，要和醫師密切合作。保持平衡很重要，如果使用不當，這種方法有可能危及性命。

然而，我有幾個第一型糖尿病的患者做得非常好；事實上，我們最多可以減少三分之二的胰島素劑量，且病患可以良好地控制在營養性酮症。這些病患限制碳水化合物，仔細監視並控制胰島素的劑量，這對幫助維持血糖、體重、膽固醇、心臟病風險都有幫助，也可以穩定第一型糖尿病患者常見的痛風、牛皮癬和甲狀腺炎等炎症性疾病的進展。

下文將條列出應用於第一型糖尿病的生酮治療原則。有關原則四戒除有問題的藥物，請參考第二部分引文中，所列出會刺激胰島素分泌的藥物清單。

注意：
未諮詢醫師前，請勿擅自停止或調整使用胰島素。

吉米說

飲食改變時，例如轉換至生酮飲食，無論你是否有第一型糖尿病，請醫師監控你的健康指標是很重要的。如果你正服用任何藥物，也要讓醫師知道你的飲食，因為生酮是非常有用的營養治療法。

原則一：
用飲食降低胰島素值

如果胰島素依賴型的糖尿病患者平時攝取大量碳水化合物、使用高劑量的胰島素，若是靠限制碳水化合物的食用量來治療，會是很危險的事。我通常會循序漸近，先以限制每餐的碳水化合物在二十到三十克內開始。這種方式可以讓人減少胰島素用量，又不會導致血糖觸底或飆升。

飲食調整開始後，可以進一步降低碳水化合物，降到一天低於二十克以下的攝取量。最終，許多人可以將胰島素用量降至一般用量的三分之一。

⚠ **注意：**

請諮詢醫師

改變飲食時，請和醫師緊密合作。降低碳水化合物時，使用適當劑量的胰島素，可以改變你的生活，但若不夠謹慎仔細，也可能造成嚴重的血糖不穩。

原則二：
避免會提升胰島素值的添加物

許多「低碳水化合物」或「無糖」食物製造時，會使用甜味劑，這些食物不會刺激血糖，但會使胰島素上升。對無法分泌胰島素的第一型糖尿病患者來説，這或許不是問題；然而，我有許多病患在第二型糖尿病控制不佳後，成為胰島素依賴型，甜味劑對這些病患來説，會引發浩劫。哪些人工甜味劑可以使用，哪些應該避免，可閱讀第十六章。

胰島素是治療第一型糖尿病的主要藥物，但必須減少用量，才能改善其他文明病。

其他或許必須降低、去除或避免的藥物如下：

- **β－阻斷劑**，如美托洛爾、阿替洛爾和拉貝洛爾。
- **格列酮類**，如羅格列酮和吡格列酮。

胰島素幫浦

我有幾個第一型糖尿病患者使用胰島素幫浦，以較「正常」的模式調節胰島素的波動。我經常建議病患如果可能，就使用胰島素幫浦。這種幫浦能有效持續提供基本的胰島素用量，我發現這也讓這類患者較易實行生酮飲食。

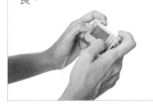

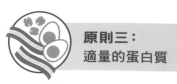

原則三：
適量的蛋白質

在第一型糖尿病中，蛋白質可作為預防低血糖的緩衝劑或煞車，如果血糖過度下降，蛋白質會轉變為肝醣，以免血糖過低。

利用第二部分引言中的蛋白質計算公式，計算身體所需的蛋白質理想攝取量；以這個算式作為基點。我發現攝取比計算出的每日需求量略多的蛋白質，有助於降低胰島素需求，如果一個人在減少需求的過程中，因缺乏澱粉和碳水化合物而引發低血糖，蛋白質也可以作為緩衝。

原則五：
增加有幫助的藥物

有些治療第一型糖尿病的藥物，對生酮生活方式也有幫助。無論是否使用這些藥物，諮詢醫師對你很有幫助。

- **胰島素**
  - 長效胰島素（商品名瑞和密爾 Levemir，蘭德士 Lantus）
  - 短效胰島素（商品名優泌林 Humalin，諾和靈 Novolin）
- **胰淀素模擬物**（商品名 Symlin）

原則六：
考慮適合的營養補充品

有幾種維生素和植物營養補充品，對治療第一型糖尿病有幫助。想平衡使用這些補充品，不要和處方用藥產生交互作用，你需要和醫師討論，調整你的使用方式。

重要的是，當血糖下降時，要了解身體的正常反應。第一型糖尿病患者可能沒有這些反應，因此，進行生酮飲食時，需要和醫師緊密合作，調整數值以達到營養性酮症，並監測是否有酮酸中毒的可能性。

研究顯示，下列補充品有助於穩定血糖，改善經常發生在糖尿病患身上的炎症級聯反應：

- **鎂和富含鎂的食物：**如果不是綠葉蔬菜，便要小心計算攝取總量（例如花椰菜、杏仁、豆腐和南瓜籽），因為它們含有碳水化合物。控制這些食物的食用量是關鍵。鎂質營養補充品有多種形式（九種處方箋配方和十一種開架式配方）。多數配方都有明顯的緩瀉作用。如果你有便祕困擾，那便沒什麼問題。然而，若想避免緩瀉作用，甘胺酸鎂這個配方是最不會讓你腸胃激烈蠕動的。

- **omega-3 脂肪酸：**增加 omega-3 與 omega-6 的比例，已被證明可以抑制食欲，改善血糖控制，降低血液中膽固醇和三酸甘油酯。魚類（特別是鯖魚、鮭魚、沙丁魚和鮪魚）、草飼牛肉、草飼動物製作的奶油、蛋、胡桃、納豆和魚肝油，都是 omega-3 脂肪酸的最佳來源。如果自然飲食中無法攝取 omega-3，也可以服用營養補充品。

- **鉻：**鉻能穩定身體對葡萄糖的利用，對糖尿病而言是很有用的補充品。我建議我的患者每天攝取一千微克。

- **硫辛酸（Alpha-Lipoic Acid, ALA）：**硫辛酸有助於運送葡萄糖，預防糖化作用（蛋白質與葡萄糖異常結合，抑制原有的功能）。一開始最好每天攝取一百毫克。含有硫辛酸的生酮食物包含菠菜、抱子甘藍和動物內臟。

- **輔酶 Q10：**經常被稱為 Co-Q10，是非常好的抗氧化劑，在新陳代謝中發揮有效的作用。

- **小蘗鹼：**小蘗鹼是薑黃和北美黃連的主要成分，它可以穩定血糖和葡萄糖運送，會影響肝臟裡的葡萄糖新生作用，也具有抗發炎和抗菌作用。

吉米說

適量的補充品可以平衡血糖和發炎反應，是生酮營養法的完美輔助品。納利醫師所列的補充品，我自己也服用了許多種，我們開設了營養補充品公司，稱為生酮生活（Keto Living, www.ketoliving.com），幫助滿足生酮飲食者的獨特需求。

正常病患身上的荷爾蒙抗衡

對未罹患糖尿病的一般人來說，血糖值的減少會觸發肝臟調節荷爾蒙的級聯反應，數種荷爾蒙共同作用，抗衡血糖的變化，就像交響樂團裡的樂器，演奏著動聽的交響樂。

身體努力將血糖維持在七十毫克／分升（三‧九毫莫耳／公升）到一百毫克／分升（五‧六毫莫耳／公升）。[1] 隨著血糖值改變，會發生下列情況：

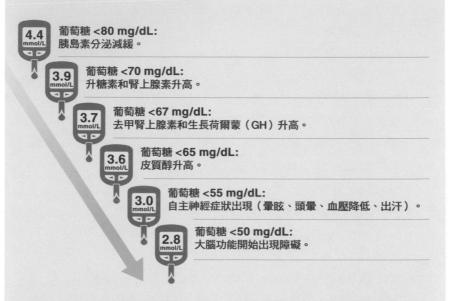

4.4 mmol/L　葡萄糖 <80 mg/dL：
胰島素分泌減緩。

3.9 mmol/L　葡萄糖 <70 mg/dL：
升糖素和腎上腺素升高。

3.7 mmol/L　葡萄糖 <67 mg/dL：
去甲腎上腺素和生長荷爾蒙（GH）升高。

3.6 mmol/L　葡萄糖 <65 mg/dL：
皮質醇升高。

3.0 mmol/L　葡萄糖 <55 mg/dL：
自主神經症狀出現（暈眩、頭暈、血壓降低、出汗）。

2.8 mmol/L　葡萄糖 <50 mg/dL：
大腦功能開始出現障礙。

運動過程中也會產生相似的機制，以維持正常的血糖濃度，以應對運動增加了肌肉對葡萄糖的消耗。[2] 有氧運動開始時，β細胞釋放的胰島素減少，葡萄糖反調節荷爾蒙緩慢增加（升糖素、兒茶酚胺、生長素和皮質醇）。荷爾蒙值的變化增加葡萄糖釋放，讓循環的葡萄糖濃度在運動時仍維持在正常範圍裡（約七十至一百毫克／分升，即每公升四到五‧五毫莫耳／公升）。由於這個冗長的反調節系統，非糖尿病患者很少在運動時發生低血糖。[3] 如果發生了，那麼反調節荷爾蒙的反應也會增強。[4,5] 長時間運動時，同樣的反調節荷爾蒙也有助於調動能源，同時限制周邊組織使用葡萄糖，以維持血糖正常。[6]

除了無法在開始運動時降低胰島素分泌外，第一型糖尿病患者在進行有氧或無氧運動時，反調節荷爾蒙反應似乎也是正常的（升糖素、腎上腺素、去甲腎上腺素、生長素和皮質醇）。[7] 然而，反調節反應可能無法作用，無法確保運動時不會產生低血糖，[8] 所以第一型糖尿病患者需要嚴密監視血糖和胰島素值。

第二型糖尿病的生酮療法

第二型糖尿病通常以飲食和口服藥物治療，如果你想了解以胰島素治療第二型糖尿病的資訊，請閱讀第一型糖尿病的段落。

吉米說

⚠ **注意：**
請諮詢醫師
請勿突然停止所有血糖／糖尿病用藥。開始限制澱粉和碳水化合物時，請和醫師緊密配合，以戒除你的藥物。我經常會請我的病患避免碳水化合物，並將口服藥物減半，然後在二到四週內評估患者血糖值，有必要的話再做進一步調整。

高胰島素值不是只有第二型糖尿病患才會面對的問題，胰島素升高是慢性病發展的第一個徵兆，生酮飲食是預防這件事發生的最有效方式。

原則一：
用飲食降低胰島素值

多年來我都說：胰島素是導致「體重增加」的主要荷爾蒙。如果你變重了，要負起責任的頭號荷爾蒙就是胰島素，你必須知道自己是否分泌了過多的胰島素，並且設法減少。否則，就無法減輕體重，也無法改善文明病，例如糖尿病。

第一步是將每日碳水化合物的攝取降至二十克以下。先是這一步，就可以降低平均血糖值，並可以開始減少口服降胰島素用藥。

適當的調整藥物後，碳水化合物的攝取可以降低至每日二十克以下。我經常看到人這麼做之後，藥量可以減半，甚至完全停藥。我有許多依賴胰島素的第二型糖尿病患者，限制碳水化合物後都可以不再需要使用外源性胰島素（注射胰島素）。減少用藥對你的荷包很有幫助，保險公司也樂見這種飲食方式帶來的成本節省。生酮限醣的飲食方式是最強大的治療方式，可以減少病患和保險公司的整體支出。

⚠ **注意：**
磺醯尿素類和
SGLT2 抑制劑
進行生酮式限制碳水化合物的飲食時，服用磺醯尿素類（格列甲嗪 glipizide、格列美脲 glimepride 和格列苯脲 glyburide）和 SGLT2 抑制劑（卡納格列淨 canagliflozin、恩格列淨 empagliflozin 和達格列淨 dapagliflozin）可能導致低血糖。限制碳水化合物或進行生酮飲食時，使用這些藥物要非常小心。如果我的病患使用這兩類藥物，在他停止攝取碳水化合物時，我也會停止他的用藥；關於這點，你應該諮詢醫師的意見。

今日管理醫療和績效給薪的環境所面臨的挑戰，是醫師依據他們在診斷出糖尿病後，是否使用建議的常用藥物。如果病患得了某某診斷，卻沒有使用某某藥物，醫師在未來核銷時就可能被「扣分」，如果你的醫師不願減少糖尿病治療藥物，這便可能是原因之一。我們可以預見，未來必須針對胰島素阻抗、糖尿病前期和第二型糖尿病的治療，對第三方保險支付者進行再教育。

有三種方式可用來評估碳水化合物限制是否適當：

● 腰圍開始縮小，我的病患平均每個月縮小一吋。

● 建議每天早餐前檢測血糖。空腹血糖（早餐前先做血糖測試）會減少到正常值，約為七十至一百二十毫克／分升。

> **生酮飲食和外源性胰島素**
>
> 如果你是第二型糖尿病患者，又正使用外源性胰島素，我非常建議你在進行生酮飲食的前二到四星期，於每餐飯前檢查血糖，才能更仔細地監測你對限制碳水化合物的反應。

是的，我知道 正常值是七十至一百毫克／分升，別激動，胰島素阻抗需要十八到二十四個月才能改善，你可能會在連續一年、一年半到兩年期間，血糖都維持在九十至一百一十毫克／分升，這是生理性的節糖作用，身體利用酮質為能量來源時，經常發生這種現象，且會維持五、六個月以上。

● 血酮隨時可以測量，且應落於〇・五至四毫莫耳／公升，才是處於適當的營養性酮症狀態。

有什麼碳水化合物是可以吃的嗎？

原始人飲食法提倡使用「高碳水化合物」，我認為這種方式會抑制營養性酮症，並大幅減緩胰島素阻抗的治癒過程。如果你使用「低升糖碳水化合物」或是「高碳水化合物」飲食，就是不讓你的胰臟有復原的機會。請停止這麼做！

避免所有含碳水化合物的食物，包括：木薯、芋頭、大蕉、山藥、白肉馬鈴薯、地瓜、歐洲蘿蔔、蓮藕、印度南瓜、甜菜和胡蘿蔔。

下列含碳水化合物食物（每一百克所含碳水化合物不到十克）可以食用，但必須控制分量：洋蔥、胡桃南瓜、蕪菁甘藍、豆薯、大頭菜、金線瓜、蕪菁和南瓜。

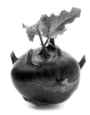

原則二：
避免會提升胰島素值的添加物

添加物可能是會升高胰島素的控糖藥物，或是其他會意外升高胰島素、但不影響血糖的食物。

胰島素是第二型糖尿病的主要治療藥物，但需要降低或停止，以幫助消除其他文明病。除了本單元引言中所列的藥物，其他藥物也需要減少、停止或避免，包括磺醯尿素，如下：

吉米說

- 格列美脲（成分 glimepride，商品名：Amaryl ／台灣許可藥品：為瑪爾胰、美爾胰）
- 格列苯脲（成分 glyburide，商品名：DiaBeta）
- 格列吡嗪（成分 glipizide，商品名：Glucotrol, Glucotrol XL）
- 氯磺丙脲（Chlorpropamide）
- 妥拉磺脲（Tolazamide）
- 甲苯磺丁脲（Tolbutamide）

如先前提過的，製作「低碳水化合物」或「無糖」食物時，經常使用會升高胰島素卻不影響血糖的甜味劑，甜味劑和人工甜味劑對某些病患來說，會帶來嚴重的損害。請像躲鼠疫一樣，避免下列物品：

許多人為自己盲目選擇糖類替代品喊冤，因為人工甜味劑沒有熱量，但如之前所分享的，食物對荷爾蒙影響的重要性勝過熱量多寡，任何會升高胰島素的食材都不應該列入飲食中。找出不會升高胰島素的甜味劑，才是讓酮體發揮效用的關鍵。

- **甜味劑**
  - 玉米糖漿
  - 高果糖漿
  - 龍舌蘭
  - 蜂蜜
  - 羅漢果
- **人工甜味劑**
  - 甘露醇
  - 木糖醇
  - 麥芽糖醇
  - 異麥芽酮糖醇
  - 醋磺內酯鉀
  - 右旋糖
  - 麥芽糊精
  - 阿斯巴甜

第十六章將對可接受及應避免的人工甜味劑，做更詳細的分析。

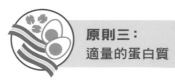

原則三：
適量的蛋白質

在第二型糖尿病中，蛋白質可作為預防低血糖的緩衝劑或煞車。如果血糖過度下降，蛋白質會轉變為肝醣，以免血糖過低。利用第二部分引言中的蛋白質計算公式，計算身體所需的蛋白質理想攝取量；以這個算式作為基點。我發現攝取比計算出的每日需求量略多的蛋白質，有助於降低胰島素需求，如果一個人在減少需求的過程中，因缺乏澱粉和碳水化合物而引發低血糖，蛋白質也可以作為緩衝。

原則四：
戒除有問題的藥物

除了本單元引言中所列的藥物，鈉－葡萄糖共同轉運蛋白 2 抑制劑（SGLT2 inhibitors，以下簡稱 SGLT2 抑制劑）可能在初級或次級階段，刺激胰島素分泌。這些藥物也可能與治療胰島素阻抗的藥物共同使用（例如二甲雙胍、雙基胜肽酶抑制劑〔DPP-4 inhibitor〕和類升糖素胜肽促效劑〔GLP-1 agonists〕）。我不會說明這些藥物的機制，因為它不在本文討論的範圍內，但我會提供 SGLT2 抑制劑的清單，你可以跟你的醫師討論，是否在必要時選擇替代藥物：

- Farxiga（主成分達格列淨，dapagliflozin）
- Invokana（主成分坎格列淨，canagliflozin）
- Jardiance（主成分恩格列淨，empagliflozin，台灣許可藥品名為恩美糖）

 注意：
未直接諮詢醫師前，請勿擅自停藥或調整藥物。

原則五：
增加有幫助的藥物

　　有些藥物對第二型糖尿病有幫助，也能配合生酮生活方式，無論是否使用這些藥物，諮詢醫師對你很有幫助。

- **雙胍類**
  - 二甲雙胍（商品名為 Glucophage，台灣許可藥品名為庫魯化）
- **雙基胜肽酶抑制劑**（DPP-4 inhibitor）
  - Januvia（主成分西格列汀，sitagliptin，台灣許可樂品名為佳糖維）
  - Onglyza（主成分沙格列汀，saxagliptin，台灣許可藥品名為昂格莎）
  - Tradjenta（主成分利格列汀，linagliptin）
  - Nesina（主成分阿格列汀，alogliptin，台灣許可藥品名為耐釋糖）
  - Galvus（主成分維格列汀，vildagliptin，台灣許可藥品名為高糖優）
- **類升糖素胜肽抑制劑**（GLP-1 Inhibitors）
  - Byetta（主成分艾塞那肽，exenatide，台灣許可藥品名為降爾糖）
  - Bydureon（主成分艾塞那肽長效，exenatide ER）
  - Tanzeum（主成分阿必魯肽，albiglutide）
  - Trulicity（主成分度拉魯肽，dulaglutide，台灣許可藥品名為易周糖）
  - Victoza（主成分利拉魯肽，liraglutide，台灣許可藥品名為胰妥善）
- **胰淀素模擬物**
  - Symlin（主成分普蘭林肽，pramlintide）

原則六：
考慮適合的營養補充品

　　有些維生素和植物營養補充品對治療糖尿病有益，你需要和醫師討論協調，如何平衡使用這些補充品，避免與處方用藥產生交互作用。

　　重要的是，要了解血糖下降時身體的正常反應。第二型糖尿病患者可能沒有這些反應，因此，進行生酮飲食時，需要和醫師緊密合作，調整數值以達到營養性酮症，並監測是否有酮酸中毒的可能性。

　　研究顯示，下列補充品有助於穩定血糖，可改善經常發生在第二型糖尿病患身上的炎症級聯反應：

- **鎂和富含鎂的食物：**小心計算分量和數量，例如菠菜，花椰菜，杏仁，豆腐和南瓜籽。它們含有碳水化合物，烹煮後，腸胃吸收量更是加倍。控制這些食物的食用量是關鍵。

- **omega-3 脂肪酸：**增加 omega-3 與 omega-6 的比例，已被證明可以抑制食欲，改善血糖控制，降低血液中膽固醇和三酸甘油酯。魚類（特別是鯖魚、鮭魚、沙丁魚和鮪魚）、草飼牛肉、草飼動物製作的奶油、蛋、胡桃、納豆和魚肝油，都是 omega-3 脂肪酸的最佳來源。如果自然飲食中無法攝取 omega-3，也可以服用營養補充品。

- **鉻：**鉻能穩定身體對葡萄糖的利用，對糖尿病而言是很有用的補充品。我建議患者每天攝取一千微克。

- **硫辛酸：**硫辛酸有助於運送葡萄糖，預防糖化作用。一開始最好每天攝取一百毫克。含有硫辛酸的生酮食物包含菠菜、抱子甘藍和動物內臟。

- **輔酶 Q10：**經常被稱為 Co-Q10，是非常好的抗氧化劑，在新陳代謝中發揮有效的作用。

- **小蘗鹼：**小蘗鹼是薑黃和北美黃連的主要成分，它可以穩定血糖和葡萄糖運送，會影響肝臟裡的葡萄糖新生作用，也具有抗發炎和抗菌作用。

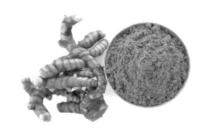

小蘗鹼和二甲雙胍

小蘗鹼在肝臟的作用與二甲雙胍相同，如果你同時使用二甲雙胍，它會沒有效用。因此，如果你已使用二甲雙胍，就不需要再使用小蘗鹼。

CHAPTER 6

高血壓

　　高血壓是在休息狀態下，心臟收縮（收縮壓）和放鬆（舒張壓）時血壓升高的情況。高血壓的傳統定義是：收縮壓大於一百四十毫米汞柱（mmHg），或舒張壓大於九十毫米汞柱。未良好控制的高血壓會增加冠狀動脈疾病、心臟病、中風、血管疾病（例如動脈瘤）及心臟衰竭的危險，也會提高腎衰竭、腦出血及視網膜受損的可能性。這個可以控制的因素，會引發許多潛在的損害！

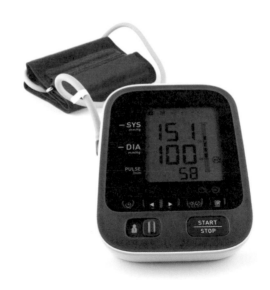

什麼是高血壓？

血壓會對一些環境變化做出反應，好持續將血液灌注到身體器官中。這個灌注系統的主角，是交感神經交統、腎素－血管收縮素－醛固酮系統，以及血漿容量（通常由腎臟控制）。血壓藥物的作用多在調整這些系統，驚人的是，胰島素對這三個系統也都有巨大的影響，因此生酮生活方式對控制血壓會非常有效。

你安坐在椅子上時，血壓應該是多少呢？下列的標準可以決定你的血壓屬於正常值，或已是高血壓狀態：

- 正常血壓：
    收縮壓小於一百二十毫米汞柱，且舒張壓小於八十毫米汞柱
- 高血壓前期：
    收縮壓介於一百二十至一百三十九毫米汞柱，或是舒張壓介於八十至九十毫米汞柱
- 高血壓：
    - 第一階段：收縮壓介於一百四十至一百五十九毫米汞柱，或收縮壓介於九十至九十九毫米汞柱
    - 第二階段：收縮壓大於一百六十毫米汞柱 或舒張壓大於一百毫米汞柱 [1,2]

這些階段可由醫師判斷；但簡單來說，這兩種情況的血壓升高：收縮壓（上面的數字）比一百四十大，或是舒張壓（下面的數字）比九十大，即可視為高血壓。

高血壓是種文明病。雖然你已經知道這是因為吃了太多的鹽，或是基因導致而成，但其實這只是我們對新陳代謝或基因學的錯誤詮釋。本態性高血壓起源於胰島素值升高，只要降低胰島素，血壓就會恢復正常。

我怎麼知道？因為十幾年來，我看過無數個案例。將每日碳水化合物攝取減至二十克以下後，一到兩週的時間，血壓通常就會恢復正常。令人興奮的是，血壓藥物通常能因此減半，或是完全停止。

吉米說

我在二〇〇四年轉換至生酮飲食前，曾服用高血壓藥物。我從沒想過血壓和飲食之間會有關聯，在二〇一〇年，杜克研究員威廉·楊西博士（Dr. William Yancy）在《內科醫學誌》（Archives of Internal Medicine，暫譯）發表一篇跨時四十八週的研究，研究發現採用低碳水化合物、生酮飲食的病患中，有近半數參與者可以停止他們的血壓藥物。太驚人了！

⚠ **注意：**
調整血壓藥物可能引發其他問題，請在停藥或調整任何處方藥物前，詢問你的醫師。

採用生酮療法

以下各節將介紹如何應用生酮療法的原則來改善高血壓問題。原則三與高血壓沒有特殊關聯，請參照第二部分的引言，了解該原則的基本資訊。

原則一：
用飲食降低胰島素值

標準美國飲食中，有兩個主要成分會提升血壓。第一，由葡萄糖分子和果糖分子組成的糖。胰島素上升時，大部分的葡萄糖會由細胞吸收，成為細胞的燃料。然而，果糖則百分之百由肝臟代謝，其路徑與酒精代謝相同，代謝路徑說明如下圖。

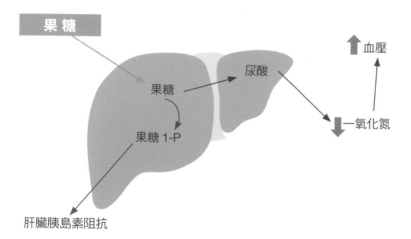

吉米說

進行低碳水化合物、生酮飲食前，我曾經一天喝十六瓶可口可樂，每一罐含有四十五克由高果糖漿製成的糖分，你可以算算，真是嚇人！這種吃法，又患有高血壓那麼多年，我能活下來真是奇蹟。生酮完全扭轉了局面。

食用任何含有果糖的食物（如砂糖、高果糖漿或果糖）的問題在於，果糖會降低一氧化氮，使血管收縮，導致血壓升高。果糖代謝也會刺激產生葡萄糖，並因為發炎反應路徑的刺激，增加肝臟胰島素阻抗。

吉米說

當你開始擁抱生酮生活方式時，你也開始避免了升胰島素食物，基本上就是高碳水化合物食物。但要小心那些無醣卻會觸發胰島素的食物，它們會改變遊戲規則，讓那些明明已經到達生酮狀態的人，無法看到他們想要的結果。

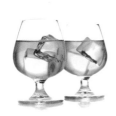

另一項問題是，胰島素會直接增加腎臟上皮鈉離子通道的活性，觸發鈉－鉀腺苷三磷酸酶（Na-K-ATPase）——負責運送腎臟的電解質。[3] 因此，血液中滯留愈來愈多的鈉，造成高血壓，並且隨著時間，引發水腫、使充血性心臟衰竭惡化。胰島素分泌愈多（正如患有胰島素阻抗，過度分泌胰島素者，詳見第四章），體內滯留的鈉愈多，血壓也就升得愈高。我看過許多胰島素阻抗的病患在檢測出血糖異常的前十五到二十年，就已經有血壓上升的問題。

限制碳水化合物攝取既可消除果糖對肝臟和血管的影響，也可阻斷胰島素造成鈉滯留的問題。當病患改變飲食，血壓自然下降超過四十毫米汞柱，回到正常值時，我總是覺得很神奇。

原則二：
避免會提升胰島素值的成癮物

咖啡因會提升血壓，近來我注意到紅茶、烏龍茶，甚至某些綠茶中的成分會刺激胰島，會使胰島素值高於正常值十五倍。如果你愛喝茶，而你已經改變了飲食，血壓卻居高不下，那麼請戒掉喝茶習慣。[4]

此外，避免甜味劑（見第十六章）和咖啡因，並試著避免或減少下列飲食的攝取：

- 奶精和豆奶。
- 酒精；一天飲用超過兩杯會明顯增加高血壓的罹患率。[5,6]

原則三：
適量的蛋白質

有幾種蛋白質會刺激不同的胰島素反應，包括精胺酸、離胺酸和白胺酸。

下列高蛋白食物皆含有高精胺酸和離胺酸。如果難以控制血壓，你應該限制食用這些食物：

- 海獅肝
- 大豆蛋白
- 螃蟹
- 蝦子

- 芝麻粉
- 豬里肌
- 雞肉
- 南瓜籽

- 花生
- 螺旋藻

原則四：
戒除有問題的藥物

降低血壓藥物中的 β－阻斷劑，是所有藥物中最容易引起問題的（完整清單請看第四十九頁）。β－阻斷劑長時間降低血壓和改善心臟收縮的效果很好，但你必須權衡這些藥物的風險和利益。要注意的是，β－阻斷劑除了會刺激胰島素，更會減緩新陳代謝，增加飢餓度。如果你因高血壓外的理由使用 β－阻斷劑，請與醫師討論尋找可能的替代藥品。

除了第二部分一開始所列的藥物，下列藥物也可能對高血壓患者造成問題：

- **高雌激素的口服避孕藥**
- **非類固醇抗發炎藥**
  - Celebrex（台灣許可藥品名為希樂葆）、 Mobic（台灣許可藥品名為骨敏捷）
  - Motrin，Advil，ibuprofen（台灣許可藥品名為伊普），naproxen（台灣許可藥品名為博濕）
- **去鼻塞劑**
  - 速達菲（Sudafed）和其他假麻黃鹼藥品
- **減重／食欲抑制劑**
  - Adipex-P；Lomaira（主成分為苯丁胺，phentermine）
  - 安非拉酮（diethylpropion）
- **免疫抑制劑**
- Neoral（台灣許可藥品名為新體睦），Sandimmune，Gengraf，Restasis（以上主成分為環孢靈，cyclosporine）
- **興奮劑**
  - Adderall（主成分為右旋苯丙胺，dextroamphetamin）
  - Concerta（主成分為派醋甲酯，methylphenidate，台灣許可藥品名為專思達）
  - Vyvanse（主成分為甲磺酸賴氨酸安非他命，lisdexamfetamine）

- **非法藥物**
  - 安非他命
  - 古柯鹼

原則五：
增加有幫助的藥物

有幾種藥物能配合生酮生活方式。請和你的醫師討論，使用這些藥物是否有助於你的營養性酮症。進行生酮飲食時，請與醫師討論下列藥物的使用：

- **噻嗪類利尿劑**
- 血管張力素轉換酶（ACE）抑制劑
- 第二型血管收縮素受體阻斷劑（ARBs）
- 鈣離子通道阻斷劑

原則六：
考慮適合的營養補充品

下列營養補充品或許有助於控制高血壓：

- **蒜（Allium sativum）**：大蒜長久以來，一直用來改善高膽固醇和高血壓問題，人們認為它能促使肝臟產生一氧化氮，可使平滑肌放鬆。[7]
- **刺番荔枝（Annona muricata）**：這種水果產自加勒比海和中美洲，其葉片萃取物據研究能減低血管抗性，進而降低血壓。[8]
- **芹菜（Apium graveolens）**：中醫長久以來一直認為芹菜對高血壓是很有效的食療食材。
- **洋車前草（Blond psyllium）**：每日劑量十五克，能溫和降低血壓。[9]
- **山楂（Crataegus pinnatifida）**：山楂對心臟的兩項有效成分是類黃酮和低聚體原花青素，這些成分也是強大的抗氧化劑。
- **鉤藤鹼（Rhynchophylline）**：鉤藤裡的生物鹼可以抑制血小板凝集和血栓症，意即它或許可以有效預防中風，並降低血壓、促進循環、抑制動脈壁形成斑塊，並預防腦部、心臟和動脈形成血塊，從而達到降低心臟病的風險。[10]

- **番茄（Lycopersicon esculentum）**：番茄包含能降低血壓的茄紅素。雖然番茄也含有碳水化合物，它們對降低血壓的確有效。[11]

- **羅勒（Ocimum Basilicum）**：羅勒的天然萃取物已證明對劑量依賴性血壓有控制效果。然而，這個效果是短期的，顯然是因為它只能短時間阻斷心血管系統中的鈣離子通道。

- **海岸松（Pinus pinaster）**：碧蘿芷（Pycnogenol）是取自法國海岸松的萃取物。臨床研究顯示，每天兩百毫克能抑制血管收縮素轉化酶，適度調節血壓。[12]

- **印度蛇木（蛇根草；Rauwolfia serpentina）**：這種植物被認為有強烈的降血壓效果。其中含有一種純化的植物生物鹼，蛇根鹼（Reserpine），它是第一種廣泛使用的長期抗高血壓藥物，可惜它有鼻塞的副作用。[13]

- **可可樹（巧克力、可可豆、可可油；Theobroma cacao）**：巧克力中的類黃酮會刺激產生一氧化氮，促使血管擴張，降低血壓，減少血管內皮功能失調。使用這些補充品的挑戰，在於要找到不甜的可可。[14]

- **鉤藤（Uncaria rhynchophylla）**：這是用來控制血壓的傳統中藥，其降壓效果來自其中稱為硬毛鉤藤鹼（Hirsutine）的吲哚生物鹼，作用於鈣離子通道，從而降低血壓。[15]

- **薑（Zingiber officinale）**：薑是亞洲料理中的常見食材，它可以放鬆血管壁周圍的平滑肌，改善循環。薑也能阻斷鈣離子通道，作用相似於維拉帕米（Verapamil）藥物。在老鼠實驗上，它可以減輕果糖引起的高血壓，但在人類實驗上的效果不明顯。[16,17]

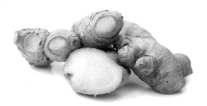

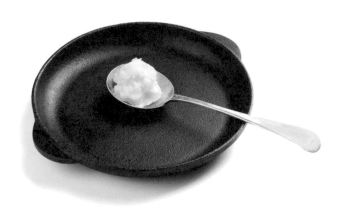

CHAPTER 7

膽固醇異常
（血脂異常）

　　我一天至少被問三、四遍：「要是我減少碳水化合物多油，膽固醇會不會有影響？」答案是：你的膽固醇會改善！

　　是的，你沒看錯：膽固醇會改善。

　　接下來總會有一個質疑的問題：「吃脂肪還能改善膽固醇？！」基於我們多年來學習到的，這一點讓人很意外，對嗎？我也很意外。

　　我怎麼知道飲食中減減少碳水化合物能改善膽固醇？我是個肥胖專家，我的專長就在脂肪（用科學詞彙說，是脂質）為了培養這個專長，必須了解它從哪裡來，由什麼組成，它往哪裡去。

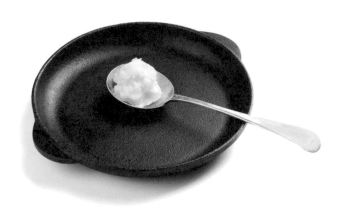

　　過去十五年的低碳水化合物生酮飲食，我一直嚴密監測膽固醇。（身為一名家庭醫師，近二十年來，我每天要看五到十次病患的膽固醇值。）血脂異常，或是膽固醇異常，是內科醫師、家庭醫師及心臟科醫師面對最有挑戰性的問題。它的挑戰性在於我們一直被灌輸如果少吃點油（專家叫我們要遵循高碳水化合物低脂飲食），我們的膽固醇就會下降。然而，就我所見，壞膽固醇總是繼續惡化，增加了心臟病、中風和血管疾病的風險。所以，我們開始吃膽固醇藥。

　　隨著時間，我開始看到了不同的結果，讓我非常驚訝的結果：若是減少碳水化合物，而非脂肪，心血管風險會降低，包括重要膽固醇指標也會有改善。過去 二十年來，每個做出這種飲食改變的病患都出現同樣的情況——包括我自己。

　　這個概念可能很難掌握，我摘要出幾個重點：

- 只避吃脂肪沒有用，膽固醇還是會繼續升高。
- 避吃脂肪和碳水化合物也沒有用，你必須多吃優質蛋白質才能感到飽足，但優質蛋白質富含精胺酸和酪胺酸，這兩種胺基酸會導致胰島素上升。許多人的膽固醇還是繼續上升。（這種方法無效時，我會聽到人們說「你只是有壞膽固醇基因」。）
- 真正有效的是避吃碳水化合物，維持適當的蛋白質，並多吃脂肪，直到感覺飽足。

　　超過五十年來，我們被教育將任何形式的脂肪（特別是飽和脂肪）放進嘴裡，都會導致膽固醇上升。這項教條在我們思維和文化裡根深柢固，許多病患都難以接受多吃奶油或培根的想法。即使只是在診間討論膳食計畫時，提到使用豬油（純動物油）都會讓人眉頭一皺。我很訝異有許多人說他們「不喜歡油的味道」，我們開始討論不喜歡的理由，以及這種意見在他們人生的哪個階段開始成形，他們馬上聯想到脂肪和心臟病或中風的關係。

　　即使一再保證食用脂肪能改善膽固醇，還是無法推翻人們認為脂肪對心臟有害的想法。每天至少有三到四次聽到病患說，「等一下！那我的心臟呢？所有脂肪都對我的心臟有害啊？！」

吉米說

人們總是聽主流健康「專家」說，低醣高脂飲食會讓你陷入巨大的心臟病危機，於是很難想像為何這種飲食法對健康有益。但這種飲食法的確會改善膽固醇檢測裡每個相關指標，閱讀我所寫的《膽固醇其實跟你想的不一樣！》（*Cholesterol Clarity*），可以了解更多有關膽固醇的謊言。

關於膽固醇的歷史

測量膽固醇，特別是總膽固醇，始於一九五〇年代。安塞爾・基斯在一九五二年發表了飲食－心臟假說，他發現心臟病和脂肪間有非常微弱的關聯。從他的觀察中，他總結「脂肪飲食的結果是高膽固醇血症（膽固醇升高）」。幾項研究中也顯示，飲食中脂肪增加會使總膽固醇升高；然而，一直未能證實它和心臟病有關。[1]

阿倫斯（E. H. Ahrens, Jr.）發表的研究顯示，膽固醇增加的原因是碳水化合物的攝取，不光只有脂肪。[2] 國家衛生組織（NIH）一九八四年「降低膽固醇預防心臟病共識發展會議」中，忽略了這個問題和已知有效的減膽固醇飲食法，其報告多以流行病學資料為基礎，而非臨床上具可重複性的科學。[3] 儘管科學證據駁斥飲食－心臟假說，NIH在一九八四年的決策，還是以政治及大規模的宣傳活動為基礎。

從那個時候起，多種含脂及含碳水化合物的食物都被妖魔化，其中一個是蛋——特別是蛋黃。值得注意的是，事實上並沒有資料可證明食用全蛋和心臟病之間有關聯，這項科學根本不存在。

此外，飲食－心臟假說無法解釋歐洲或法國悖論。法國人烹調時偏好使用奶油，而非植物油，事實上，法國人的飲食中有百分之四十是脂肪，其中超過百分之十五是飽和脂肪。值得注意的是，法國人及那些最常吃乳酪、奶油和全蛋的人，冠狀動脈鈣化和心臟病的罹患率卻最低。已發表的文章想將這種現象解釋為流行病學的錯誤，或是特定飲食中主要營養素的相互作用，但這些研究都無法釐清為何會發生這種悖論。[4] 根據飲食－心臟假說，百分之四十脂肪的飲食方式，應該會讓法國成為世界心臟之都，然而，法國的心臟病罹患率是全世界最低。

第二項飲食－心臟假說的矛盾，是壽命問題。根據飲食－心臟假說，有家族高膽固醇血症的人壽命應該較短，早期死亡率的風險較高。然而，這一點也沒有科學證據。事實上，檀香山心臟計畫（Honolulu Heart Program）研究顯示，低膽固醇者早期死亡的風險較高。[5]《英國醫學期刊》（*The British Medical Journal*）也有一篇世代性的文獻綜述，彙整十九篇研究，涉及超過六萬八千名老年人，這篇綜述顯示低密度脂蛋白較低，其實會增加死亡率的風險，而總膽固醇較高者比較長壽。[6]

所以，為何醫師提倡使用他汀類藥物，減少冠狀心臟疾病的風險呢？這種說法始於「脂質研究臨床冠心病預防試驗」（LRC-CPPT），研究中收集了四十八萬人以消膽胺（cholestyramine）藥物降低膽固醇的資料。[7] 冠心病的風險有非常輕微的減少，但無法減少死亡風險。整體來說，消膽胺（例如 Prevalite、Questran 和 Questran Light）在四十八萬人中，只減少了八例心臟病。

在 LRC-CPPT 研究結果計算相關風險的統計報告中，降膽固醇藥物看來將風險降低了百分之十九到二十四。一個門外漢會認為這是絕對風險，而非相對風險，然而，使用消膽胺的人死亡風險卻增加了。（事實上，這一點一直未被真正強調，就像相對風險也一直被忽略。）

這個相對風險降低度，主導了我們經歷的他汀類藥物時代。服用阿托伐他汀（Atorvastatin，商品名為立普妥 Lipitor）的研究組，相較於未服用組，只減少百分之一的心臟病風險。然而，當你使用「相對風險降低度」這個詞，風險數字就成了百分之三十六，但這個詞經常用在廣告中。瑞舒伐他汀（Rosuvastatin，商品名為冠脂妥 Crestor）在心臟病的絕對風險降低度為百分之一‧二，但計算相對風險降低度時，製造商宣稱可減少百分之四十四的風險。

膽固醇數字代表什麼？

現在你已經知道科學和多年來膽固醇的負評相互矛盾，你知道你的膽固醇數字代表什麼嗎？

膽固醇代謝是非常複雜的系統，存在許多槓桿點。然而，想了解這套複雜的系統，其中一個方式是將膽固醇粒子，也就是脂蛋白質，視為三酸甘油酯的公車。這些巴士是磷脂類球體，由蛋白質和膽固醇酯形成球壁，巴士內載著三酸甘油酯（丙三醇和脂肪酸）。高密度脂蛋白（以下簡稱 HDL）、中密度脂蛋白（以下簡稱 IDL）、低密度脂蛋白（以下簡稱 LDL）和極低密度脂蛋白（以下簡稱 VLDL）都是三酸甘油酯和膽固醇酯的主要運輸巴士。「膽固醇巴士」將脂肪自腸胃移至脂肪細胞，再將脂肪從脂肪細胞移至肝臟、頭腦和肌肉，如果沒用到，就再運回脂肪細胞。

> 絕對風險與相對風險
> 絕對風險是在一段時間裡發展出一種疾病的風險，舉例來說，如果你對某種藥物有十分之一過敏反應的可能，你可以說你有百分之十的風險。也可以用小數點〇‧一風險說明。相對風險則用來比較兩種不同群體——例如使用藥物和未使用藥物，統計數字看來比較動人，因為在計算服用藥物組與未服用藥物組的比例時，百分比數字會增加。

我不會細說這些粒子的科學，有大量的教科書說明那些內容。重要的是，了解限制碳水化合物如何影響脂蛋白粒子的基本知識。

我們從標準膽固醇檢測，或說是脂質檢測開始。過去的二、三十年裡，下列四個數字一直被視為心臟病風險的重要指標：

- 總膽固醇
- 高密度脂蛋白（HDL，「好」膽固醇的檢驗數量）
- 低密度脂蛋白膽固醇（LDL-C，「壞」膽固醇的推估數量）
- 極低密度脂蛋白膽固醇（VLDL-C，極低密度膽固醇的推估數量）
- 三酸甘油酯

這項檢測的第一個問題是，它讓你認為膽固醇有四種形式，不是這樣的！事實上，膽固醇是一種分子，可以是酯化或非酯化的，它可能組成脂蛋白粒子的一部分，或是和三酸甘油酯一樣運輸到各個細胞。脂蛋白著重的並非它們的乘客量（使密度增加或減少），或是脂蛋白壁所含的蛋白質，重要的是大小；大小決定分子在特定時刻的功能。

膽固醇粒子巴士，無論大小，都能載運乘客。三酸甘油酯和膽固醇，其實都是巴士裡的乘客。但三酸甘油酯的存在似乎改變了脂蛋白的密度，現在，將高、中、低密度脂蛋白想像成大、中、小型巴士，三酸甘油酯增加時，巴士的密度較低，膽固醇酯和蛋白的結合也會減少。HDL 上升，LDL-C 便下降。[8]

第二個問題是，當三酸甘油酯上升時，LDL-C 和 VLDL-C 的數字是推算出來的，無法反映脂蛋白粒子的真實存在。如果有會計、數學家和工程師讀到這裡，那個計算方式稱為弗里華爾德公式（Friedwald Equation），如下：

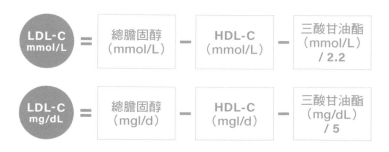

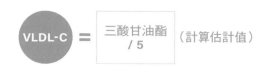

$$VLDL\text{-}C = \frac{三酸甘油酯}{/\ 5} \text{（計算估計值）}$$

- 如果三酸甘油酯值大於四百毫克／分升（四·五二毫莫耳／公升），即高胰島素血症患者時，這個公式就會失效。

第三個問題是，脂質檢測不會告訴你脂蛋白的種類（HDL、LDL、IDL 和 VLDL）裡，有三至四種因重量和大小而有進一步的差異（見圖）。讓我們面臨心臟病和中風風險的，是最小、最密的粒子（小而密LDL）。

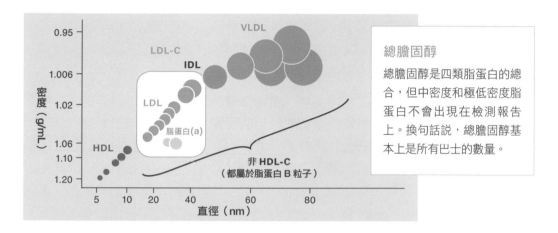

了解 LDL 不會讓你更明白心臟病的風險，重要的是知道哪種 LDL粒子會導致動脈粥狀硬化或心臟病。到目前為止，研究都指向小而密LDL 粒子。[9,10]

低密度脂蛋白粒子（LDL-P）的實際數量可以透過四種不同方式來量測，這些方式已確定出三種 LDL 粒子類型：

- 「膨大」或大而密 LDL
- 中而密 LDL
- 小而密 LDL

研究證實小而密 LDL 數量的增加，與發炎、心臟病及血管疾病有密切關係。[11] 根據這項研究，我們一直被洗腦的想法其實是錯誤的，LDL-C 並非問題根源。（是的，我用了「洗腦」這個詞——但那是另一本書的主題。）

採用生酮飲食的人多知道在飽和脂肪攝取增加時，LDL-C 通常也會升高，這是因為 LDL-C 由三種不同的 LDL 次粒子（大、中、小分子）組成。過去二十年，我們知道飲食中的飽和脂肪如果增加，會讓這些粒子變成較大、較膨脹的粒子。[12]

我們也知道小而密 LDL 粒子是導致動脈粥狀硬化或發炎的原因，進而形成血管疾病（動脈阻塞），血液中出現小而密 LDL 粒子，會直接影響三酸甘油酯值。大分子次粒子則能減少血管疾病的風險。[13]

遵行生酮飲食方式，並以此原則治療者，也知道胰島素值升高，會直接影響三酸甘油酯提高。因此，只要食用會提高胰島素的食物（例如碳水化合物或澱粉），就會提高三酸甘油酯。三酸甘油酯升高時，小而密 LDL 次粒子也會升高，改變 LDL 的密度，也改變單一粒子中的膽固醇和蛋白質，增加心臟病的風險。

二〇一五年《英國醫學期刊》曾發表一篇研究，文中綜述十九篇同儕審查的相關醫學文章，其中涉及超過六萬八千名參與者。這篇綜述顯示 LDL-C 數值高低（所有 LDL 次粒子的推算總和），和死亡率沒有關聯（意即 LDL-C 升高不會導致心臟病的死亡率）。[14] 與此形成鮮明對比的是，美國心臟協會（AHA）在二〇一七年六月二十日出版的《循環》（*Circulation*，暫譯）中指出，飽和脂肪是 LDL-C 升高的原因，而升高的 LDL-C 和心血管疾病死亡的增加有關。這項聲明是以世界衛生組織的一篇四年（二〇〇九年到二〇一三年）文獻綜述為基礎，涉及參與者僅二千三百五十三人。這些研究多數只注意三到五週的變化（時間長度不足以看到膽固醇變化的所有影響），也沒有注意到碳水化合物的攝取、胰島素值或 LDL 次粒子數量。[15]

從 AHA 的這一項研究中，他們歸結出升高的 LDL-C 是心血管疾病死亡率增加的指標。這相當於說：「汽車在路上行駛會遇到坑洞，坑洞是休旅車、大卡車等重車造成的，我們必須『禁止』行駛所有大車，因為它會導致高速公路出現更多坑洞。」事實上，我們知道坑洞是因為道路的裂縫有水，水在冬天結了冰，冰的體積膨脹，將路撐破了，轎車、休旅車和卡車行駛在這些坑洞上，讓坑洞逐漸擴大。

坑洞的潛在因素是路上的冰，不是大卡車；心臟病的潛在因素是碳水化合物造成的高胰島素，它導致血管壁受損、發炎、阻塞，而不是因為存在任何一種膽固醇。

你不能以一個其實無法找出關聯性或因果性的小研究，來推斷死亡率的風險。但 AHA 做的研究，和我在本章一開始提到的阿倫斯研究相同，他們今日也嘗試重複這項研究。

冠心病預防之多因子介入實驗（MRFIT）研究始於一九七二年，終於一九九八年。這項最大型的研究檢驗了：飲食中減少脂肪攝取是否能減少心臟衰竭的風險。[16] 醫學圈經常引用這份研究，用以說明 LDL-C 降低，可減少心血管疾病的風險。

然而，這項實驗失敗了，它並未證明降低膽固醇可以改善風險。事實上，這項研究的主持人威廉・卡斯特力（William Castelli）博士表示：「一個人吃愈多飽和脂肪、愈多膽固醇、愈多熱量，血清膽固醇就愈低。……我們發現吃最多膽固醇、飽和脂肪和熱量的人，體重卻是最輕，也最有活力。」

很有趣，是不是？

吉米說

在不久的未來，歷史學家將會回顧這時代的膽固醇檢測，然後困惑地搖搖頭，不解我們為何會把高脂飲食和心臟健康風險做連結。納利醫師和其他支持生酮的醫師意識到控制發炎程度的重要性，而不是擔心病人的 LDL 或總膽固醇值。採用生酮飲食法，是最能抗發炎的方式。

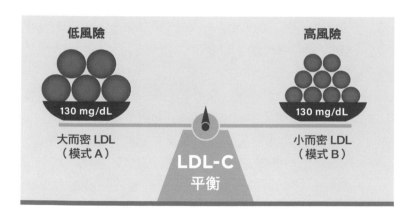

如果你追蹤我的部落格（DocMuscles.com），你應該看過這張 LDL-C 平衡的圖說，這張圖說明了推算的 LDL-C 值會誤導人。天平兩邊的 LDL-C 值都是一百三十毫克／分升，但是左邊由幾個大而密 LDL 粒子組成（這種人心臟病風險較低，胰島素值也最低），稱為模式 A，即使 LDL-C 值高於建議值一百毫克／分升，左側的病患罹患血管疾病的風險較低。（因此你不能將 LDL-C 視為危險因子。）

天平右側 LDL-C 也是一百三十毫克／分升，但它由許多小而密 LDL 粒子組成，稱為模式 B。這種模式會增加罹患心臟或血管疾病的風險，病患的三酸甘油酯通常大於一百毫克／分升，其胰島素值通常介於第二階段和第四階段。這便是剛剛提到的標準脂質檢測無法找出心臟病和心臟病發展的原因。

研究説明，小而密 LDL 粒子值增加時，三酸甘油酯也會增加。我們也知道胰島素值高時，三酸甘油酯也會增加，並因此導致炎症級聯反應。胰島素因攝食單一碳水化合物及複合碳水化合物而升高，攝食太多蛋白質也會影響胰島素。因此，你偶爾會看到馬拉松跑者出現血管阻塞，他們的飲食以雞肉和火雞為主（低脂肪，精胺酸含量高，不會影響血糖，但會刺激胰島素分泌），你以為雞肉沙拉或燕麥片是好的，其實它只會提升你的膽固醇。如果你有胰島素阻抗，你的膽固醇會比正常值增加二到十倍。

現在，你或許會説：「好吧，納利醫師，但市場上有幾家公司都在測量這些膽固醇次粒子，我該選擇哪一個？」想檢查你的風險，有四種方法，如果你想知道結果，只要請你的醫師開立這些血液檢驗：

最有用的檢驗

偵測心血管風險時，使用這四種方法的任何一種，再加上標準脂質檢測，會比單用標準脂質檢測更加有效。但是，我發現臨床上 NMR 脂質檢測或Cardio IQ 離子移動性檢測，在監測胰島素阻抗、發炎或疾病發展上最為有效。

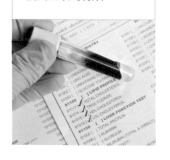

- **脂蛋白元值（Apolipoprotein Levels）**：這項檢驗在測量 LDL 或 HDL 脂壁中的蛋白質。多數實驗室都能進行這項檢驗；但是它能提供的胰島素阻抗資訊最少。
- **柏克利心臟實驗室（Berkley Heart Lab）的梯度凝膠電泳檢驗（Gradient Gel Electrophoresis）**：這項檢驗以電泳測量膽固醇重量。它能提供模式 A（好膽固醇）和模式 B（壞膽固醇）的估計值。
- **脂科公司（LIPOSCIENCE）的核磁共振譜法（NMR Spectroscopy）**：這項檢驗測量樣本中脂蛋白粒子實際存在的數量，以及胰島素阻抗值。你也可以要求在結果中增加脂蛋白 (a) 分析。我認為 NMR 是對使用者最友善的檢驗，它也是臨床上監測膽固醇、血管風險、胰島素阻抗進展，以及因糖尿病引起的炎症控制最有效的工具。因為收集樣本時使用冷凍儲藏，這項檢驗的變異最小。

- **夸斯特（QUEST）的離子移動性檢驗（Cardio IQ 檢驗）**：這項檢驗也在測量脂蛋白粒子的數量，但它不包含胰島素阻抗或程度。因為這項檢驗是透過氣相電差進行的，所以正常值的參考範圍與 NMR 略有不同。

　　過去十二年來，藉由使用上述其中一種檢驗，再加標準脂質檢測，我發現限制碳水化合物，遵循生酮生活方式，對血管和代謝疾病的風險有顯著影響。

採用生酮療法

　　我們來看看生酮治療原則如何應用在治療膽固醇異常上。原則二、三和五與控制膽固醇沒有特殊關聯，請參照第二部分的引言，了解該原則的基本資訊。

原則一：
用飲食降低胰島素值

吉米說

人們開始進行生酮飲食時，短期內會看到各種膽固醇指標失控，因而感到沮喪。這種情況通常發生在體重減輕的時候，我鼓勵大家堅持生酮計畫，直到體重穩定後，再去做一次檢測，當你看到長時間的改善，一定會很意外。

　　記得：胰島素是主要荷爾蒙。許多疾病的第一步治療，都是讓胰島素回到基線，這一點可藉由限制攝取碳水化合物達成，目標是將每日碳水化合物攝取量降至二十克以下。只要正確做到這件事，血糖會降至正常值（六十至一百毫克／分升），空腹胰島素也會降到五微單位／毫升（在十二到二十四個月後）。我一直告訴大家，胰島素會趨使小而密LDL次粒子形成，因而導致動脈粥狀硬化，所以它不是太複雜的科學，你很容易就能明白從飲食中去除碳水化合物，就能使膽固醇恢復正常。

　　每天的碳水化合物攝取減至二十克以下後，你就能看到你的膽固醇回到正常值。如果 LDL-C 上升，也不要驚慌，那只表示你在測量的當時，身體中的 LDL 較多，如果你的三酸甘油酯低於一百毫克，就不是壞事。我們知道三酸甘油酯低於這個數值時，粒子組成會從小分子變為大分子，而大分子 LDL 並非心臟病的危險因子。

　　胰島素降低時，三酸甘油酯也會減至一百毫克／分升以下。胰島素是代謝性炎症的主要促因，只要碳水化合物攝取量夠低，可以讓胰島素回到基線，炎症的指標通常也會回復正常──例如 C 反應蛋白（CRP）、脂蛋白元、尿酸和次級發炎指標。

這一點真的是控制膽固醇的關鍵。控制胰島素，就能控制膽固醇。

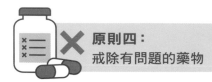

原則四：
戒除有問題的藥物

接下來要說的內容，會讓我在藥界交不到朋友，但我還是要說：過去五、六年來，我停止病患使用他汀類藥物的數量，超過我開立這類藥物的數量。

 注意：
未直接諮詢醫師前，請勿擅自停藥或調整藥物。

備註：
請看第二部分引言中刺激胰島素分泌、減緩新陳代謝，或引起食欲的藥物清單。

我只是突然完全停止病患的他汀類藥物嗎？不是的！當然不是。病患和我做了非常深入的討論，了解風險和利益，在某些個案中，我們認為繼續使用他汀類才是正確的決定，並且嚴密監測潛在的副作用。

在決定是否停止病患的他汀類藥物時，是基於幾個非常重要的理由：

- 膽固醇是細胞代謝的必要物質，限制攝取會增加心理疾病、癌症和免疫功能降低的風險。在一項研究中，一百四十三名使用他汀類藥物的患者，有九成在停藥後記憶力得到改善。

- 正如之前所說，食用脂肪和增加心臟病風險之間，沒有真正的關聯。只有在增加脂肪食用，又不限制碳水化合物時，心臟病的風險才會增加。（簡單來說，這是因為高胰島素值刺激發炎反應，且 LDL 粒子沉積在血管中。）這種影響最初在一九三六年發現，後來在一九八四、二〇一五和二〇一七年的研究，也都支持最初的發現。

- 第三，使用他汀類藥物所降低的心臟病風險比例，其實只有百分之一到二。但使用統計學上「相對風險」這個神奇的詞彙後（見第七十五頁），這項理論的支持者能將百分之一膨脹到「百分之五十的患者有改善」。它真正的意思就是，必須給一百個人服用他汀類藥物，才能將心臟病發作的風險從五年有兩個人發作降低到五年有一個人發作。

我的臨床經驗顯示，約有百分之四十的患者有肌肉疼痛、記憶力改變和肝炎風險，這都是實行生酮飲食時，又服用他汀類藥物的副作用。《英國醫學期刊》顯示，他汀類藥物的副作用發生率約在百分之十八到二十。[17] 如果效益比只有百分之一（這數字真的不是非常好），只要患者同意戒除麵包、義大利麵或燕麥片，這數字便不足以說服我要使用這類藥物。

在我過去二十多年的臨床經驗中，實行生酮飲食的患者中，約有百分之九十五的人膽固醇恢復正常，不需要再服用膽固醇藥物。

吉米說

和普遍的想法相反，服用他汀類藥物不能保證你不會得心臟病，許多人以為這是這些藥物的功能，但沒有證據能證明一顆降低膽固醇值的藥物，能保護你不受心血管疾病之苦。藥商也忘了告訴你，這些藥物會增加你發展出第二型糖尿病、癌症，甚至心臟病的風險！

原則六：
增加有幫助的藥物

下列營養補充品或許對控制膽固醇有幫助：

- **omega-3 脂肪酸**：對 omega-3 脂肪酸營養補充品的研究有各種聲音，在某種程度上，我懷疑那些研究沒有處理到胰島素阻抗患者的高胰島素值 [18,19]，我認為若是一個人能限制碳水化合物或遵循生酮飲食，使用 omega-3 脂肪酸補充品對降低三酸甘油酯非常有幫助。

- **鋅**：文獻綜述顯示鋅補充品對總膽固醇、LDL 和三酸甘油酯有溫和且有益的效果。[20] 但是否對膽固醇有任何影響，或是能否降低因小而密 LDL-C 導致的動脈粥狀硬化或死亡率，還需要進一步的研究。

- **外源性酮體**：使用外源性酮體還在初級評估階段，但在動物的初步研究顯示，以生酮飲食餵養動物，能減少三酸甘油酯，增加 HDL 膽固醇。[21]

CHAPTER 8

動脈粥狀硬化

　　動脈粥狀硬化，簡單來說，是循環系統的動脈內形成斑塊。動脈阻塞會導致心臟疾病（心臟病發作）、中風（流至腦部的血管阻塞），或周邊血管疾病（流至手腳組織的血管阻塞）。所以，如果這一章有子標題，它或許會是「心臟病和中風的原因」。

　　多年來，我們都以為脂肪是導致動脈粥狀硬化的元凶，如果你讀過第七章膽固醇異常，我希望你已不再受這個迷思所惑。在那一章，我解釋了胰島素會阻塞管道，但胰島素為何會阻塞管道，血管分布或體內的動脈何以被胰島素阻塞？

　　過量分泌胰島素，會使小而密 LDL-C 升高，增加發炎症狀，這為血管阻塞創造了完美的風暴環境。

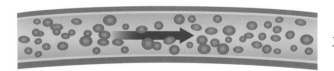

正常動脈

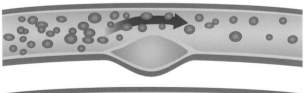

動脈粥狀硬化

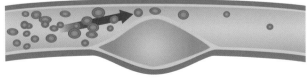

動脈粥狀硬化形成過程還有第二個凶手：果糖。果糖和酒精一樣，都是經由肝臟代謝，果糖代謝的副作用是一氧化氮減少。因胰島素引起的炎症中，一氧化氮變少，可能使血管壁的內壁（內皮）破裂。那些裂縫讓最小的 LDL 粒子（小而密 LDL）在血管壁上找到地方沉積，同時內壁也會曝露在自由基下（炎症加劇也會產生自由基），裂縫中的小而密 LDL 氧化，就像鐵鏽一般，這些氧化粒子會破壞血管壁內壁的膠原蛋白，以及小而密 LDL 粒子周圍的蛋白質，脂蛋白 (a)。

巨噬細胞（免疫系統中的修復細胞）、單核球和動脈血管壁上的平滑肌細胞，都會努力修復受損的膠原蛋白內壁。一開始，這些細胞改變血管壁的纖維，也開始將膽固醇粒子堆在內壁上，形成斑塊。又因為一氧化氮減少、炎症加劇、大量的小而密 LDL 粒子及活化的巨噬細胞，眾多因素組成完美的風暴環境，讓斑塊愈變愈大。最後，纖維帽破裂，形成血栓或血凝塊，這種凝塊會阻塞心臟血管，導致心臟病發，或是阻塞通往腦部的血管，導致中風。

高胰島素值會增加發炎荷爾蒙，使炎症加劇，這些荷爾蒙包括：

- C 反應蛋白
- 脂蛋白相關磷脂酶（Lp PLA-2）
- 細胞激素
- 類鐸受體基因 4（TLR4）
- 妊娠相關血漿蛋白 -A（PAPP-A）

這些荷爾蒙吸引單核球和平滑肌細胞來幫助巨噬細胞一起修復，用吸收的膽固醇和受損的膠原蛋白填滿血管壁，進而形成泡沫細胞。細胞激素被釋放，形成自由基，進一步導致膠原蛋白和平滑肌細胞形成脂肪斑紋，再轉變為纖維帽。細胞激素活化了更多免疫細胞，包括 T 淋巴球。TLR4 是一種穿膜蛋白，有助於活化細胞激素。PAPP-A 在血管斑塊愈來愈不穩定時，也會出現。PAPP-A 和 Lp PLA-2 是檢驗斑塊是否穩定，或瀕臨破裂的指標。[1]

就我們所知，整個過程都緣自於胰島素、三酸甘油酯及果糖代謝增加，而非脂肪。

吉米說

我有動脈粥狀硬化的家族病史，父親在近五十歲時心臟病發，五十歲出頭就進行了繞道手術，我哥哥凱文在三十二歲經歷三次心臟病發，最終於四十一歲逝世。這兩個男人在多年營養不良和不佳的生活方式後，血管都阻塞了。我正在對抗這種基因傾向，我用生酮飲食積極降低胰島素和炎症值。

如果糖分阻塞了血管，那是否有燃料能清理血管呢？我們知道可以降低胰島素的飲食，也可以降低三酸甘油酯。從長遠來看，可以降低動脈內壁發炎風險的飲食，也能減少內皮損傷。

生酮飲食除去糖分，降低膽固醇，並避免了經肝臟代謝的果糖。一氧化氮回到正常值，荷爾蒙的炎症級聯反應也不會發生。

過去十年來，我對頸動脈做過都普勒超音波研究，並測量頸動脈內膜。我發現遵循生酮生活方式的病患每年似乎都有百分之十的改善，有幾個人的阻塞情況甚至改善高達百分之二十。病患的頸動脈血管壁厚度有明顯改善，因此我認為生酮飲食能治療動脈血管壁。

個案研究

歡迎「斑塊太太」（這是假名，以保護患者身分）。她是位和善的老太太，七十八歲，有高膽固醇、糖尿病前期、周邊神經病變、白內障及胃食道逆流的病史；她還切除了子宮。她來看我的門診已經十年了。

最近她使用的藥物包括保栓通（Plavix，抑制血小板聚集），七十五毫克，一天一次；普力馬林乳膏（Premarin Cream，治療萎縮性陰道炎），○‧六三五毫克，兩天一次；贊安諾（Xanax，抗焦慮藥物），○‧五毫克，焦慮時睡前服用；利瑞卡（Lyrica，治療神經性疼痛），五十毫克，神經病變時每晚一次；維生素 D，每天兩千國際單位；坦適（Tums，制胃酸劑），七百五十毫克，一天兩次。

幾年前，我發現斑塊太太的膽固醇及高胰島素血症惡化，二○一五年，在我說明她的血糖（HbA1c 升至百分之六‧一）、膽固醇有輕微惡化的現象，且近期發生過一次暫時性腦缺血（TIA，或稱「小中風」），她終於決定採用生酮飲食。我們發現她的左側頸內動脈有百分之四十四的阻塞，右側則有百分之二十一的阻塞，未來有腦缺血的風險（例如中風或其他如心臟病發作的血管問題）。她拒絕了他汀類藥物的治療方法，因為她之前曾因使用他汀類藥物而肌肉疼痛，或是產生其他副作用。

斑塊太太在二○一五年四月一日，做了頸動脈超音波和頸動脈內膜中層厚度（carotid intima-media thickness, CIMT）檢測。檢驗數字顯示，斑塊太太的動脈內膜厚度只比女性平均厚度（○‧八五一）略高，在她的年紀中處於第五十百分位。

斑塊太太的先生是糖尿病患者，斑塊太太到目前為止飲食上也有限糖。然而，她還是沒有完全加入生酮的潮流裡。「小中風」和 CIMT 報告，說服她需要正視她的飲食了。

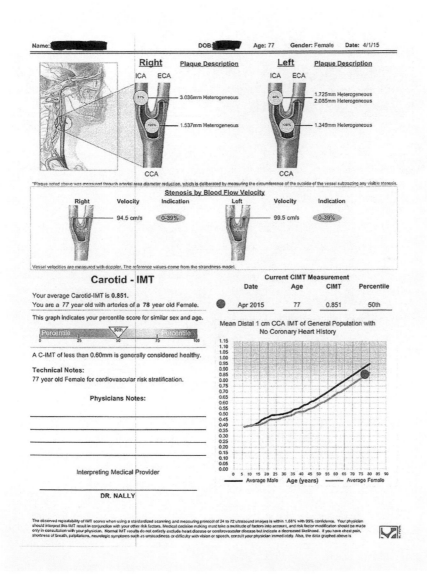

她開始進行生酮飲食，因此她必須限制碳水化合物，一天不能超過二十克，總熱量中，脂肪量要占百分之五十到六十。除此之外什麼都沒有改變，包括她的藥物。她進行了一年生酮飲食；下表是她在這一年的血液檢查追蹤報告。

	4/2/15	8/4/15	11/6/15	5/12/16
糖化血色素(%)		6.1	5.8	5.2
總膽固醇(mg/dL)	224	156	230	233
HDL (mg/dL)	76	76	87	96
LDL-C (mg/dL)	134	65	128	123
sd LDL-P (nmol/L)	481	150	74	68
空腹胰島素 (uIU/mL)		12		
血液葡萄糖 (mg/dL)	91	95	92	85

因為她已經對糖類攝取做了部分限制，她的三酸甘油酯和小而密LDL 粒子數並不差。然而，她的平均血糖明顯還是偏高，體重自四月的五十七‧五公斤掉到八月的五十四公斤。最後一次看診時，她承認在假期時多吃了一些蛋白質，體重又增加至五十八公斤。

表中的檢驗數據也顯示出總膽固醇和 LDL，似乎都和斑塊消退沒有關聯。在第一份報告十五個月後，我們在同一間實驗室為斑塊夫人再做了次頸動脈的都普勒超音波和 CIMT 檢查。戲劇化的是，在一年之間，她頸動脈內部兩側的斑塊消退了百分之十，頸動脈內膜中層厚度也從該年齡層的五十百分位進步到四十八百分位，從先前的基準消退了〇‧〇二毫米。她的消退程度非常大，因為〇‧〇二毫米平均需要兩年才能消退。[2]

這個個案研究和診所其他病例，與艾瑞斯‧許愛（Iris Shai）為期兩年的飲食干預隨機對照實驗（DIRECT）的研究發現一致，這項研究的飲食干預研究比較了低脂的地中海飲食和生酮飲食對血管壁體積和 CIMT 的影響。[3]

那麼，飲食能逆轉血管疾病嗎？證據顯示，生酮飲食可以。我要引用希波克拉底在兩千多年前說的話：「讓食物成為你的藥物，你的藥物就是你的食物。」（喔，培根不算。）

吉米說

我也做過 CIMT，還有心臟斷層掃描，了解我的鈣化指數，好知道自己冠狀動脈的鈣化程度。我在二〇〇四年開始實行低碳水化合物的生酮飲食之後，又做了三次心臟斷層，三次的結果都是大大的零。在此期間，我每日的飲食約有百分之七十到八十是油脂。生酮根本就不會阻塞動脈！

採用生酮療法

我們來看看生酮治療原則如何應用在治療動脈粥狀硬化上。請參照第二部分的引言，了解該原則的基本資訊。這裡說明的是，專門針對治療動脈粥狀硬化的訣竅。

原則一：
以飲食降低胰島素值

在個案研究中，斑塊太太的空腹胰島素為十二微單位／毫升，高於五微單位／毫升。第一步就是讓胰島素回到基線，這一點可藉由限制攝取碳水化合物達成，目標是將每日碳水化合物攝取量降至二十克以下。只要正確做到這件事，血糖會降至正常值（六十至一百毫克／分升），空腹胰島素也會降到五微單位／毫升。多數人需要十五到二十四個月才能回到正常的數字。我在第七章解釋了胰島素會導致小而密 LDL 次粒子形成，因而容易導致動脈粥狀硬化，長久的高胰島素值也會刺激動脈粥狀硬化的級聯反應。我們也不難理解，藉由限制碳水化合物攝取，我們至少可以暫停這個過程，且可能逆轉它。

每天的碳水化合物攝取減至二十克以下後，你就能看到你的膽固醇回到正常值。如果 LDL-C 上升，也不要驚慌，那只表示你在測量的當時，身體中的 LDL 較多，如果你的三酸甘油酯低於一百毫克／分升，就不是壞事。我們知道三酸甘油酯低於這個數值時，粒子組成會從小分子變為大分子，而大而密 LDL 並非心臟病的危險因子。

胰島素降低時，三酸甘油酯也會減至一百毫克／分升以下。胰島素是代謝性炎症的主要促因，只要碳水化合物攝取量夠低，便可以讓胰島素回到基線，炎症的指標通常也會回復正常——例如 C 反應蛋白、脂蛋白元、尿酸和次級發炎指標。

吉米說

三酸甘油酯降至一百以下，是生酮飲食執行良好的指標。如果高於這個數字，就必須再降低碳水化合物，並調整蛋白質的攝取。三酸甘油酯降到一百以下後，LDL粒子的組成會轉移到模式 A，而大而密LDL對心血管健康的危害較小。如果三酸甘油酯高於一百，LDL粒子組成會落在模式 B，而小分子LDL對心臟健康非常不利。

注意：
未直接諮詢醫師前，請勿擅自停藥或調整藥物。

原則二：
避免會提升胰島素值的成癮物

如果你有抽菸，請戒菸，馬上戒菸。抽菸會加快內皮動脈粥狀硬化的速度。抽菸也會減少一氧化氮。無論性別，抽菸都會增加 C 反應蛋白、間白素 -6（IL-6）和腫瘤壞死因子 α（TNF-α），同時降低血小板對一氧化氮的敏感性，增加血纖維蛋白原值，以及血塊、血栓形成的可能性。

原則四：
戒除有問題的藥物

如果你有動脈粥狀硬化、阻塞紀錄或 CIMT，你需要和你的醫師深入討論，比較繼續使用他汀類藥物的益處和副作用。阿托伐他汀和瑞舒伐他汀的治療顯示，動脈壁厚度每年約消減百分之五，從○・○三八毫米減至○・○○一三毫米。[4] 所以，決定使用他汀類藥物時，也要將這一點考慮進去。

原則五：
增加有幫助的藥物

出現動脈粥狀硬化時，應與醫師討論是否使用抗血小板療法——例如阿斯匹靈或氯吡格雷（商品名保栓通，Plavix）、雙嘧達莫（商品名 Aggrenox）。在一萬五千人的研究資料中，每天使用阿斯匹靈，在一年內中風的案例會從三百六十例減少到一百例。

請與醫師深入討論，服用的藥物是否有必要性，以及藥物是否能配合生酮生活方式。

原則六：
考慮適合的營養補充品

下列的營養補充品或許對治療動脈粥狀硬化有幫助：

- **omega-3 脂肪酸**：對 omega-3 脂肪酸營養補充品的研究有各種意見，在某種程度上，我懷疑那些研究沒有處理到胰島素阻抗患者的高胰島素值 [5,6]，我認為若是一個人能限碳或遵循生酮飲食，使用 omega-3 脂肪酸補充品對降低三酸甘油酯非常有幫助。

- **蒜素（可見於壓碎的大蒜）**：文獻綜述顯示，蒜素補充品對膽固醇、LDL 和三酸甘油酯有溫和但有益的效果。它也可以減少自由基的形成。[7] 它是否對動脈粥狀硬化或死亡率有任何影響，還需要進一步研究。

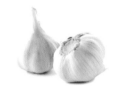

- **黃烷醇**：存在於水果、蔬菜和可可中。進行生酮飲食時，可以從綠葉蔬菜中攝取黃烷醇。研究顯示，使用黃烷醇能改善血流和血管硬化，它也具抗炎效果。[8]

- **小蘗鹼**：有幾項研究都證實了小蘗鹼能降低膽固醇，改善血流。[9]

- **肌肽**：肌肽可以改善胰島素阻抗，但未觀察到它對膽固醇或 C 反應蛋白有影響。[10]

- **外源性酮體**：使用外源性酮體還在初級評估階段，但在動物的初步研究顯示，以生酮飲食餵養動物，能減少三酸甘油酯，增加 HDL 膽固醇。[11]

- **薑黃素**：研究顯示，三十二名停經後婦女在使用八週的薑黃素後，可以改善充血造成的血管擴張現象。它也可以減少動脈硬化，並改善代謝全血細胞計數。[12]

- **丁酸鹽（綠葉蔬菜及發酵食物中的纖維）**：丁酸鹽是纖維發酵食產生的短鏈脂肪酸，可以降低發炎反應，減少 IL-1β、IL-6 和 TNF-α 等細胞激素，並提高一氧化碳的產量。在六年的結果實驗中，每十克的纖維（四分之一到二分之二杯的綠色蔬菜），可減少因冠狀動脈問題導致的死亡率高達百分之二十七。[13]

CHAPTER 9

尿酸和痛風

痛風是種會令人疼痛的關節腫脹問題，可能發生在任何一個大關節。當多餘的尿酸形成晶體（單鈉尿酸鹽，monosodium urate），或是關節液沉積，就會產生關節腫痛。痛風通常會發生在腳趾、腳踝或膝蓋，但是我也看過發生在手掌和手肘。這種腫脹非常疼痛，經常讓人無法行動。慢性、重複發生的痛風會導致關節炎，也就是痛風石關節炎。

急性發作的痛風會導致紅腫、發熱，特別是關節腫脹疼痛，且腫脹的關節非常敏感，就連碰到床單也會導致劇烈疼痛。

尿酸值上升時，人會產生輕微脫水，關節滑液中會形成嚴重的尿酸結晶，通常是在膝蓋或大腳趾。尿酸值升高有幾個理由：腎排除尿酸的速度變慢，尿酸產生過量，以及食用過多會在新陳代謝中刺激尿酸產生的食物。

> **好痛！**
> 我要再強調一次，痛風非常痛，你一定要知道這一點：我見過急診室的女病患，據說她寧願生對雙胞胎，也不要痛風發作。

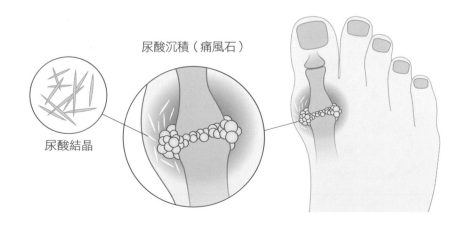

尿酸沉積（痛風石）

尿酸結晶

我們可以這麼想：我一年級時進行過一次科學實驗，我們在沸水中加入鹽或糖製作濃縮汁（超過一份糖或鹽的溶液），等鹽或糖溶化後，我們將溶液倒進罐子裡，在橫放於罐口上的鉛筆掛一根線浸入溶液中。幾天後，我們再去觀察線上形成的結晶。多餘的鹽或糖在水分蒸發後，無法保持溶化的形式，所以全凝結到線上。

結晶過程稱為沉澱作用，痛風發展時，便是關節出現了沉澱作用。問題是這些結晶不像鹽或糖的晶體一樣呈現方形；它們像是兩邊都銳利的尖針，關節的任何活動都像是有人拿針刺著關節。結晶一旦形成，存在的時間最多可達三週。

痛風成因

在過去，痛風歸因於大量豬肉和酒精的飲食。多年來，這個理論指出豬肉和酒精中的一種蛋白質，嘌呤，會代謝成過量的尿酸。但最近，我們發現嘌呤不是引發痛風的唯一原因。

痛風是由許多可改變的風險因素所引起，包括肥胖、飲酒、喝汽水和果汁、服用利尿劑及停經後狀態。它也發生在進行器官移植的病患身上。關節液形成結晶的確切原因仍然未知，然而，我們知道體溫在攝氏三十七度，尿酸濃度為七毫克／分升時，會形成痛風結晶。[1,2]

關節愈溫暖，晶體形成的可能性愈低。非炎症性關節液（滑膜液）溫度通常比血液（血清）低，膝蓋關節液的溫度約在攝氏三十二度[3]，關節溫度愈低，晶體形成的點愈低，可能只要六毫克／分升、甚至更低的尿酸濃度，就會形成結晶。[4]

你或許會說：「等等，你想告訴我生酮飲食有幫助？吃火腿怎麼能改善痛風？火腿不是含有讓尿酸惡化的嘌呤嗎？」

我在研究病患病歷時，發現不管病患怎麼限制食用火腿或其他高嘌呤食物，痛風都還是一再發作，直到病患減少食用含有果糖或酒精的食物。（值得注意的是，果糖和酒精都是由肝臟代謝。）

吉米說

十多年前，著名科學記者加里·陶布斯寫了一本重要著作，《好卡路里，壞卡路里》，內容關於低碳水化合物的生酮飲食在健康中的積極作用。這本書為許多低醣高脂飲食的研究和普遍性奠定了基礎，但最後一稿卻刪除了對痛風敘述詳盡又有說服力的一章。你可以在提摩西·費里斯（Tim Ferriss）的部落格上看到這一章：http://tim.blog/2009/10/05/gout。

單糖和高果糖漿造成的影響相同。記得,糖分子是一個葡萄糖分子和一個果糖分子的結合。高果糖漿是百分之四十五的葡萄糖,和百分之五十五的果糖。然而,醣類中百分之百的果糖或高果糖漿的代謝過程都和酒精一樣,皆會增加尿酸。

多年來的臨床經驗,我發現病患調整成限制碳水化合物(生酮)飲食後——戒除糖類且限制飲酒——血液中的尿酸值會下降一・〇到一・五毫克/分升。這些人還是會吃火腿培根,但他們的尿酸值依然下降,且痛風也沒再發作。

更令人關注的是,增加的酮體減少了發炎程度。我們發現酮體因為阻斷稱為 NLRP3 發炎體的發炎分子,能減少荷爾蒙的炎症級聯反應。[5] 這表示一個人以營養增加酮體數量時,發炎及痛風結晶形成的風險都會降低。

採用生酮療法

我們來看看生酮治療原則如何應用在治療痛風上。這些資訊主要針對改善痛風,任何與痛風無關的原則不列在此,請參考第二部分的引言,了解該原則的詳細資訊。

原則二:
避免會提升胰島素值的成癮物

酒精會同時升高胰島素和尿酸,如果你有痛風風險或痛風史,請不要飲酒。如果你忽略這個建議,就是在玩火,這把火從你的肝臟開始燒起,然後把你的腳趾或膝蓋燒得火紅。

原則五：
增加有幫助的藥物

治療痛風時，有些醫師會提倡使用葡萄糖皮質素（glucocorticoids），以減少急性發炎並減輕腫脹。然而，如果你正進行生酮飲食，又使用葡萄糖皮質素，例如強體松（prednisone），就可能付出代價。葡萄糖皮質素會增加你維持在酮症的難度，並可能減少酮症中長期抗炎效果。

下列是目前用來治療和預防痛風的藥物清單：

● **非類固醇抗發炎藥（NSAIDS）**
  ● Aleve（主成分為萘普生，naproxen）
  ● Indocin（主成分為吲哚美辛，indomethacin）
● **抗痛風藥，例如 Colcrys（主成分為秋水仙鹼，colchicine）**
● **葡萄糖皮質素**
  ● 強體松
  ● Pediapred（主成分為去氫皮質醇，prednisolone）

請注意 NSAIDS 有可能讓你脫離營養性酮症。以我的意見，短期可以 NSAID 或秋水仙鹼治療疼痛和發炎，之後再調整飲食，預防未來痛風發作。

如果你有慢性高尿酸問題，或是痛風一再發作，那麼你或許要考慮使用降尿酸藥物。我有許多這類的病患光靠飲食就能降低尿酸值，然而，其中有些人無法只靠飲食完全解決問題，或是他們因為工作、旅行或其他生活問題，而無法一直保持生酮飲食。

在這些情況下，或許可使用下列藥物：

● **嘌呤氧化酶抑制劑（Xanthine Oxidase Inhibitor）**
  ● Aloprim（主成分為別嘌醇，allopurinol）
  ● Uloric （主成分為非布索坦，febuxostat）
● **抗痛風藥，例如 Colcrys**
● **排尿酸藥物**
  ● 丙磺舒（Probenecid）
  ● Zurampic（主成分為雷西那德，lesinurad）

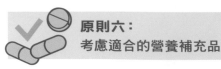

原則六：
考慮適合的營養補充品

下列的營養補充品或許對治療痛風有幫助：

- **櫻桃汁**：櫻桃汁有降尿酸及抗發炎的效果，但它也含有果糖。櫻桃降尿酸的效果還不明確，有兩項研究得出尿酸降低的結果，但這或許是因為受試者在研究前一晚空腹。[6,7]

- **維生素 C**：有項小型研究顯示四克的維生素 C 能降低尿酸值，服用五百毫克維生素 C 的人降低了痛風的風險。[8,9]

- **阿斯匹靈**：每天低於三克的阿斯匹靈劑量會導致尿酸滯留，高於這個劑量則會明顯降低血清尿酸。[10] 無論劑量如何，阿斯匹靈是否有效還存在疑問。

- **芹菜**：芹菜有利尿效果，可以降低尿酸，因為它的作用有點像是藥效較弱的黃嘌呤氧化酶抑制劑。它有助於預防痛風，文獻也顯示芹菜對急性痛風有幫助。[11]

- **外源性酮體**：使用外源性酮體還在初級評估階段，但初步研究顯示，生酮飲食中增加外源性酮體，可以增加血中的酮體。因為酮體對 NLRP3 發炎體的抗炎作用，且明顯降低炎症前細胞激素，包括 IL-1β、IL-6 和 IFN-γ 等，外源性酮體或許也有助於治療或預防痛風。[12]

CHAPTER 10

腎結石

這一章的主角是痛風的邪惡繼子——腎結石。它們甚至還有個聽來邪惡的名字：腎石病（nephrolithiasis）。我們來談談生酮生活方式如何讓你的腎臟擺脫邪惡。

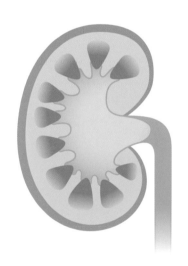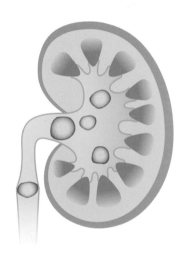

腎結石是什麼？

有關腎結石的資訊非常多，它們的治療和預防報告也都已經發表。我不會再重複說明別的地方已經討論過的資訊，但是，在醫學或營養學文獻中，缺乏果糖和胰島素對腎結石的影響，所以我想談的是，限制碳水化合物和腎結石形成的關係。

腎結石到底是什麼？它是種堅硬、銳利的晶體，出現在腎臟的集尿系統，這些石頭一旦形成，就會沿著輸尿管一路跑到膀胱。問題是，讓尿液從腎臟流至膀胱的輸尿管寬度只有〇‧三公分，而腎結石的直徑通常有〇‧二到〇‧六公分（有時候更大）。就像把一個又大又方的木栓，塞進一個又小又圓的洞，這是極其難受痛苦的，會對腎臟造成嚴重的壓力，因而可能導致腎臟系統的永久傷害。

腎結石有兩種：草酸鈣結石（最常見的）和尿酸結石。因為第九章剛談過尿酸和痛風，我們先從尿酸類結石開始介紹。

正如尿酸增加會提高痛風的風險一樣，它也會增加腎結石形成的風險。腎臟負責排除尿酸，所以如果尿酸值上升，腎臟會過濾尿酸進入集尿系統，努力保護你不受痛風所苦。如果尿酸上升，人會脫水，如果再有任何發炎或體溫改變，就會在集尿系統形成完美的風暴環境，嘭！像針一樣尖銳的結石形成了！

如果你有尿酸結石，而你還沒讀第九章，先停下來回頭讀第九章，然後再回到這裡讀完接下來的內容。別擔心，我會等你。

好了，我們繼續。

你或許聽過腎結石有多痛的故事，所以我不需要在這方面花太多時間。但是，我有一個病患說：「納利醫師，我生過八個小孩，這種疼痛比生八次小孩加起來還痛。」如果你是腎結石患者，而且撐下來了，祝福你，你是我的英雄，這

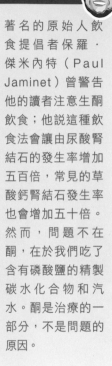

吉米說

著名的原始人飲食提倡者保羅‧傑米內特（Paul Jaminet）曾警告他的讀者注意生酮飲食；他說這種飲食法會讓由尿酸腎結石的發生率增加五百倍，常見的草酸鈣腎結石發生率也會增加五十倍。然而，問題不在酮，在於我們吃了含有磷酸鹽的精製碳水化合物和汽水。酮是治療的一部分，不是問題的原因。

一章是為你而寫的。我希望這裡應用的原則能幫助你不再經歷另一次的腎結石之痛。

有百分之七十五的腎結石由稱為草酸鈣的物質組成 [1,2]，它是因為過剩的鈣質在腎臟集尿系統結晶所致。因為這個系統具有非常複雜的特性，沒有人能找出導致鈣基結石形成的原因。

值得注意之處在於，如果尿液中鉀或鎂濃度升高，就無法形成草酸鈣和磷酸鈣結石。當你遵循生酮生活方式，通常會排出更多的鉀和鎂，如此便能預防尿液中形成鈣結石或結晶。這就是檸檬酸鉀或檸檬酸鎂被用來治療草酸鈣結石的原因。

我們知道葡萄糖和果糖增加，會刺激胰島素分泌和尿酸形成（如第九章所說），胰島素會造成鈉滯留，身體減少排尿，延緩體液流失，使血壓升高。這也明顯影響了鈣的排泄，增加了鈣基結石的風險。[3,4]

有些研究者和醫師專家認為，由於代謝含硫胺基酸的酸性作用，高蛋白飲食能預防草酸鈣結石。引人注意的是，研究發現高蛋白飲食無法降低鈣質流失或形成鈣基結石的風險。[5] 過去研究從未處理的是胺基酸增加時，胰島素反應的變化，這些胺基酸包括精胺酸、賴胺酸、苯丙胺酸、亮胺酸和色胺酸。

高蛋白質飲食（低醣限脂飲食）還是很有可能讓胰島素阻抗持續存在。相反地，低醣高脂飲食，也就是生酮飲食，以調整蛋白質為主要步驟，在本質上將胰島素分泌限制在基準線，這樣可以提高尿液中鉀和鎂的含量，降低鈣結石形成的風險。

如第九章所說，果糖會增加尿酸，並且在腎臟過濾尿酸至尿液中時，增加形成尿酸鹽結晶的可能性。生酮生活方式藉由限制每日碳水化合物的攝取在二十克以下，減少尿酸形成。

因此，我們可以歸納出，鈣結合和尿酸結石都是因為攝取葡萄糖和果糖而形成，雖然科學並未釐清各種情況下的機制，生酮生活方式似乎是控制腎結石的唯一方法。

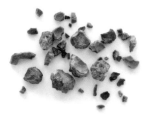

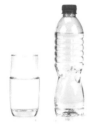

警告

對進行生酮生活的人而言，腎結石常是棘手的問題。但在我向患者推薦生酮飲食的這幾年，腎結石復發時都是因為患者偷吃。

如果你有腎結石，或是有明顯的風險，請小心！如果你偷吃，結石就可能復發。通常在跨年假期時，人們會回到舊有的飲食模式，如果你已經實行生酮飲食一段時間，而你在假期時放鬆了幾天，腎結石就可能復發。

下列三個技巧，可以減少你的風險：

1. 多喝水。
2. 如果你想偷吃，只能吃有限的甜點和糖果。
3. 禁止飲酒。

採用生酮療法

我大約在二〇〇五年開始勸人進行生酮飲食。除了減重外，其中一個最重要的影響，是他們不再形成腎結石。下文將描述如何應用生酮治療原則，來處理腎結石的問題。原則三和原則四和控制腎結石沒有特殊關聯，請參照第二部分的引言，了解該原則的基本資訊。

原則一：
以飲食降低胰島素值

無論你正在治療哪種疾病，這一原則都沒有太大變化：解決許多疾病的第一步，都是讓胰島素回到基準線。限制飲食中的碳水化合物攝取，可以達到這個目的。我們的目標是每天碳水化合物攝取不能超過二十克。如果正確使用這個方式，血糖會降至正常值（六十至一百毫克／分升），空腹胰島素值也會低於五微單位／毫升（約十二到二十四個月後）。如果有腎結石（或是有痛風），你需要降低胰島素，以進入更高酮體值的營養性酮症。隨著胰島素下降，腎臟會排出更多的鈉、鉀和鎂，從而阻止鈣基腎結石形成。

原則二：
避免會提升胰島素值的成癮物

酒精會使胰島素上升，同時也會使尿酸上升。它也是利尿劑，但依肝臟解毒酒精的能力不同，超過一、兩杯酒都會導致慢性脫水狀態。如果你有腎結石的可能，或有腎結石病史，不要喝酒。如果你忽略這個建議，就是在玩火，這把火從你的肝臟開始燒起，然後就好像有人將一根燒得火熱的鐵棒插進你的側腹。

原則五：
增加有幫助的藥物

鈣基腎結石可以增加液體攝取量來治療，你的醫師或許也推薦下列藥物：

- **減少尿液鈣的噻嗪類利尿劑**
    - 氫氯苯噻噠嗪（Hydrochlorothiazide）　　• 氯薩利酮（Chlorthalidone）
- **降低尿液中檸檬酸的檸檬酸鉀**

任何有助於限制胰島素、控制血糖或糖尿病的藥物，也能預防尿酸腎結石。目前用來治療和預防腎結石的藥物有下列幾種：

- **抗痛風／尿酸藥**，例如 Colcrys
- **尿液鹼化藥**
    - 碳酸氫鉀（Potassium bicarbonate）　　• 檸檬酸鉀

如果你長時間尿酸過高，或有重複發作的痛風或腎結石，那麼你或許考慮使用降尿酸藥物。許多因腎結石所苦的患者光靠飲食，就能降低他們的尿酸值。

然而，其中有些人無法只靠飲食完全解決問題，或是他們因為工作、旅行或其他生活問題，而無法一直保持生酮飲食。在這些情況下，或許可和醫師討論使用下列藥物：

- **黃嘌呤氧化酶抑制劑**
    - Aloprim（主成分為別嘌醇，allopurinol）
    - Uloric（主成分為非布索坦，febuxostat）
- **排尿酸藥**
    - 丙磺舒（Probenecid）
    - Zurampic（主成分為雷西那德，lesinurad）

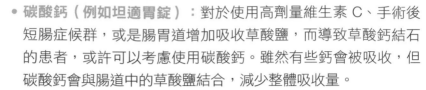

原則六：
考慮適合的營養補充品

下列營養補充品或許對控制腎結石有幫助：

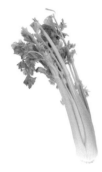

- **碳酸鈣（例如坦適胃錠）**：對於使用高劑量維生素 C、手術後短腸症候群，或是腸胃道增加吸收草酸鹽，而導致草酸鈣結石的患者，或許可以考慮使用碳酸鈣。雖然有些鈣會被吸收，但碳酸鈣會與腸道中的草酸鹽結合，減少整體吸收量。

- **櫻桃汁**：櫻桃汁有降尿酸及抗發炎的效果，但它也含有果糖。櫻桃降尿酸的效果還不明確，有兩項研究得出尿酸降低的結果，但或許是因為受試者在研究前一晚空腹。[6,7]

- **芹菜**：芹菜有利尿效果，可以降低尿酸，因為它的作用有點像是藥效較弱的黃嘌呤氧化酶抑制劑。它有助於預防腎結石，文獻也顯示芹菜對急性痛風有幫助，對腎結石也可能有助益。[8]

- **外源性酮體**：使用外源性酮體還在初級評估階段，但初步研究顯示，生酮飲食中增加外源性酮體，可以增加血中的酮體。鎂基酮鹽可能有助於預防腎結石，這一方面還沒有相關的研究。

CHAPTER 11

非酒精性脂肪肝病

　　美國有百分之二十二的人口患有肝脂肪變性，或稱為非酒精性脂肪肝病（以下簡稱 NAFLD）；歐洲有百分之三十的人口有 NAFLD。我經常被問到這個疾病的起因和治療方法，人們對 NAFLD 的擔憂程度開始超過各種肝炎。事實上，在人們知道我以生酮生活方式治療肥胖和糖尿病後，NAFLD 是第二常見的問題。

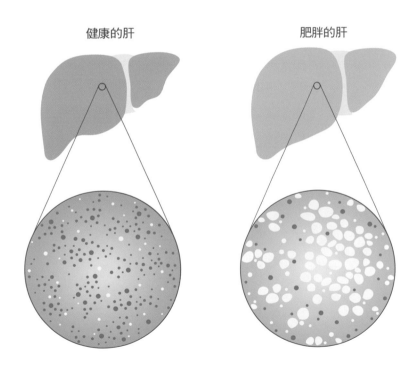

健康的肝　　　　　　　　　肥胖的肝

脂肪肝是什麼？

脂肪肝可分為酒精性脂肪肝和非酒精性脂肪肝。唯一的差別在於是否存在酒精，這兩類都會進展成肝硬化和肝衰竭。

如果早期發現 NAFLD（進展成肝炎或纖維化之前），進展成肝硬化的機率是百分之一到二。然而，已經出現肝炎或肝纖維化（非酒精性脂肪肝炎，以下簡稱 NASH）的病患中，有百分之十到十五會在八年內進展成肝硬化，甚至進展成肝癌。[1]

雖然有些病患會抱怨疲勞或右上腹隱痛，但 NAFLD 通常沒有症狀，不會疼痛。十五年前，我的診所開始治療這類疾病，每十人就會有一人在一般體檢中，會發現肝酵素偏高（AST 和／或 ALT 值升高）。肝臟超音波的結果會是「脂肪肝浸潤」，沒有其他症狀。這些人不喝酒，或是很少喝酒，也沒有其他肝炎或肝損傷的危險因子，這類人的數量似乎在增加。在過去幾年，我觀察到每十個人就會有兩人肝酵素升高。

這些病患中都有代謝症候群的特徵：空腹血糖異常或第二型糖尿病、中心性肥胖、膽固醇和血壓升高。值得注意的是，所有病患都嘗試了低脂限醣飲食。有幾位我轉診到腸胃科醫師做進一步評估的病患，甚至被指責謊報了他們的飲食內容，因為「他們一定是吃太多油，才會得這種病」。

我在這些病患身上還觀察到，他們對碳水化合物的胰島素反應很高，如第四章提到的胰島素阻抗，有胰島素阻抗的病患會在對碳水化合物或糖類產生正常值二到二十倍的胰島素。

吉米說

我們不難理解為何人們認為罹患非酒精性脂肪肝病，是因為吃了脂肪。畢竟，它就叫「脂肪」肝！他們不知道的是，肝臟出現的脂肪是因為標準美國飲食中大量的果糖，而果糖大多來自含糖汽水。鵝肝醬即是強迫餵食鴨鵝玉米，讓牠們得到脂肪肝。凶手是碳水化合物，不是脂肪。

疾病的起因是什麼？

近來的科學顯示，NAFLD 是肝臟累積三酸甘油酯的表現。胰島素會直接刺激肝臟和脂肪細胞，形成三酸甘油酯，而肝臟似乎存在破壞或抑制機制，讓正在形成的三酸甘油酯沉積在肝臟中。VLDL 不能正常存在於肝臟中，反而是三酸甘油酯沉積在這裡。

可能導致 NAFLD 的原因有幾種，其中脂聯素訊息傳導（adiponectin signaling）似乎扮演一定的角色。脂聯素是由脂肪細胞產生的荷爾蒙，然而，當脂肪細胞變大，且功能異常愈來愈嚴重，脂聯素的分泌也會因瘦體素阻抗和胰島素阻抗而下降（瘦體素是另一種脂肪細胞分泌的訊號荷爾蒙）。

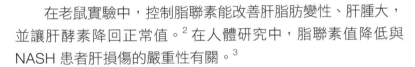

吉米說

在老鼠實驗中，控制脂聯素能改善肝脂肪變性、肝腫大，並讓肝酵素降回正常值。[2] 在人體研究中，脂聯素值降低與 NASH 患者肝損傷的嚴重性有關。[3]

一些近來的研究指出，腸胃細菌會影響 NAFLD 損傷程度。特別有兩種腸道內常見細菌，類桿菌屬（bacteroides）和瘤胃球菌屬（ruminococcus），NAFLD 和 NASH 患者這兩種細菌的數量都比較高。[4] 研究懷疑這些菌種過度繁殖，產生菌體毒素，從而導致肝損傷，這種結構和酒精及乙醛相似。[5]

阻塞性睡眠呼吸中止症，是一種基因和結構性症候群，發生於睡眠第二階段到第四階段，咽喉後方塌陷時，會導致最高達四十五秒的缺氧症（hypoxia，大腦缺乏氧氣），常見於肥胖患者。阻塞性

非酒精性脂肪肝病的發展，是因為胰島素阻抗不受控制的後果。如果你已經知道自己有胰島素阻抗，就應該用心管理你的飲食，例如遵循生酮飲食法，好預防其他疾病。

鵝肝醬

如果你了解鵝肝醬，你就知道這道珍饈是強迫餵食鴨或鵝玉米，使牠們的肝變「肥」，比一般尺寸大了十倍。執業十五年來，看過多個人類案例，都顯示人類不會因為吃脂肪就得到脂肪肝，是因為吃糖才得病。美國人的飲食中，平均百分之八十五是糖和澱粉，可悲的部分是，如果比較鵝肝醬和人類的脂肪肝，人類不必被強迫餵食玉米，就會得到脂肪肝。我們吃進魚酥、椒鹽捲餅、薯條、雞塊、披薩和汽車，都會得到一樣的結果。

睡眠呼吸中止症也會影響 NAFLD。[6] 睡眠呼吸中止症如果沒有治療，睡眠時會增加慢性間歇性缺氧的長度（缺氧期間大腦氧氣量會下降，最多達四十五秒）。肝損傷、發炎和纖維化是因為大腦氧和作用不足，使促炎性細胞激素增加（導致級聯反應的荷爾蒙）。[7]

同時，也有證據指出，肝臟代謝果糖時，會促使形成脂肪酸，並影響 NAFLD 的炎症變化。[8]

鑑於這些潛在原因，生酮生活方式中限制單一碳水化合物的方式，對逆轉這種疾病有明顯且強大的影響。我有些病患在實行生酮飲食後十二個月內，肝酵素和超音波結果都回復正常，這一點讓我非常意外。巴薩朗儂魯（Basaranoglu）和布吉內西（Bugianesi）歸結多項人體研究，證實了相同的結果，脂質量、肝酵素和標準肝臟超音波，都得到顯著的改善。[9]

採用生酮療法

我們來談談生酮生活方式如何改善 NAFLD。下文將描述如何應用生酮治療原則，處理 NAFLD 和 NASH 的問題。原則三和控制 NAFLD 及 NASH 沒有特殊關聯，請參照第二部分的引言，了解該原則的基本資訊。

**原則一：
以飲食降低胰島素值**

在非酒精性脂肪肝病的情況下，你需要降低胰島素，以增加營養性酮症的酮體值，還需要停止過量的胰島素分泌，並避免以果糖為能量來源。戒除果糖、降低葡萄糖，其實也讓脂肪細胞能重新生成脂聯性和瘦體素。降低胰島素也可以增加酮體，抑制發炎反應。

降低胰島素值能減緩對肝臟的刺激，從而避免產生更多三酸甘油酯，並減少 VLDL 移出肝臟外。

如前幾章所說，先從將每日碳水化合物的攝取降至二十克以下開始。

原則二：
避免會提升胰島素值的成癮物

研究已經發現，NAFLD 患者飲用超過二十到三十克的酒精，會讓纖維化和肝損傷的機率增加五成以上。[10] 如果你有 NAFLD，請不要喝酒。如果你不停止喝酒，就在玩命。

原則四：
戒除有問題的藥物

如果你正服用二甲雙胍，且被認斷出患有 NAFLD 或 NASH，請向醫師確認是否小心評估過你的情況。二甲雙胍由肝臟代謝，劑量愈高可能導致肝發炎愈嚴重。二甲雙胍能降低血糖，幫助身體更有效地利用胰島素，降低肝臟葡萄糖新生作用，增加脂肪細胞裡的脂肪酸氧化作用，或許很適合治療 NAFLD；但是，目前的研究不能證明它能有效治療 NASH。[11]

糖尿病患者經常會罹患 NAFLD 和 NASH，如果你使用吡格列酮治療糖尿病，要注意的是，在某些研究中，吡格列酮可以改善肝臟纖維化（和安慰劑相比）。然而，還必須考量使用這種藥物的副作用，包括體重增加、腿部浮腫及心臟衰竭的風險。[12]

原則五：
增加有幫助的藥物

如果你患有 NASH，可以和醫師討論是否使用類升糖素胜肽促效劑（GLP-1 agonist），有助於控制血糖，促進胰島素更有效地利用。一份為期三年的研究顯示，NASH 以升糖素胜肽作用劑利拉魯肽治療後，有百分之三十九的患者都得到改善。[13]

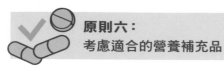
原則六：
考慮適合的營養補充品

下列營養補充品或許對治療 NAFLD 和 NASH 有幫助：

- **小檗鹼**：小檗鹼是薑黃和北美黃連的主要成分，它可以穩定血糖和葡萄糖運送，會影響肝臟裡的葡萄糖新生作用，也具有抗發炎和抗菌作用。

  在動物實驗中，補充小檗鹼可以降低肝臟纖維化；在人體研究中，可能減輕第二型糖尿病患者的 AST 和 ALT 值，並恢復肝臟功能。[14,15,16] 有項人類實驗證實，使用小檗鹼的受試者和只是改變生活方式的受試者相比，肝臟脂肪量明顯減少。[17]

- **omega-3 脂肪酸**：飲食中增加 omega-3 脂肪酸能改善肝酵素和超音波中的脂肪變性。[18]

- **蒜**：研究顯示，全蒜可以透過單磷酸腺苷活化蛋白激酶（AMPK）訊息路徑改善脂肪量。生蒜可以改善胰島素阻抗及氧化壓力，同時增強脂質代謝。大蒜含有 S- 烯丙硫醇半胱胺酸（S-allylmercaptocysteine，簡稱 SAMC），在急性損傷後可以促進肝再生。[19,20]

- **外源性酮體**：使用外源性酮體還在初級評估階段，但初步研究顯示，生酮飲食中增加外源性酮體，可以增加血中的酮體。初步證據表示，補充外源性酮類，並結合生酮飲食，能提供額外的保護作用，不受氧化壓力攻擊，而氧化壓力是 NASH 和 NAFLD 形成過程的潛在因子之一。[21]

CHAPTER 12

甲狀腺和
甲狀腺炎

我在演講或直播生酮議題時，經常被問到「那甲狀腺呢？」

我腦中通常會出現直率、諷刺的回答，「嗯，甲狀腺怎麼了？」

在那個模糊的問題背後，上千人心中真正的疑問是：「生酮會影響我的甲狀腺嗎？」

網路上有大量關於甲狀腺的資訊，真的。上網搜尋一下，能在健康網站或維基百科找到上萬篇文章、報導和評論，但大部分都是垃圾。

每個人似乎都對甲狀腺有意見，多數的「維基意見」都是道聽塗說和推測臆想，無法讓人真正理解甲狀腺的作用，或者更重要的是，甲狀腺的作用中不包括什麼。我在此要澄清這些困惑。

甲狀腺的角色

首先，我們來對甲狀腺下幾個定義。甲狀腺是內分泌腺體，位置在喉結的上方。如果它變大了，你可以感覺到它，也就是所謂的甲狀腺腫大。甲狀腺腫大的原因可能是甲狀腺組織功能不足，因此變得腫大，好彌補不足的工作量。甲狀腺基本上是新陳代謝的加速器，它會分泌三碘甲狀腺胺酸（以下簡稱 T3）和四碘甲狀腺胺酸（以下簡稱 T4）荷爾蒙，這兩種荷爾蒙會進入身體細胞中，調節每個細胞的新陳代謝速度。甲狀腺功能通過觀察這兩種荷爾蒙及甲促素（TSH）來評估，甲促素是腦下垂體分泌的荷爾蒙，負責控制甲狀腺功能的速度。

甲狀腺機能低下的狀態，稱為甲狀腺機能低下症（hypothyroidism）。若是甲促素值大於四‧五毫克／分升，則通常可以識別為此症。疲倦、皮膚乾燥、掉髮、過度困倦、腫脹和體重增加，都是甲狀腺機能低下的症狀。

甲狀腺功能過度的狀態，稱為甲狀腺機能亢進症（hyperthyroidism）。若是甲促素值低於〇‧二毫克／分升，則通常可以識別為此症。疲倦、失眠、心悸、焦慮感或杞人憂天感，經常是甲狀腺機能亢進的症狀。

甲狀腺功能異常（過高或過低）的常見原因，是甲狀腺炎（thyroiditis）。甲狀腺炎通常是由炎症性自體免疫疾病引起的，這種疾病會在一段時間內，刺激甲狀腺荷爾蒙的暫時過度分泌。炎症會導致甲狀腺功能異常升高，這或許也會刺激出現一段時間的甲狀腺機能亢進。然而，幾個月後甲狀腺抗體逐漸消失，甲狀腺經常會轉為機能低下，變成甲狀腺機能低下症。檢驗甲狀腺可以發現甲促素值上升，T3、T4 值下降等等。

吉米說

人們進行生酮飲食時，可能會犯一個影響甲狀腺健康的錯誤，即是未攝取足夠的熱量。由於攝入健康脂肪的飽腹感、減少碳水化合物攝取而讓葡萄糖和胰島素反應降到最低，以及用酮體為身體提供能量來源的效率，我們很容易會缺乏熱量。人們或許會怪罪酮體為他們的甲狀腺帶來負面影響，但真正原因可能是攝取的熱量太低。

甲狀腺怎麼了？

甲狀腺功能是大腦到各細胞間溝通荷爾蒙的級聯反應。腦下垂體分泌甲促素調節甲狀腺功能。

甲狀腺分泌的四碘甲狀腺胺酸（Thyroxine，T4）和三碘甲狀腺素（triiodothyronine，T3），可以透過細胞膜的擴散作用或主動運輸，進入體內細胞。T4 在體細胞內可以轉換為 T3，細胞內未轉換的 T4 會回饋給大腦，讓大腦調節 TSH 的分泌。

生酮飲食會抑制甲狀腺功能嗎？

最近，原始人飲食和素食的思想領導者似乎都公開反對營養性酮症，因為他們認為這種飲食法會抑制甲狀腺功能。這種「維基理論」（是的，它只是個理論）是由單一研究做出的推論，受試者進入酮症狀態後的前幾週，T4 值會下降。然而，光是 T4 的下降不表示這種飲食法會抑制甲狀腺。

使用 T4 來監測甲狀腺功能，是一種過時的想法。T4 會因結合蛋白的數量而波動，僅僅追蹤這個數字是不恰當的。

在營養性酮症中，因為細胞核處理能量的方式發生變化，T4 通常會短時間下降，原因如下：

- 瘦體素過量分泌（發生在瘦體素阻抗者）使 T4 分泌增加。生酮飲食會改善瘦體素訊息傳導（和瘦體素阻抗），所需要的 T4 就會下降。
- T3 代表白色脂肪和棕色脂肪基因分化（訊號傳導形成）。當身體改變其對白色和棕色脂肪的調節，增加 T4 轉化為 T3 時，會導致 T4 暫時下降。這是正常的變化。
- 初級、次級和中樞性甲狀腺機能低下的差異，只要一起觀察甲促素和 T4 值即可。若未同時使用這兩種指標，可能會漏掉腦下垂體質量或其他腦下垂體損傷。

甲狀腺機能亢進和甲狀腺機能低下的起因

影響甲狀腺的其中一個問題是碘缺乏，如果你住在美國，或其他已開發國家，或許永遠看不到真正的碘缺乏，這是因為我們的菜餚和烘焙中，經常使用加了碘的鹽。但是，住在第三世界國家的人，就有可能無法攝取足夠的碘。過量或過低的碘攝取，都可能導致甲狀腺機能低下。

甲狀腺機能低下也可能因硒不足引起；但因缺硒導致甲狀腺機能低下的患者並不常見。硒是一種微量礦物質，常見於紅肉、牡蠣、豬肉和巴西堅果中。硒是常見的營養元素，因此我也將它加入為生酮生活網站設計的生酮必需綜合維生素中。

抽菸會導致甲狀腺機能低下，也會引發自體免疫甲狀腺疾病。如果你抽菸，現在是戒菸的好時機。

甲狀腺機能低下和碘缺乏

有時候我會看到一些甲狀腺機能低下症患者「反對吃藥」。他們會說：「我有甲狀腺機能低下，但我不要吃藥，只要吃碘就好。」我不建議這種方法，因為過度補充碘質，只會讓症狀加劇。檢測碘質沒有錯，但我執業十五年來，見到美國真正缺乏碘質的案例只有一人。

肥胖、甲狀腺機能低下和甲狀腺炎

肥胖如何導致甲狀腺機能低下、亢進和甲狀腺炎？過量的胰島素——食用糖類、澱粉和某些蛋白質時分泌的荷爾蒙——會對控制甲狀腺的下視丘－腦下垂體軸的荷爾蒙平衡產生不利影響，其原因有三。

吉米說

有些人說進行生酮飲食時甲狀腺素會下降，因此不是好事。但數值降低不一定表示功能下降，或許功能會更好，狀態更令人滿意。有些長壽者的甲狀腺素較低，但新陳代謝卻十分健康。

- 首先，也經常是問題最大的，高胰島素值會直接刺激甲狀腺過氧化酶抗體增加，或者在過程中產生嚴重的影響，這種抗體可能導引或惡化甲狀腺炎。[1] 這可能導致甲狀腺荷爾蒙過度分泌或分泌不足，使系統紊亂。甲狀腺炎是自體免疫甲狀腺疾病機能亢進或不足的原因，產生過量胰島素的人體重增加是因為胰島素的直接影響（如之前幾章所敘述），也因為甲狀腺經常發生功能異常。

- 第二，甲狀腺炎時，過量的胰島素也會刺激第一型類胰島素生長因子（IGF-1），並增加甲狀腺轉錄因子（TTF-2）的產生。過量胰島素會增加甲狀腺抗體，導致甲狀腺炎。（胰島素阻抗的人更有可能因荷爾蒙嚴重影響這些酵素，而患上甲狀腺炎。）

  我的患者中，有百分之八十五的人因食用澱粉，過度分泌胰島素（見第四章有關胰島素阻抗的資訊）。那些飲食中含高碳水化合物、身處糖尿病前期狀態（胰島素過度分泌）的患者，甲狀腺機能都明顯不穩定。

- 第三，胰島素阻抗導致瘦體素阻抗。瘦體素是脂肪細胞「吃飽」時分泌的荷爾蒙，脂肪細胞的空間被填滿時，會釋放瘦體素，向大腦發送訊號，不需要再儲存更多能量，這種訊號便是飽足感。瘦體素告訴大腦：別再吃了。

肥胖情況惡化時，脂肪細胞會產生過量的瘦體素；脂肪細胞「過飽」時，也會過度分泌瘦體素。有人說脂肪細胞是處於「生病狀態」，這又導致另一程度的下視丘－垂體軸失衡：

- 高瘦體素刺激 T4 轉換為 T3。[2] 實際上，它可能引起無症狀性橋本氏甲狀腺炎（Hashimoto's thyroiditis，甲狀腺機能亢進症狀，且甲促素和 T3 值升高）。

- 在我看過肥胖、胰島素阻抗的病患中，至少有四成的人也有瘦體素阻抗，這表示他們過度分泌胰島素的同時，也過度分泌瘦體素。

這對 T4 有抑制效果（T4 會轉為 T3），這也是一個人實行生酮飲食時，T4 值降低的常見原因。上升的 T3 值也是一個人一開始轉換到營養性酮症飲食時，感覺焦慮或「過度積極」，甚至是心悸的理由。

- 瘦體素阻抗也會導致甲促素值上升，讓人處於甲狀腺機能低下的無症狀狀態，讓他們因過量的 T3 而感覺有活力。這也解釋了為何在許多胰島素阻抗的病患身上，可以看到 TSH、T4 和 T3 的明顯波動。

瘦體素阻抗是因為飲食中的高果糖值和高三酸甘油酯。高果糖和高三酸甘油酯會抑制瘦體素訊號，讓訊號無法跨越血腦障壁。[3,4] 如前所述，因為瘦體素和胰島素的異常上升，可能發生不同程度的甲狀腺炎，出現亢進或低下的症狀。如果醫師不了解高胰島素加高瘦體素對下視丘的影響，這種情況可能讓他們非常困惑。

若一個人遵循生酮生活方式，胰島素、瘦體素和甲狀腺功能經過三到六個月，都會回復正常，T4 值也會正常化。只要瘦體素能正常跨越血腦障壁，就能正確向下視丘傳遞訊號，分泌促甲狀腺素釋素（thyroid-releasing hormone，以下簡稱 TRH），刺激腦下垂體正確平衡甲促素，維持甲狀腺正常運作。

你若遵循得舒飲食（DASH）、地中海飲食、原始人或素食飲食，限制熱量——這些飲食法一定都追求減輕體重——會抑制其他重要的荷爾蒙，例如睪丸素、雌激素，也會抑制甲狀腺機能。隨著時間，T4 抑制也會惡化。因此，限制熱量飲食的擁護者不論喜歡與否都將受到這些影響。睪丸素、雌激素和甲狀腺機能的抑制問題，也是我不提倡頻繁、長時間飢餓的理由。

重點是，生酮生活能穩定甲狀腺功能，改善自體免疫甲狀腺炎。營養性酮症對下視丘－腦下垂體－腎上腺軸有穩定效果，自二○○五年後，我在臨床上已經見過這種情況。

營養性酮症明顯有助於穩定和文明病有關的三十種荷爾蒙，如前幾章所説，這些文明病包括肥胖、胰島素阻抗、甲狀腺機能失調狀態和糖尿病。

採用生酮療法

那麼，我們來談談生酮生活方式如何改善甲狀腺機能。原則二、三和四與控制膽固醇沒有特殊關聯，請參照第二部分的引言，了解該原則的基本資訊。

原則一：
以飲食降低胰島素值

> **甲狀腺替代治療**
> 因為甲狀腺替代藥的複雜性，請向你的醫師詳細諮詢並嚴密監測，以便在必要時找出正確的替代品。

在甲狀腺機能低下或亢進的情況中，降低胰島素能增加營養性酮症狀態，你不再分泌過多的胰島素，也不再將果糖作為能量來源。戒除果糖、降低胰島素，可以讓脂肪細胞重新生產脂聯性和瘦體素，並減少產生三酸甘油酯；同時讓瘦體素能跨越血腦障壁，改善下視丘訊號傳遞，平衡甲狀腺機能。

原則五：
增加有幫助的藥物

在診所裡一些甲狀腺機能低下症的病例中，使用甲狀腺藥物，確保下視丘－腦下垂體軸的平衡是非常重要的。我們的目標是平衡這個系統，但若是甲狀腺明顯地「機能不足」（機能低下），那麼使用甲狀腺藥物「發動」這套系統，讓數值在脂肪細胞復原時回到正常，是非常重要的。想做到這一點，你應該直接和你的醫師合作，開始嚴密的追蹤。

在多數病例中，我發現人們或許需要以下列藥物治療甲狀腺低下：

- **甲狀腺素**：Synthroid（主成分為左旋甲狀腺素，levothyroxine）
- **脫水甲狀腺素**：
  - Armor Thyroid
  - Nature-Throid
  - Westhroid（T3／T4 甲狀腺素萃取物）

在輕度甲亢的情況下，我經常發現光是生酮飲食就能解決。降低胰島素可以減少甲狀腺抗體，降低瘦體素可以減緩 T4 轉換為 T3。然而，中度或嚴重的病患則需要嚴密監測甲狀腺和甲狀腺素，以及用來控制症狀的藥物，症狀包括心跳快速、恐慌發作及失眠。每個甲亢的病例都是獨一無二的，所以藥物的組合，內分泌專家的指導或介入治療方法，包括甲狀腺手術等，範圍過大，無法在這裡總結描述。

 注意：
沒有適用於所有人的方法
因為嚴重的甲狀腺機能亢進症可能危及生命，沒有一種「適用所有人」的方法，如果你承受著甲亢的症狀，請和你的醫師緊密合作，找出合適的治療法。我曾處理的甲亢病例中，若是醫師和病患想找出其他最有效的方法時，生酮生活方式因能穩定其他的荷爾蒙，可以為大多數患者提供極大的幫助。

 原則六：
考慮適合的營養補充品

下列營養補充品或許對治療甲狀腺問題有幫助：

- **雌激素替代治療（HRT）**：雌激素會增加血清甲狀腺素結合球蛋白（thyroxine-binding globulin, TBG）濃度，可能也會增加對 T4 的需求。甲狀腺機能應該在進行雌激素治療十二週後進行測量，測量指標應包括甲促素和 T4 值。[5] 停經後婦女雌激素低也會促使體重增加。我的病患中，有兩成以上的停經婦女常因 TBG 濃度增加，影響 T4，而難以減重，體力也常有問題。

- **硒**：硒是去碘酶活性所必需的物質（去碘酶是一種硒蛋白，需要硒才能發揮作用）。缺乏硒會導致自體免疫甲狀腺疾病。做甲狀腺超音波檢查時，硒缺乏的患者可以觀察到甲狀腺結構不穩定。[6]

CHAPTER 13

神經退化性
疾病

　　生酮飲食最令人興奮、最有潛力的效用,是對神經系統的治療效果。我開始使用限制碳水化合物的方法治療病患時,很意外地發現神經病變出現改善,多發性硬化症的症狀減輕,失智症的記憶力也有改善。近一百年來,我們已經知道生酮飲食能穩定並改善癲癇,特別是對標準藥物沒有反應的人。

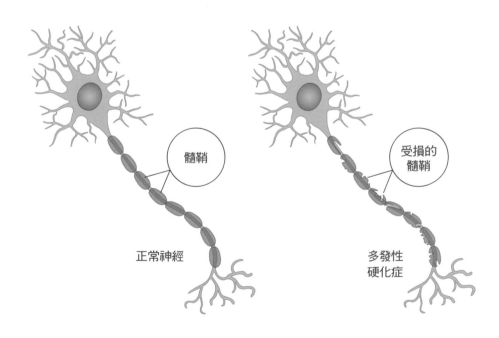

髓鞘

受損的
髓鞘

正常神經

多發性
硬化症

癲癇

癲癇發作的症狀為意識突然喪失，通常還有部分或全身的節律性抽搐或重複性動作，這種疾病很常見，盛行率約百分之十。[1,2] 急診室病患中有百分之二的人是因為癲癇入院。[3] 癲癇經常因幾個理由，從兒童時期就發作，而且在許多案例中，有可能危及生命。

癲癇是大腦放電過度同步化所造成的行為改變，用通俗的話說，大腦企圖同時做兩件以上的事；就好像大腦全部或部分的電力超載。這種超載可能源自創傷、大腦感染（腦炎）、中風、藥物或酒精戒斷，或其他代謝性電解質異常。有些疾病也會出現類似癲癇的症狀，這裡不多介紹。

吉米說

癲癇的治療是生酮飲食在疾病管理中，使用時間最長的治療方法，於二十世紀初，由內分泌學家羅爾・格耶林（H. Rawle Geyelin）發展而成。一九四〇年代抗癲癇藥物發明後，自然的生酮療法被這些處方藥物取代。

癲癇的定義是兩次或以上自發性發作間隔超過二十四小時，未來十年有可能再有自發性癲癇發作（通常見於腦電圖），或是已經診斷出癲癇症候群。

大腦中這種電力過載的原因或觸發因素很多，而且變化很大。有證據顯示，過載大腦的癲癇發作和電流傳導，與高葡萄糖有關。降低葡萄糖值，能減少癲癇發作的可能性。[4]

此外，癲癇患者的顯著共同特性是遺傳性基因、代謝或結構異常。這些異常可能是因為後天的血管問題、變性或更惡性的原因。近來的研究顯示，麩胺酸值增加、γ-氨基丁酸（GABA）值降低，會增加癲癇的風險範圍。[5] 然而，有六成的患者經過完整的檢查，還是找不到原因。

因為原因未知，發作時間也時常是個謎，癲癇患者會非常挫折，這種問題會改變人生，且經常威脅性命，特別是如果發作時正好在游泳、洗澡、爬山或潛水。

癲癇發作的人應該接受醫師評估，並密切追蹤，因為癲癇症患者再次發作的風險高達二・五倍，應考慮使用抗癲癇藥物預防再次發作或引發其他潛在問題。[6] 多數抗癲癇藥物的挑戰在於其嚴重的副作用，和藥物本身的耐受性。更複雜的問題是，有三分之一的癲癇患者對任何藥物都沒有反應，許多藥物用在兒童身上會有不良作用，或是不能用在有其他基因疾病的人身上。

也就是這群對藥物沒有反應的癲癇患者（將近三分之一的患者），在近一百年前開始使用生酮飲食。使用生酮飲食的第一份報告於一九二〇年代初發表。[7]

生酮飲食增加了酮體值，讓大腦有更多葡萄糖可以創造所需的神經傳導物質，並大幅減少在癲癇發作時可能產生重要作用的發炎物質。作為燃料的酮體愈多，GABA 值愈高，愈能減少神經興奮程度。無法單以藥物治療的頑固性癲癇患者在使用生酮飲食後，可減少五成癲癇復發的可能。[8,9]

癲癇患者使用生酮飲食，可以減少多達百分之六十的發作機率，多數病患在改變飲食一到三週內，癲癇發作次數就有明顯的減少。[10,11] 近期的研究表明，與禁食相比，透過飲食和營養補充品保持酮體值，可以讓癲癇發作減少五倍以上。[12]

營養性酮症減少癲癇的確切機制尚不明確，然而，減少葡萄糖、作為燃料的酮體增加、GAGA 增加及麩胺酸降低減少神經興奮、大腦顳葉神經膠瘤形成減少，種種因素結合後，似乎能有效降低癲癇發作的機率。

在我的診所中，我建議血清酮體值要保持在一‧五毫莫耳／公升以上，才能有效控制癲癇。想達成這個目標，飲食中脂肪和蛋白質的比例為二比一，且要限制每日碳水化合物的攝取在二十克以下，飲食中增加外源性酮體也有幫助。

吉米說

今日，研究人員和執業人員在治療癲癇兒童時，使用一種脂肪含量百分之九十以上的特殊配方生酮飲食。關於這個議題的主要消費者倡導群體是查理基金會（The Charlie Foundation，www.charlie-fountain.org）。

多發性硬化症

想了解從含醣飲食改為多脂飲食，大腦和神經會有什麼反應，我們來看看多發性硬化症。多發性硬化症（以下簡稱 MS）是一種由脫髓鞘病變引起的神經疾病——神經細胞的髓鞘層損壞。[13] 這種脫髓鞘病變是一種神經退化性疾病，神經的物理結構受到破壞，像是電線外的塑膠保護層破裂脫落一樣。如果失去保護層，電流可能「短路」或是觸發隔壁的電線。神經元就像一根攜帶電力的電線，如果髓鞘層被破壞，神經元就會「短路」。

MS 的常見症狀是四肢麻木、刺痛或灼熱感，單眼失明，急性肌肉無力，複視，步行障礙，平衡問題，拉密特氏徵象（Lhermitte's sign，脖子彎曲時背部或肢體有電擊感），眩暈，膀胱問題，無法控制肢體和疼痛。這些都是「電線」失去保護層而「短路」的症狀。

多年來，人們認為 MS 的退化性變化發生的原因，是異常的免疫細胞跨越血腦障壁，產生炎症攻擊神經細胞。然而，以調節炎症為治療重點的方式，似乎對神經退化及脫髓鞘作用沒有明顯效果。因此，自一八六八年金－馬丁（Jean-Martin Charcot）首次將 MS 描述為疾病以來，一直找不到脫髓鞘和神經退化的確切導因。

近來研究提出證據說明，這種脫髓鞘可能是因為神經細胞利用葡萄糖作為主要燃料的能力退化或損壞所致 [14,15]，目前的理論認為，因葡萄糖吸收不良，導致神經退化和局部炎症，進而引發了神經的脫髓鞘病變。脫髓鞘病變是 MS 案例中典型的表現。[16,17,18]

以這兩種想法為基礎，生酮飲食已證明在改善神經疾病上有良好的結果，而且生酮飲食顯然可能在治療多發性硬化症等神經疾病上，發揮重要的作用，因為當酮成為身體的主要能量來源時，會產生兩方面的影響：

吉米說

像愛荷華大學的泰瑞・威爾斯 醫師（Terry Wahls，terrywahls.com）即是以高營養的生酮飲食克服了她的 MS，她還尋找經費研究這個疾病，以及生酮療法對它的治療效果。

- 一個人以酮體作為主要燃料（而非葡萄糖）時，身體會重新調整粒線體。酮體值升高時，對葡萄糖的需求會消減，如果葡萄糖代謝異常，神經細胞也有其他的能量來源；它也減少胰島素的需求和分泌量，這種荷爾蒙對刺激炎症性和發炎反應有明顯的影響。
  換句話說，身體有其他的能源形式，可以讓受損的神經開始修復。這個過程可能很緩慢，但我在臨床上看過病患在幾個月到幾年的時間，症狀出現改善和舒緩。轉換為生酮飲食的病患，會產生的效果包括麻木、刺痛、灼熱感、無力等症狀消除，或頻率大幅降低。[19]
- 生酮飲食對炎症也有益處，研究表明，這種飲食法能減少活性氧物質，增加超氧化物歧化酶（superoxide dismutase）和過氧化氫酶（catalase）的分泌，大幅減少氧化壓力的發炎反應。[20,21,22]

同時，眾所周知，生酮飲食可以提高穀胱甘肽（glutathione）值，這種抗氧化物也可以減少炎症和氧化壓力。[23,24,25]

其他疾病

雖然證據都還在理論階段，研究指出飲食能有效治療及預防其他退化性神經疾病，例如阿茲海默症、肌萎縮性脊髓側索硬化症（ALS，漸凍人）、巴金森氏症及遺傳性肝醣儲積症。舉例來說，讓罹患阿茲海默症的患者進行生酮飲食，對記憶力及認知能力都有正面的效果。[26] 雖然每個疾病都有不同的起因和臨床特徵，它們的共同機制——包括神經退化——解釋了生酮生活的正面影響。

吉米說

大腦有了酮體可以變得健壯。從二十一世紀初期開始，阿茲海默症在研究界已被稱為第三型糖尿病。只要你了解這個疾病——我們經常認為這是老化引起的疾病，知道它是可以預防且可以逆轉（如第二型糖尿病），就可以選擇更有營養的食品，採取積極主動的作為。

阿茲海默症

阿茲海默症（Alzheimer's Disease，以下簡稱 AD）是最常見的神經退化疾病。阿茲海默症有兩種：家族性阿茲海默症（familial Alzheimer's dementia，以下簡稱 FAD）和偶發性阿茲海默症（sporadic Alzheimer's dementia）。偶發性形式也被稱為遲發性阿茲海默症（late-onset Alzheimer's Disease，以下簡稱 LOAD），這是老年族群中失智症的主因。

FAD 形式的疾病和三種基因突變有關，但 LOAD 的病因學仍不明確。[27] β-澱粉樣蛋白沉積、神經纖維糾結與粒線體功能下降的原因，無法用單一機制解釋，這兩種形式的失智症都和代謝症候群及胰島素阻抗有關，有些神經學家認為 AD 是「第三型糖尿病」。[28]

奇妙的是，研究指出在澱粉樣蛋白斑塊和神經纖維糾結中，都可以發現糖化終產物（AGEs）的累積現象。老化的過程中會產生 AGEs，但兩種 AD 形式的病患都能發現 AGEs 的形成速度明顯增加。[29]

這種情況發生的原因有幾種理論，但其中一個特定的理論，或許可以解釋生酮的生活方式為何對這種疾病有幫助：大腦利用葡萄糖的能力似乎隨著老化降低，隨著年齡的增長，能跨越血腦障壁的葡萄糖運輸蛋白數量會變少。動物實驗中顯示，高胰島素、高 ILG-1 及葡萄糖進入大腦的能力降低，會增加澱粉樣蛋白和濤蛋白（tau proteins）。這個理論是個推測；然而，它可以解釋這類患者澱粉樣蛋白和濤蛋白的異常累積。[30] 它或許也解釋藉由採用生酮飲食，改變大腦的能量來源，為何可以有效改善認知，而不會增加澱粉樣蛋白的形成。[31]

肌萎縮性脊髓側索硬化症

肌萎縮性脊髓側索硬化症（Amyotrophic lateral sclerosis，以下簡稱 ALS）是一種複雜的進行性神經退化疾病，會導致肌肉無力、衰弱，並因為骨骼肌的無力而進展至死亡。它是目前已知疾病中，最常見的運動神經元疾病，不幸的是，它仍被認為是無法治癒的。這種疾病要等到排除其他疾病後，才會診斷出來，症狀包括非自願性體重減輕、肌肉萎縮、虛弱，並在沒有明顯疼痛的情況下，使肌肉維持收縮狀態。ALS 進展時，肌肉力量明顯減弱，這是下運動神經元受損的證據。然而，反射動作仍然存在，有些兒童反射動作或許會再出現，這是因為上運動神經元受損（大腦和大腦皮質的神經受損）。

近來的研究顯示，ALS 的患者中，有三成同時罹患影響粒線體功能的遺傳性疾病，這種疾病導致神經裡的粒線體活性以更快的速度死亡。研究顯示使用生酮飲食能改善 ALS 病患裡的神經元存活率，它也顯示能改善部分患者的運動功能。[32]

從理論上講，較高的酮體值能提供維持神經和運動功能所需的ATP。這項研究還在初期階段，然而，研究還指出了飲食中的脂肪，對保護大腦功能和認知能力的影響。[33]

巴金森氏症

巴金森氏症（Parkinson's Disease，以下簡稱 PD）的患者大腦黑質（substantia nigra）神經元粒線體功能似乎發生故障，這一區控制了運動和獎勵反應，若這一區發生損傷，會導致情緒沒有起伏，步伐緩慢和顫抖，這些症狀常見於 PD 患者。

在動物實驗中，酮體的使用，特別是 β - 羥丁酸，能保護黑質神經元退化和損壞。[34] 在人體實驗中，二十八天的生酮飲食研究顯示，受試者的統一巴金森氏症評定量表分數有明顯的改善。[35]

遺傳性肝醣儲積症

生酮飲食也能改善遺傳性肝醣儲積症（inherited glycogen storage diseases，以下簡稱 GSDs）患者的功能和症狀。這種疾病是因為缺乏肝臟和腎臟某些常見酵素。這些患者在三、四個月大的時候，會開始出現低血糖。GSDs 只能透過基因檢測確認，其種類有八型（第一至第八型 GSD），每一種都會影響不同的酵素，使葡萄糖轉換為能量的途徑發生異常。

因為酵素功能異常，最常見的症狀是低血糖。然而，因為嚴重的低血糖，可能導致簡單的認知改變，甚至產生癲癇及腦損傷。

生酮生活方式能大幅改善這些患者的生活品質，事實上，生酮飲食是葡萄糖轉運蛋白 1（GLUT1）缺乏症候群的最佳標準治療，它的症狀與 GSDs 相似。舉例來說，生酮飲食能成功治療麥卡德爾氏病（McArdle disease，第五型 GSD），也能治療第三型 GSD 引起的嚴重心肌病變。[36,37]

採用生酮療法

那麼，我們來談談生酮生活方式，如何改善神經退化疾病。原則三和原則四和控制神經退化疾病沒有特殊關聯，請參照第二部分的引言，了解該原則的基本資訊。

原則一：
以飲食降低胰島素值

如前幾章所說，先從將每日碳水化合物的攝取降至二十克以下開始。面對神經退化疾病，盡可能降低碳水化合物的攝取，是調整生活方式中最重要的步驟。第二步，是適量食用中鏈三酸甘油酯及長鏈三酸甘油酯脂肪。研究顯示，胰島素降低，且增加奶油、橄欖油和椰子油等油脂攝取時，多數神經退化疾病都會有所改善。

一份一九七一年的研究發現，總熱量攝取中，中鏈三酸甘油酯增加至百分之六十，能減少癲癇患者超過百分之五十發作機率。[38] 一九七六年的延伸研究也顯示，癲癇發作的減少與血酮值有關。[39]

原則二：
避免會提升胰島素值的成癮物

在原則二的整體說明中，我提過飲用草本茶有時候會升高胰島素。有些研究指出，喝茶可能會減少巴金森氏症的風險；然而，這是和茶多酚－表沒食子兒茶素沒食子酸酯（epigallocatechin gallate，EGCG）的抗氧化作用有關。[40] 但喝茶也可能在不影響血糖的情況下，使胰島素飆升，你需要評估其中潛在的效果和風險。[41,42]

> **附註：**
>
> 我個人不喝茶，是因為它能引起胰島素反應，以及單寧酸會惡化骨質疏鬆症。[43] 單寧酸通常存在於以葉子和植物為基礎的茶、咖啡、葡萄酒，以及啤酒中的啤酒花。單寧酸可直接刺激胰島素的產生，而不會提高血糖。攝入過多的單寧會導致體內缺乏鈣和鐵，並經常導致骨質疏鬆症和貧血。[44]

原則五：
增加有幫助的藥物

請和你的醫師討論，使用對你所罹患神經退化疾病最有幫助的藥物。生酮飲食可與下列藥物配合良好。這裡列出的是最常見、最常被推薦的藥物，但不是最詳盡的清單。

- **阿茲海默症的膽鹼脂酶抑制劑**（Cholinesterase Inhibitoors）
  - Aricept（成分為多奈派齊，donepezil，台灣許可藥名為愛憶欣）
  - Exelon（成分為重酒石酸卡巴拉汀，rivastigmine，台灣許可藥名為憶思能）
  - Razadyne（成分為加蘭他敏，galantamine）
- **阿茲海默症的 N-甲基-D-天門冬胺酸受體拮抗劑**（NDMA Receptor Antagonist），例如 Namenda（學名為美金剛，memantine）
- **多發性硬化症的免疫調控因子**（Immunomodulatory Agents）
  - 那他珠單抗（Natalizumab）
  - 醋酸格拉替雷（Glatiramer acetate）
  - 富馬酸二甲酯（Dimethyl fumarate）
  - 特立氟胺（Teriflunomide）
  - 芬戈莫德（fingolimod）
- **多發性硬化症的干擾素**，例如 β 干擾素。

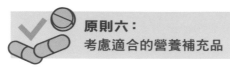

**原則六：
考慮適合的營養補充品**

下列營養補充品清單對治療神經退化疾病有幫助：

- **維生素 B**：在對阿茲海默症患者影響的研究中發現，補充維生素 B 對認知能力沒有正面效果，也沒有可信的證據說明它能預防失智症。[45] 然而，在高升半胱胺酸或低葉酸值的情況下，使用維生素 B 和認知功能受損呈逆相關。[46]

- **維生素 E**：高劑量的維生素 E 其實會增加死亡率，特別是心臟衰竭和心血管疾病。[47] 但是在大型的退伍軍人研究（VA study）中，低於兩千國際單位的劑量與安慰劑相比，能輕微減少失智症的程度。[48]

- **Eldepryl（台灣許可藥名為帕定平）**：使用帕定平的研究顯示，它可以輕微地延遲失智症發展和死亡，對行為和情緒的認知能力也僅有一些效果。[49]

- **omega-3 脂肪酸**：觀察研究指出，食用 omega-3 和降低失症智風險有關。然而，臨床試驗並不支持這種營養補充品可以治療阿茲海默症。[50]

- **外源性酮體**：動物和人體研究中，都已對飲食中添加酮質進行試驗，若粒線體自由基生產減少，身體的神經細胞能因此得益，[51,52] 研究也顯示，外源性酮質能減少運動障礙的風險，在早期發展階段穩定大腦多巴胺。[53]

  最後，增加酮體能降低谷氨酸形成，增加 GABA，進而改善癲癇發作、神經反應性和神經修復。[54]

CHAPTER 14

睪固酮與
營養性酮症

如果你曾在清晨時分看過電視，我確定你看過治療「男子氣概不足」的廣告。

每個人似乎都知道「最新、最好的營養補充品」，但事實上，如果有那麼多種治療，就表示這個問題並沒有最好的治療方法。（當然也不可能在電視購物上就可以買到。）

五十歲以上的男人發生低睪固酮的頻率愈來愈高，每週至少有三到五個患者問我低睪固酮的問題，近來，我開始發現三十歲出頭的年輕人，也出現了睪固酮極低的問題。

胰島素阻抗是男性睪固酮低於標準值的主因之一，也是女性睪固酮升高的主因（會導致女性多囊性卵巢症候群和男女的不孕症）。[1,2,3]（更多有關多囊性卵巢症候群的資訊，請見第十五章。）

睪固酮基本知識

我們知道隨著年齡，睪固酮都會逐漸下降——通常是在我們進入三十歲以後開始。（睪固酮開始下降的時間，有時候被稱為「男性更年期」。）然而，減少的睪固酮量非常微小，許多男性不會產生症狀。我們知道若有胰島素阻抗、糖尿病或肥胖的男性，因為他們下視丘－腦下垂體－睪丸軸（HPT）非常複雜的變化，睪固酮下降會比較明顯。在這些案例中，許多因素都會造成睪固酮降低。[4]

> **睪固酮降低及勃起功能障礙**
>
> 許多男人都認為，勃起功能障礙（ED）是因為睪固酮衰退，電視廣告也這麼暗示。然而，真相很少是這樣的。ED通常是因為骨盆及生殖器的血流供應出現動脈粥樣化（血管斑塊），百分之九十來看診，並主訴ED的男性，睪固酮值都是正常的，他們的ED通常是因為血管疾病、藥物副作用，或是和性關係有關的心理壓力所致（但那是另一本書的主題了）。

每個人因基因、年齡、胰島素阻抗程度而有差異，臨床上表現的睪固酮變化也因人而異。因此，很難對「缺乏男子氣概」找到一個共同、普遍有效的治療方式。

睪固酮低下的症狀

睪固酮低下症狀有很多，但通常包括以下一種以上：

- 性欲低
- 肌肉量明顯減少
- 體脂肪增加（特別是腰圍）
- 男性女乳症（胸部變大）
- 疲勞或缺乏精力
- 抑鬱情緒（對過去喜歡的事情失去熱情）
- 經常或持續性的易怒
- 感覺憂鬱
- 精液量少
- 掉髮
- 睪丸縮小

● 勃起功能障礙

到診所看診的胰島素阻抗男性患者中，至少有三分之一的人表現出上述的症狀。這實際上是非常令人擔憂的！

> **原發性及續發性性腺功能低下症**
>
> 睪固酮低下可能因為後天或發育性睪丸損傷引起，這一類低下稱為「原發性性腺功能低下症」（primary hypogonadism），它的成因是先天缺陷、直接創傷或通往睪丸的血流受阻。雖然原發性性腺功能低下症非常常見，但因為這本書的目的，我要討論的是續發性性腺功能低下症，也就是因下視丘或腦下垂體代謝疾病引起的功能低下。雖然先天基因缺陷會導致續發性性腺功能低下，但我在診所中見到最常出現的原因是代謝系統性異常。

吉米說

就像甲狀腺疾病常被歸咎於酮症一樣，在進行生酮飲食時，要確保攝取足夠的熱量，睪固酮才能維持正常。熱量攝取過低，對睪固酮值有非常明顯的負面影響。多吃點培根！

睪固酮低下的原因

熱量限制是睪固酮低下的原因之一。自一九七〇年代晚期，我們就知道限制熱量會減少高達百分之五十的睪固酮分泌[5,6,7]，因此我不支持頻繁或長期的節食。這是健身愛好者在限制熱量時，又想養出肌肉（睪固酮有助於穩定增長肌肉）會這麼困難的原因，也是他們一天多次進餐的原因（一天吃六到八次）。

同時，它也能解釋人們為何想用限制熱量的飲食方式減重時，可能會出現睪固酮低下的問題。事實上，愈是限制熱量，睪固酮值就愈低[8]；睪固酮愈低，就愈容易疲倦和飢餓。在我的臨床經驗中，許多人，特別是男人，因為這個特殊的原因，而放棄限制熱量的飲食。

第二個睪固酮減少的原因是過度運動，且沒有適當的復原時間。如果肌肉群的休息時間不足二十四到四十八小時，睪固酮就會下降。這表示，如果你每天做重複、同樣的運動，不給身體休息的時間，肌肉會疲勞，睪固酮會下降。

第三個問題是，長期壓力在睪固酮低下的問題中扮演重要的角色。睪固酮和皮質醇成反比，皮質醇低時，睪固酮就占主導地位；皮質醇高時，睪固酮下降，睪固酮的效果便會逆轉。[9]這種變化可能因一些簡單的事情引起，例如經歷社會排斥或在競爭中失敗。這表示一再出現的社會排斥或競爭失敗，會導致慢性睪固酮低下。

第四個原因，也是我執業中最為重要的原因，即是胰島素阻抗的高胰島素值。若想明白其中的複雜機制，就要先釐清刺激睪固酮分泌的方式。大腦下視丘釋放促性腺激素釋放素（GnRH），刺激腦下垂體前葉釋放濾泡刺激素（FSH）和黃體素（LH）。濾泡刺激素刺激睪丸的塞特利氏細胞（Sertoli cell）成熟，培養出精子，而黃體素刺激

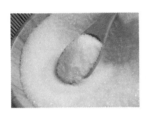

睪丸內的萊狄氏細胞（Leydig cell），分泌並釋放睪固酮。而睪固酮又和下視丘和腦下垂體前葉存在負返饋作用（即睪固酮高時，分泌濾泡刺激素和黃體素的速度會減緩）。

在胰島素阻抗的情況中，過量的胰島素分泌會刺激抑鈣素基因系胜肽（calcitonin gene-related peptide, CGRP）增加，抑制黃體素和濾泡刺激素的分泌，這同時也抑制了睪固酮分泌，使睪丸的精子無法成熟。但是，事情不只如此。如其他章節中所說，過量的胰島素會阻礙瘦體素（脂肪細胞分泌的荷爾蒙）有效跨越血腦障壁的能力。大腦中瘦體素信號的減少，會導致親吻肽（kisspeptin，即轉移抑素，metastin）減少，因此抑制下視丘分泌促性腺激素釋放素。[10] 如下圖所見，這種作用也會減少濾泡刺激素和黃體素，進而降低睪丸酮分泌。[11,12]

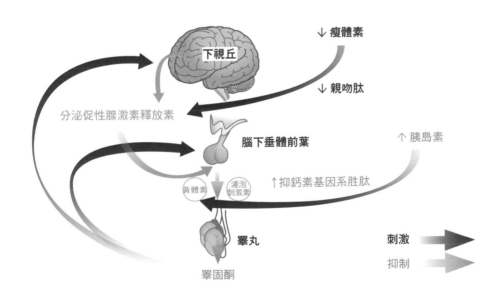

讓情況更為惡化的問題是，當我們的脂肪細胞變「胖」，它們就會生病。我們稱此為「肥胖症」，另一個後果是使得脂聯素（adiponectin）這種荷爾蒙降低。脂聯素由脂肪細胞分泌，發出信號告訴大腦，你已經吃飽了。然而，「生病」的脂肪細胞分泌的脂聯素較少，脂聯素下降時，性荷爾蒙結合球蛋白（SHBG）值會下降，並因此直接降低體細胞能得到的睪固酮值。[13]

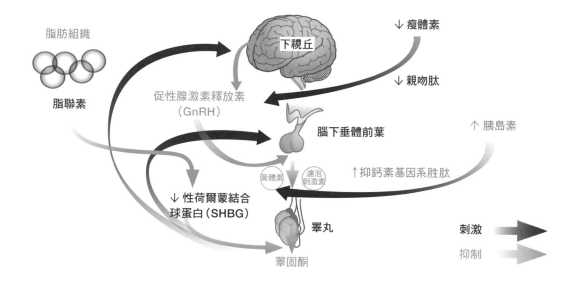

總結來説，體重增加和胰島素阻抗會多方面地影響下視丘－腦下垂體－性腺軸，直接抑制睪固酮。

睪固酮如何影響減重？

睪固酮刺激脂肪壁上 β- 腎上腺素受體和 α-. 腎上腺素受體增加，這些受體能更有效地讓兒茶酚胺（如腎上腺素和去甲腎上腺素）及腎上腺素將脂肪釋放進血液，成為身體的能量（轉化為酮體），從而減輕體重。反之，任何會減少男性睪固酮正常分泌的過程，都會導致體重增加。

採用生酮療法

首先,幫個忙,關掉深夜電視,不要再看任何「男子氣概不足」的電視購物。現在,我們看看如何透過飲食有效增加睪固酮值。請參照第二部分的引言,了解下列原則的基本資訊。

原則一:
以飲食降低胰島素值

與往常一樣,第一步是將每日碳水化合物的攝取降至二十克以下。這個簡單的步驟能調節胰島素過度分泌,讓瘦體素更有效地跨越血腦障壁,向大腦發出有關促性腺激素釋放素的信號。隨著時間,脂聯素會增加到正常值,增加性荷爾蒙結合球蛋白的數量,讓睪固酮分泌回到正常。新陳代謝若轉化為利用脂肪為主要能量來源,可以調整脂肪中的脂聯素分泌,增加睪固酮。

臨床上,似乎需要三個月才會看到這些改變發揮作用。生酮生活方式需要多久時間,才有助於脂質細胞癒合,或是調整胰臟和肝臟對胰島素和葡萄糖調節的平衡,都還有待確定。

原則二:
避免會提升胰島素值的添加物

胰島素過量似乎在性腺功能低下症和睪固酮低下扮演了重要的角色,因此應避免人工甜味劑、草本茶或其他刺激胰島素的物質。

瘦體素阻抗是因果糖和飲酒引起,如果你的睪固酮較低,飲食中就必須戒除果糖和酒精。

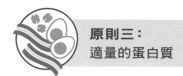

原則三：
適量的蛋白質

睪固酮對穩定肌肉量很重要。任何能提高酮體值的東西，都能保留睪固酮，也更能有效利用蛋白質。使用第二部分引言中的計算方式，計算你的蛋白質需求量。運動會增加蛋白質需求量，特別是對於保留睪固酮而言。

✗ 原則四：
戒除有問題的藥物

增加胰島素或降低新陳代謝的藥物在前幾章已經討論過。有關睪固酮最大的擔憂是，藥物會抑制這種荷爾蒙。

如果你正服用下列的藥物，請諮詢醫師，是否要使用其他適合你情況的藥物：

- **抗雄性素（anti-androgen）**
  - Casodex（成分為比卡魯胺，bicalutamide，台灣許可藥品名為可蘇多）
  - Xtandi（成分為恩雜魯胺，enzalutamide，台灣許可藥品名為安可坦）
  - Eulexin（成分為氟他胺，lutamide）
  - Nilandron（成分為尼魯米特，nilutamide）
- **吡咯（Azole）**
  - 克氯黴唑（Clotrimazole）
  - 艾妥可那唑（Itraconazole）
  - 酮康唑（Ketoconazole）
  - 咪可納唑（Miconazole）
  - 氟康唑（Fluconazole）
  - 伏立康唑（Voriconazole）
  - 泊沙康唑（Posaconazole）

> **⚠ 警告：**
> **請諮詢醫師**
> 如果你罹患攝護腺癌，未諮詢過腫瘤科醫師前，請勿停止任何抗雄性素藥物。

因為這些藥物會抑制細胞色素酶 P450（cytochrome P450 enzymes），也會抑制睪固酮和其他腎上腺糖皮質素的生成（後者是形成膽固醇的必要固醇類，也會將助孕酮轉化為 17α-羥助孕酮）。

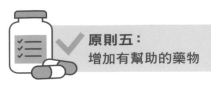

原則五：
增加有幫助的藥物

我們的目標是讓血清睪固酮回復正常範圍，目標值在四百五十到一千奈克／分升，你可以採用生酮生活方式達到這個目標，但我認為約有三成的機率必須使用營養補充品。如果你遵循生酮生活方式，在一到三個月之後，你會看到自己的睪固酮改善了一百到一百五十奈克點。無論是原發性還是續發性缺乏問題，睪固酮都可以令人滿意地得到補充。

 注意：
只有在必要時使用補充品
在不需要或睪固酮已高於正常值時，還使用睪固酮補充品，會導致痤瘡、攝護腺腫大、睡眠呼吸中止症、紅血球增多症和血栓。

睪固酮補充品有幾種形式：口服、外用、血清注射和皮下微粒劑（可植入）。口服補充品對肝臟會產生副作用，且多數人認為無法完全解決他們的症狀。我建議你詢問醫師，哪種睪固酮補充品最適合你的症狀，並請教使用的頻率。服用睪固酮補充品時，也要規劃定期的追蹤檢測（至少每兩、三個月一次）。

下列是幾種睪固酮補充品：

- **口服雄性素補充溶液**
  - Android（成分為甲基睪固酮，methyltestosterone）
  - 氧甲氫龍（Oxandrolone）
- **經皮凝膠或乳液**
  - Axiron，AndroGel，Fortesta，Testim（經皮凝膠睪固酮）
  - Androderm（經皮貼劑）
- **注射劑**
  - 環戊丙酸睪固酮（testosterone cypionate）
  - 庚酸睪固酮（testosterone enanthate）
  - 十一酸睪固酮（testosterone undecanoate）
- **皮下微粒劑**：睪酮微粒（Testopel）

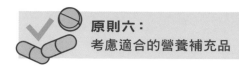

原則六：
考慮適合的營養補充品

　　睪丸的萊狄氏細胞需要膽固醇才能製造睪固酮，因此生酮方式對睪固酮生成非常有利，綠葉蔬菜（例如高麗菜和芥蘭菜）以及花椰菜都能降低雌激素，穩定睪固酮。

　　蛋是穩定睪固酮的絕佳食物，一顆蛋含有七克的蛋白質和七克的脂肪，包括膽固醇。

　　下列是改善睪固酮值的其他幾個方式：

- **運動**：運動，特別是阻力訓練（舉重、瑜伽、皮拉提斯等），都能快速增加睪固酮。研究顯示，規律運動超過兩年以上的人，睪固酮值明顯提高。[14,15]
- **維生素 D**：研究顯示補充維生素 D 能增加睪固酮。[16,17]
- **鋅**：缺乏鋅和睪固酮低下有關，對鋅缺乏患者而言，若使用鋅補充品，睪固酮值會加倍。[18]
- **中草藥**：幾個世紀以來，有多種草本產品被吹捧具有睪固酮提升的特性，包括黃耆、山藥、胡蘆巴、蒺藜和銀杏。這些植物在動物研究中都有正面效果；然而，在人體研究上卻沒有明顯的改善。[19]

　　有一些小證據顯示白楊素類黃酮（一種西番蓮）對人體有微弱的芳香酶作用，證據聲稱，白楊素能抑制睪固酮轉為雌激素。使用黑胡椒萃取物胡椒鹼，能促進腸道吸收類黃酮，強化白楊素的效果。[20,21,22]

　　近年來，針對東革阿里根部萃取物的研究發現，七十六個受試者在使用後睪固酮都升高到正常值的百分之九十。[23] 另一項研究發現它可以穩定淨脂肪重，增加百分之五的總體肌肉量。[24,25]

CHAPTER 15

多囊性卵巢
症候群

這一章是為了我的愛妻所寫。她身處在本章所描述的症狀,已經好一段時間了。我向經歷過多囊性卵巢症候群(polycystic ovary syndrom,以下簡稱 PCOS),且正在閱讀本書的每位女性致敬。

PCOS 在一九八〇年代後期被描述為性荷爾蒙異常過度分泌,導致功能性卵巢雄性素過多症(functional ovarian hyperandrogenism, FOH)。[1] 然而,定義和臨床上所見不一定相符。

PCOS 的症狀很明顯,但是,症狀不一定同時出現,病患和她的醫師都可能感到混淆。有些女性會出現所有症狀,有些人只出現一些。因此,許多婦女和他們的醫師都不知道該如何治療這令人沮喪的情況。許多女性苦於體重增加、月經失調、生育問題,以及與囊腫、月經不規則相關的嚴重痙攣。

最常見的症狀是:

▶ 月經不規則　　▶ 臉部長毛
▶ 痤瘡　　　　　▶ 肥胖

通常還伴隨下列症狀:

▶ 皮贅　　　　　▶ 不孕
▶ 黑棘皮症　　　▶ 卵巢上有多個囊腫(可透過超音波觀察到)

PCOS 最初的定義是在臨床上和生化上都顯示雄性素（睪固酮或脫氫異雄固酮）升高，以及超音波發現多個卵巢囊腫。[2,3] 這些症狀通常與閉經或月經週期不規則、多毛症（臉部長毛）、不孕和肥胖有關。

對那些愛賣弄一點科學定義的人來說，PCOS 有四種表現型：

▶ **第一種表現型（典型 PCOS）**
　1 臨床或生化上顯示雄性素過多症（睪固酮及脫氫異雄固酮升高，多毛症、發炎性痤瘡等）
　2 出現月經週期或排卵異常
　3 超音波顯示有多囊性卵巢（卵巢上有多個囊腫）

▶ **第二種表現型（美國國立衛生研究院診斷標準）**
　1 臨床或生化上顯示雄性素過多症（睪固酮及脫氫異雄固酮升高，多毛症、發炎性痤瘡等）
　2 出現月經週期或排卵異常

▶ **第三種表現型（排卵型 PCOS）**
　1 臨床或生化上顯示雄性素過多症（睪固酮及脫氫異雄固酮升高，多毛症、發炎性痤瘡等）
　2 超音波顯示有多囊性卵巢（卵巢上有多個囊腫）

▶ **第四種表現型（非雄性素過多 PCOS）**
　1 出現月經週期或排卵異常
　2 超音波顯示有多囊性卵巢（卵巢上有多個囊腫）[4]

吉米說

對 PCOS 患者來說，最令人驚訝的發現是，這種情況代表他們罹患胰島素阻抗的跡象，而且 PCOS也是他們不孕的主因。一份二〇〇五年由艾力克・威斯特曼（Eric Westman）醫師進行的先導性研究確認了低碳水化合物的生酮法，很適合治療PCOS。[5]

值得注意的是，有許多 PCOS 患者（約百分之五十）也有葡萄糖耐受性不良的問題。來看診的病患都有幾種症狀，包括體重增加、月經週期異常或閉經、不孕、多毛症及卵巢囊腫病史。每一個來看診的 PCOS 患者接受檢查後，都發現有胰島素阻抗。[6,7]

換句話說，胰島素阻抗患者過量分泌的胰島素，在PCOS 的發展過程中產生很重要的影響。撰文此時，對於

PCOS 的成因有幾項假設，但確切的生理學原因仍未明朗。我沒打算在這一章回答那個複雜的問題，但我想說明幾件事，或許可以幫助你們了解生酮生活方式對 PCOS 患者會有什麼好處。

PCOS和胰島素的關係

卵巢由兩種細胞組成：濾泡膜細胞（theca cell）和粒層細胞（granulosa cell）。濾泡膜細胞負責將膽固醇轉變成七個身體功能必備的重要類固醇激素，包括助孕酮（黃體素）和睪固酮。

我們知道過量的胰島素（胰島素阻抗的共同特徵）會導致濾泡膜細胞內的膽固醇轉化為助孕酮，然後再轉為 17α-羥助孕酮（17α-hydroxyprogesterone），最終轉化為睪固酮。（這個轉化過程是許多 PCOS 患者能測出高睪固酮的原因。）

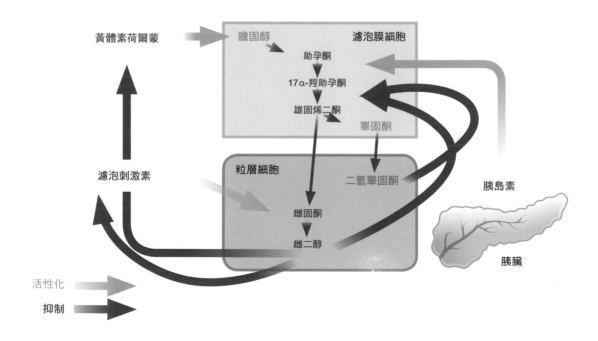

雌二醇（estradiol）升高時，腦垂腺會分泌黃體素，它會刺激雌二醇轉為雌激素，加快月經週期。雌激素的增加會讓卵巢內的濾泡成熟，接著釋放出一個卵子。卵子內的組織，黃體，分泌出更多的助孕酮。助孕酮增加，並轉換為 17α - 羥孕酮和雄烯二酮（androstenedione），促使粒層細胞生成雌固酮（estrone）和雌二醇。這對濾泡刺激素有抑制作用。

濾泡刺激素也是由腦垂腺分泌，它的作用也在刺激卵巢內濾泡生長[8]，黃體素幫助濾泡成熟，釋放一顆卵子到輸卵管內。然而，胰島素會抑制腦下垂體的黃體素分泌。胰島素愈高（最高至正常的二十倍）會強烈抑制卵巢內濾泡卵子的產生，因而可能導致許多囊腫產生（不斷成長的不成熟濾泡）。黃體素應該會使卵子成熟，並釋放到輸卵管中，但如果黃體素受到抑制，這個過程及正常的月經便無法正常發生。

胰島素分泌過多時，過量的睪固酮會導致許多女性臉部毛髮生長（多毛症），並且還會引起痤瘡和肥胖。

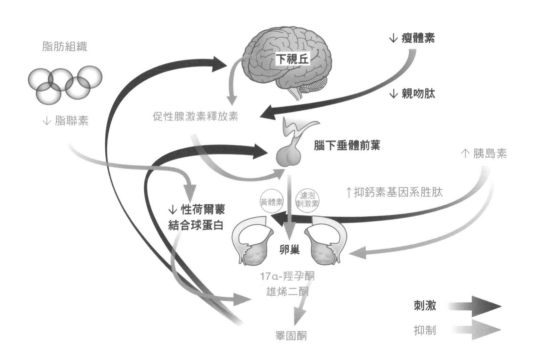

女性也可能有瘦體素阻抗，會抑制促性腺激素釋放素，並可能導致濾泡刺激素和黃體素的分泌產生變化。這種情況也會助長 PCOS 的症狀，這就是為什麼我們看到隨著碳水化合物攝取的增加或減少，會出現明顯變化的原因。

最後，當脂肪細胞變大時（常發生在胰島素阻抗患者身上），症狀會更嚴重，脂聯素生成更少。性荷爾蒙結合球蛋白的數量降低，可能會對睪固酮產生抑制作用（增加睪固酮數量多寡的變數）。

多年來，二甲雙胍一直用來治療 PCOS。由於二甲雙胍能調節控制胰島素的分泌，並對肝臟的血糖調節有平衡作用，所以能有效治療 PCOS。然而，對 PCOS 患者來說，我發現最有效的治療是限制碳水化合物的飲食。

關於 PCOS，我們還有很多不了解的地方，但簡單來說，穩定胰島素分泌，並控制它對濾泡刺激素、黃體素和睪固酮的影響，對幫助 PCOS 患者回到正常生理機能而言很重要。

生酮生活及懷孕

我執業生涯中最有意義的日子之一，就是治療一個多年來身受 PCOS、肥胖和多毛症所苦的好女人。她看過兩個不孕症醫師，他們試過各種藥物想治療她的症狀，等她來找我的時候，藥物對她的月經有一些幫助，但她無法減輕體重，也無法懷孕。經過多年的嘗試，她放棄懷孕的希望，並停止服藥。

這位女士來找我做肥胖治療，而不是 PCOS 治療。我們限制她的碳水化合物，一天不能超過二十克，並增加脂肪的攝取。隔一、兩個月再進行後續追蹤，三個月後，她回來找我，並道歉她沒有在兩個月時就過來找我，因為她必須見她的產科醫師。進行生酮飲食的第二個月，她懷孕了！

限制碳水化合物能幫助解決每個 PCOS 患者的不孕問題？不能。但它對病患的效果已經足以讓我在處理 PCOS 和不孕症時，考慮將它作為營養改變的基礎。

採用生酮療法

準備好看看生酮治療原則如何處理你的症狀了嗎？真的不難——根本比不上你面對 PCOS 症狀的難度。我保證，你將會看到巨大的效果。我似乎從那些採用生酮生活方式治療 PCOS 的患者中，獲得了最美好的微笑和擁抱。事實上，我在寫這一章的這一天，一個三十歲的女士給了我一個擁抱，她說：「生酮生活讓我找回自己的人生！」那麼，你還在等什麼？

請先閱讀第二部分的引言中，關於原則三的資訊。

原則一：
以飲食降低胰島素值

第一步是將每日碳水化合物的攝取降至二十克以下。這個簡單的步驟能調節胰島素過度分泌，讓黃體素和濾泡刺激素分泌回復正常，調整睪固酮的過度生成，並讓瘦體素更有效地跨越血腦障壁，以幫助刺激大腦正常生成促性腺激素釋放素。

女性限制碳水化合物，並開始減輕體重後，脂聯素會逐漸增加至正常值，並增加性荷爾蒙結合球蛋白值，讓睪固酮分泌回到正常。研究顯示女性的新陳代謝若轉換到以脂肪為主要能量來源，能使脂肪細胞的脂聯性和睪固酮分泌回復正常。[9]

在臨床上需要三到六個月的時間，這些改變才能完全生效。所以，營養治療的過程中要有耐心。

原則二：
避免會提升胰島素值的添加物

由於過量的胰島素似乎在 PCOS 中扮演拮抗劑的角色，因此你必須避免人工甜味劑、草本茶和其他會刺激胰島素分泌的物質。

瘦體素阻抗是因果糖和飲酒引起，如果你患有 PCOS，飲食中就必須戒除果糖和酒精。

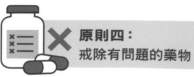

原則四：
戒除有問題的藥物

除了本單元引言中所列的藥物，PCOS 患者要注意的藥物是吡咯，如下：

- 克氯黴唑（Clotrimazole）
- 氟康唑（Fluconazole）
- 艾妥可那唑（Itraconazole）
- 酮康唑（Ketoconazole）
- 咪可納唑（Miconazole）
- 泊沙康唑（Posaconazole）
- 伏立康唑（Voriconazole）

因為這些藥物會抑制細胞色素酶 P450，也會抑制睪固酮和其他腎上腺糖皮質素的生成（後者是形成膽固醇的必要固醇類，也會將助孕酮轉化為 17α-羥孕酮）。

原則五：
增加有幫助的藥物

如果你已經遵循生酮生活方式，或許會看到睪固酮回復到女性的正常值，但如果你的問題仍未解決，則需要和醫師討論，是否可能在食物療法中加入下列藥物：

- **雙胍類**：二甲雙胍（商品名為 Glucophage）
  在診所裡，我發現對幫助第二型糖尿病第三和第四階段的患者而言，使用二甲雙胍能非常有效地調節胰島素。二甲雙胍能減少肝醣輸出，降低胰島素需求。[10] 如果你遵循生酮生活，而你的空腹葡萄糖值仍超過一百毫克／分升，請和醫師討論使用二甲雙胍的利弊。
- **口服避孕藥**
  因為月經失調和雄性素過多的症狀，口服避孕藥是治療 PCOS 的主要藥物。然而，它存在靜脈栓塞的風險，特別是肥胖的女性。

因為 PCOS 患者子宮內膜增生和子宮內膜癌的風險較高（因為沒有排卵），口服避孕藥可以保護子宮內膜，改善 PCOS 常發生的多毛症。

如果實施生酮飲食後一段時間，月經仍然不規律，請和醫師討論使用口服避孕藥的利弊。

- **抗雄性素**

  Aldactone 和 CaroSpir（成分為螺內酯，spironolactone）等藥物對治療多毛症和痤瘡很有用。然而，請注意這些藥物有仿單標示外的使用方法。

原則六：
考慮適合的營養補充品

下列生活方式的調整和營養補充品，可能對治療 PCOS 有幫助：

- **阻塞性睡眠呼吸中止症（OSA）**：OSA 是 PCOS 患者的常見問題，研究顯示，連續性呼吸道正壓呼吸器（CPAP）能改善 PCOS 患者的胰島素敏感性，並降低舒張壓。[11] 如果你睡覺時會打呼，或是短暫停止呼吸（稱為呼吸中止期），你應該考慮進行睡眠評估，並採取 CPAP 治療。

> **中草藥**
>
> 幾個世紀以來，有些中草藥一直用作 PCOS 的自然療法，這些營養補充品的研究一直不多。嘗試這些補充品時請謹慎，並在使用前詢問你的醫師。

- **運動**：運動，特別是阻力訓練（舉重、瑜伽、皮拉提斯等），已被證明能在進行中強度漸進式訓練後三個月內，改善胰島素敏感度、血糖、脂質和體重。[12]

- **甘草**：一份針對九位 PCOS 患者的小型研究顯示，女性每天食用三・五克的甘草兩個月後，睪固酮明顯下降。甘草會降低促使助孕酮轉變為睪固酮的酵素。我知道這只是個小型研究，也還需要更進一步的探討，然而，未來或許可以考慮使用甘草作為輔助療法。[13]

- **蘆薈**：在動物研究中，使用一毫升口服劑量的蘆薈凝膠，可以回復經期規律、葡萄糖敏感性和類固醇活性。研究推論是蘆薈的植物成分是活性成分。[14]
  我不建議你直接跑到門外，拿起蘆薈葉大嚼特嚼，如此會引起腸胃痙攣和腹瀉。然而，未來或許會出現 PCOS 患者使用蘆薈回復正常經期的研究。

- **黃耆多醣體**：研究發現黃耆可以降低睪固酮和脂質。三十二名 PCOS 患者治療三個月後，胰島素值皆獲得改善。[15]
- **N-乙醯半胱胺酸（N-acetyl cysteine, NAC）**：可洛米分（clomiphene citrate）和 NAC 的組合明顯改善 PCOS 患者的排卵和妊娠率。[16]
- **右旋肌醇（D-CHIRO-INOSITOL）**：四十四名女性在八週期間內食用蔬果中的這種植酸，其中二十二名實驗組成員中，有十九人的睪固酮、三酸甘油酯和血壓都有改善。[17]
- **聖潔莓（Chasteberry）**：在一份為期三個月，針對五十三名女性的研究中，讓他們每天食用乾燥莓果酊劑的補充品，六個月有十七名女性經期恢復規律且懷孕。在安慰劑群體中，沒有人的經期情況發生改變，四十名婦女中只有四人懷孕。[18]

CHAPTER 16

甜味劑
的好壞利弊

在這個步調快速的世界上，有許多人忙到沒想過以「傳統的方式」做菜。然而，如果你開始遵循生酮生活方式，是否從頭用「真正的食物」材料做一道菜，就變得很重要。這自然引出一個問題，低碳水化合物飲食或生酮飲食，可以使用哪種甜味劑，或哪種甜味劑是安全的。如果你曾逛過地方雜貨店的烘焙區，你知道那裡有許多甜味劑和糖類替代品。但是，許多都不適合用在低碳水化合物的生酮飲食中。

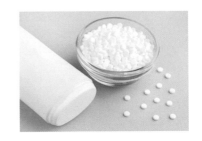

如本書前幾章討論的，體重增加和減少是由三十種不同的荷爾蒙控制，當然，胰島素是主要荷爾蒙，葡萄糖（碳水化合物的最小單位）會刺激胰島素分泌。生酮飲食等低碳水化合物飲食會發揮效果，是因為限制了碳水化合物的攝取，大幅降低胰島素值。

在傳統飲食中，著重在攝取熱量要低於消耗熱量，任何沒有熱量的糖類替代品都可以使用。但問題是，許多甜味劑即使「零熱量」，還是會刺激胰島素分泌，導致體重增加和發炎反應。許多產品和糖類一樣，都會引發荷爾蒙反應，只是不會提升血糖或帶來熱量。那麼，你知道哪種甜味劑可用，哪種甜味劑應列入禁區呢？

吉米說

人們轉換至生酮飲食時，常犯下的最大錯誤是沒有把自然的糖類含在碳水化合物的攝取量內。畢竟，水果、蜂蜜和楓糖漿都是自然的食物，不會對身體有壞處，是嗎？請別落入那個陷阱。跟著我大聲清楚念出來：糖就是糖，不管是自然還是合成的都是糖。

別被果糖愚弄了

對糖尿病患者或是想遵循低碳飲食的人來說，果糖有時被推廣為適合的甜味劑；然而，即使果糖不會引起胰島素明顯上升，它會被肝臟快速吸收，然後轉化為丙三醇，幾小時後胰島素就會升高。它也會提高三酸甘油酯和膽固醇值。

不過，水果和部分蔬菜中都存在微量果糖，蔬果裡的纖維也會抵消果糖的作用。今日許多食物會加入一種高度精製化、純化的果糖，稱為高果糖漿。請小心——這種形式的果糖出現在汽水、冰茶、果汁飲食、果醬、果凍、點心、烘焙食品，甚至是許多嬰兒食品中。果糖會刺激肝臟出現強烈的反應，形成三酸甘油酯，導致脂肪肝疾病，也就是非酒精性肝硬化（有關非酒精性脂肪肝病請看第十一章）。[1]

　　第一步是了解這些碳水化合物或糖類的命名或分類，如此你才能在購買和食用時進行分辨。許多糖類的英文後面都有這個結尾「-ose」（中文結尾多帶有糖），所以閱讀成分表時，尋找像是蔗糖（sucrose）、果糖（fructose）、葡萄糖（glucose）、右旋糖（dextrose）、乳糖（lactose）和麥芽糖（maltose）。這些糖類會刺激胰島素大幅上升，導致體重增加、膽固醇和三酸甘油酯升高。

　　同時，也要注意糖類的其他常見名字：白砂糖和紅砂糖、黑糖、玉米糖漿、高果果糖、蜂蜜、麥芽糖漿、甘蔗汁、甘蔗糖漿、大米糖漿、大麥糖漿、楓糖漿、糖蜜、天然粗糖、龍舌蘭、羅漢果和濃縮果汁。注意標籤上有「無添加糖」的產品，因為它們通常含有濃縮葡萄或蘋果形式的糖濃縮物。

　　許多人工甜味劑都分類為「無營養」，代表他們對人體沒有任何營養價值，只能提供甜味，但不會影響血糖。這些甜味劑可用在烹飪，且不會影響血糖值；然而，我們必須了解許多人工甜味劑還是會刺激胰島素反應。接下來的內容會更詳細介紹這些甜味劑。

阿斯巴甜

現今最受歡迎的人工甜味劑是阿斯巴甜，商標名稱有紐特健康糖（NutraSweet）和怡口（Equal）。阿斯巴甜不含熱量，也不含碳水化合物，它剛製造出來時是液體狀，在這個狀態下口感甘甜。它是許多低熱量產品的甜味劑，包括無糖汽水。然而，阿斯巴甜因為化學的不穩定性，不適合用於烹飪，加熱時，它會分解成化學分子——苯丙胺酸和天門冬胺酸，使口感變得極酸，幾乎像金屬的味道。阿斯巴甜放久了也會分解。由於它加熱或久放後會分解的特性，阿斯巴甜不適合用於任何烹飪過程，如果食物將存放數天或數個禮拜，更容易發生問題。

為了讓阿斯巴甜結晶，通常會和葡萄糖或麥芽糊精結合，而這兩種糖類會刺激胰島素上升。有些產品則添加乙醯磺胺酸鉀，例如怡口生產的某些形態的糖，本章稍後會再說明。這些添加物會刺激胰島素，導致體重增加和發炎反應，且增加罹患糖尿病的風險。

過去幾年多份報告讓阿斯巴甜成為一項具爭議性的產品。部分的研究結果顯示使用液體形態的阿斯巴甜，可以減輕體重、減少熱量攝取，並改善胰島素的反應。[2,3,4] 其他研究則著重觀察含有紐特健康糖、怡口或結合其他甜味劑的無糖汽水，結果顯示會增加變胖、產生代謝症候群、罹患糖尿病的風險。[5,6,7]

即使多數人使用時未出現任何問題，有些人可能發生副作用，包括頭痛、胃痛、偏頭痛及憂鬱加劇，阿斯巴甜的製造商並未更改產品的安全性說明。[8,9]

近期一項檢視液體阿斯巴甜的動物研究中指出，它可以減輕體重、減少熱量攝取，也不會增加胰島素反應，這讓我們對這種甜味劑更加困惑了，尤其實驗中的動物都被餵養高脂飲食。然而，這些動物似乎存在持續性的胰島性素阻抗，並導致輕微的高血糖症。這是因為腸道細菌改變，還是肝臟的影響，仍未找到定論。[10]

還有另一項動物研究顯示，因為腦細胞的粒線體長期曝露在阿斯巴甜代謝作用的副產品下，導致粒線體受損，腦細胞死亡。[11] 這可能會對身體產生慢性壓力，且可能是某些人因使用阿斯巴甜而產生不良影響的原因。

吉米說

我經常把阿斯巴甜稱為「惡斯巴甜」，因為在我看來，它是市場上較惡劣的人工甜味劑，而且它幾乎存在於所有無糖低碳水化合物的食品中。這種假糖的問題在於它的成分不適合加熱到高溫，且加熱後對人體非常有害。

因為對這類無營養甜味劑的負面報導，且製成產品後，會使產品難以儲存數個月，許多無糖汽水製造商已不再使用這種甜味劑；然而，在人體研究中，仍是無糖汽水中唯一不會提高胰島素值的甜味劑。

專家們還是不同意在生酮飲食中使用阿斯巴甜。應該指出的是，有許多肥胖專家、營養師及筆者，對於阿斯巴甜的使用意見不同。

因為液體阿斯巴甜有助於處理肥胖問題，而且不會影響酮症，在過去十二個月以來，我很放心地讓減肥患者使用液體阿斯巴甜，例如無糖汽水。在我的臨床肥胖診療中，我發現從傳統飲食改為生酮飲食的過程中，如果讓他們使用部分無糖汽水能有幫助。

無論如何，因為新的資訊告訴我們阿斯巴甜對腸道菌群、胰島素阻抗及粒線體的影響，飲用無糖汽水前都要謹慎考慮，且盡可能避免。

此外，我不建議使用怡口或紐特健康糖的糖包。它們含有葡萄糖或麥芽糊精，會導致胰島素上升，使體重增加，並出現代謝症候群。烹飪或備料時不應該使用阿斯巴甜，也不該使用含阿斯巴甜的產品，或是超過保存期限的阿斯巴甜。

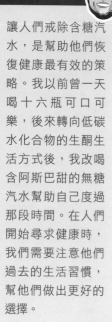

吉米說

讓人們戒除含糖汽水，是幫助他們恢復健康最有效的策略。我以前曾一天喝十六瓶可口可樂，後來轉向低碳水化合物的生酮生活方式後，我改喝含阿斯巴甜的無糖汽水幫助自己度過那段時間。在人們開始尋求健康時，我們需要注意他們過去的生活習慣，幫他們做出更好的選擇。

醋磺內酯鉀

另一個食品飲料公司常用的甜味劑是醋磺內酯鉀（Acesulfame Potassium，商標名是 Ace-K 和 Sunette）。這種甜味劑不會完全被腸道吸收，不含熱量，也不會使血糖上升，它也不含碳水化合物。就適口性而言，它略帶苦味，所以它經常結合阿斯巴甜，以去除帶苦的餘味。醋磺內酯鉀的問題在於，有幾項研究顯示它明顯增加了胰島素的反應，但不會影響血糖。在減重時，這正是你要盡力避免的。研究顯示，胰島素反應很明顯，就好像那個人吸收了等量的葡萄糖。[12] 醋磺內酯鉀似乎直接作用於胰臟，刺激了胰島素分泌。[13]

這項產品是目前最受歡迎的人工甜味劑，用於幾個低碳水化合物／生酮產品中。市場上許多蛋白質棒或蛋白質奶昔也使用這種甜味劑，零卡可樂和其他無糖可樂也是。

我在私人診所看診時發現，醋磺內酯鉀明顯限制了體重減輕的效果，並提升了三酸甘油酯和小而密 LDL 粒子（導致動脈粥狀硬化和血管疾病的原因），我絕對不建議使用這種甜味劑。

蔗糖素

蔗糖素（Sucralose，商標名為 Splenda）為液體，由一般糖類衍生而出，因此身體無法分辨，也無法吸收。蔗糖素與葡萄糖或麥芽糊精結合後，會產生結晶。在它原始形式中，身體不會因食用蔗糖素，而吸收任何熱量或碳水化合物。驚人的是，它在高溫下仍能保持穩定，所以很適合烹飪和烘焙。Splenda 可以散裝購買，使用量與餐用砂糖相等。

吉米說

蔗糖素有幾種液體形態，未添加粉狀形態的麥芽糊精，包括EZ-Sweetz、Sweetzfree、FiberFit和Splenda Zero。

蔗糖素不利之處，在於它並非不含碳水化合物。因為它為了方便烹調，使用麥芽糊精製成結晶狀，所以每茶匙含有〇‧五克的碳水化合物，約是糖類碳水化合物的八分之一。因此，如果你利用 Splenda 做菜，一杯的甜味劑等於二茶匙的糖，意即一杯有十二到十五克的碳水化合物。

同時，蔗糖素也會導致胰島素上升。研究證實了我的臨床所見，Splenda 經常導致體重增加，使用過量時也會增加減重難度。[14]

糖精

糖精（Saccharine，商標名為纖而樂，Sweet'N Low 和 SugarTwin）這種化合物加熱後不穩定；然而，它不會和其他食物成分產生化學反應，因此可以久存。它是元老級人工甜味劑，在許多產品中都已使用很長的時間，但其他甜味劑出現後，它的使用頻率降低了。它經常和其他甜味劑結合使用，以延長食物的保存期限。

糖精不會提升葡萄糖或血糖，但它會刺激胰島素反應。因此，也會影響減重，不建議使用。[15]

賽克拉美

賽克拉美（Cyclamate，商標名為 SugarTwin 和 Sucaryl）是加拿大的甜味劑，經常與糖精結合使用，與蔗糖素相似。然而，這種物質存在一些爭議，因為在老鼠實驗上發現會導致膀胱癌。然而，在三十年的人體研究中，沒有發現相似的結果。[16] 由於它可能導致癌症，美國最近禁用了這項產品。賽克拉美可以加熱，因此也可用於烹飪和烘焙。

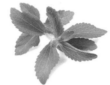

甜菊

液態的甜菊（Stevia）是不含熱量的天然甜味劑，且不含碳水化合物。它取自名為甜菊（Stevia rebaudiana）的南美灌木，甜菊的葉子味道非常甜，因此葉子可加工形成液體萃取物或白色粉末。你可以買到甜菊精、甜菊粉，或草藥葉粉末。它的甜味強烈，實際上還帶著輕微的苦味。

甜菊有兩個缺點：

- 它太甜了，所以很難知道烹飪時該加多少；
- 除了極甜的口感外，它經常帶點輕微的苦味。

為了中和苦味，甜菊常會加入果寡糖（fructooligo-saccharide，FOS，見後面段落）。果寡糖是一種糖，但它的分子很大，人體腸道無法分解吸收。因此，它不會使血糖上升，或是刺激胰島素分泌。甜菊也差不多，它不會提升血糖，且似乎會改善胰臟的胰島素敏感性。[17] 果寡糖的甜度只有餐用砂糖的一半，因此，很適合搭配甜菊使用。

然而，請注意，因為它受歡迎的程度，一些製造商已經將甜菊與葡萄糖或麥芽糊精混合，形成烹飪時方便使用的固體。使用固態的甜菊時必須謹慎，因為葡萄糖和麥芽糊精會使胰島素和血糖值升高。

羅漢果（甜味成分為羅漢果甜苷Ⅴ）

羅漢果甜苷Ⅴ（Mogroside Ⅴ）是市面上的新型甜味劑，通常俗稱羅漢果。羅漢果甜苷Ⅴ萃取自像瓜果一樣的葫蘆科植物，常見於亞洲。多年前，僧侶種植這種果實，用來治療咳嗽、便祕和一些代謝問題，這果實也因此得名羅漢果。它的甜度是一般糖類的二百至五百倍。

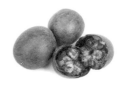

羅漢果現在有好幾個品牌，因為它不會使血糖上升，所以一直用於「低醣」食物中，它也因為烹調時使用方便而大受歡迎。

研究顯示，羅漢果不會提升血糖；然而，它還是會刺激胰島素分泌。[18] 即使它不含熱量，也不影響血糖，我的臨床經驗卻看到它會使減重停滯，有些人也會因此脫離酮症狀態。舉例而言，我在測試自己的酮體值時，發現羅漢果會讓我脫離酮症；另一方面，我太太食用就完全沒有影響。我的胰島素阻抗比她嚴重，我懷疑這是她能吃，但我不能的原因。診所中約有半數的病患都不能食用羅漢果，所以我建議使用時必須非常謹慎。

果寡糖

果寡糖（Fructooligosaccharides，簡寫為 FOS，亦稱作 oligofructans）源自菊糖的短鏈纖維。果寡糖的甜味約是砂糖的百分之三十到五十，自一九八〇年代就出現在市場上。常見的來源是菊苣根、香蕉、洋蔥和藍色龍舌蘭。因為它們的構造，可以抵抗腸道消化酶的分解，但會透過厭氧菌在結腸中發酵分解。因此，果寡糖吃得太多，會導致胃腸大做「體操」。

果寡糖很適合搭配其他甜度更高的甜味劑，改善整體的甜味，並減少其他不佳的餘味。果寡糖不會使血糖上升，也不會影響胰島素。因此，進行低碳水化合物或生酮飲食時，這是很好的甜味劑。[19]

如果是烹飪用，我推薦的品牌是 Swerve，這個牌子結合了果寡糖和赤藻糖醇（參見後文）。

糖醇

糖醇（Sugar alcohols）也稱為多元醇（polyols），這是一類長鏈碳水化合物，既非糖類，也非醇類。這一類包括麥芽糖醇（maltitol）、山梨醇（sorbitol）、甘露醇（mannitol）、木糖醇（xylitol）、赤藻糖醇（erythritol）、乳糖醇（lactitol）和氫化澱粉水解物（hydrolyzed starch hydrolysates, HSH）。這些長鏈碳水化合物具有糖到糖漿的質地和甜味，可用來製作鬆脆的太妃糖、耐嚼的軟糖、光滑的糖果、濕潤的布朗尼蛋糕，和鮮奶油巧克力。它們部分但不完整地被腸道吸收，對許多人來說可能會出現脹氣、腹脹和腹瀉等副作用。

糖醇的另一個挑戰是，似乎每個人對這些長鏈碳水化合物的吸收能力都不一樣，換句話說，這些甜味劑對每個人的影響都不同，影響血糖和胰島素分泌的程度也不同。

麥芽糖醇、山梨醇和木糖醇在這類人工甜味劑中，似乎副作用更大，它們引發的胰島素反應大約是糖的一半。[20] 麥芽糖醇和山梨醇也會增加膽固醇。[21]

赤藻糖醇則是例外，它被吸收後又被排泄，且顯然不會影響胰島素。[22] 赤藻糖醇似乎也能抑制果糖的吸收。[23]

Truvia 的甜味劑由甜菊和赤藻糖醇合成，在臨床上使用 Truvia 時，胰島素和血糖似乎保持不變，但是過量使用時會導致腸胃不適。請注意，Truvia 烘焙粉的製造商近來在成分表中加入麥芽糊精，所以使用這款烘焙粉時要非常謹慎。

阿洛酮糖

阿洛酮糖（Allulose，英文又稱 D-psicose 或 D-allulose），是新上市的甜味劑。它已獲得美國食品藥物管理局核准，使用商標為 All-u-Lose。（目前歐洲買不到。）

阿洛酮糖是種獨特、稀有且自然生成的分子，見於小麥、無花果和葡萄乾中。它和果糖一樣，都是單分子醣結

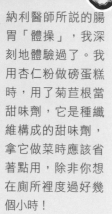

吉米說

納利醫師所説的腸胃「體操」，我深刻地體驗過了。我用杏仁粉做磅蛋糕時，用了菊苣根當甜味劑，它是種纖維構成的甜味劑，拿它做菜時應該省著點用，除非你想在廁所裡度過好幾個小時！

吉米說

生酮界對於要不要將糖醇算進碳水化合物攝取量中，一直存在爭議。有些人説你可以減去不計，其他人又説應該全部納入計算。我的想法是算一半，因為它們對多數人的血糖和胰島素都有些影響。

構──即單醣。它的味道和質地與糖相似，但它的熱量明顯較低。研究初步證明，阿洛酮糖是安全的，在動物實驗中，不一定會提高葡萄糖或胰島素值。[24] 在人體實驗中，每天食用三茶匙（十五克）阿洛酮糖的情況下，沒有發現有副作用。[25,26]

事實上，研究顯示阿洛酮糖能改善血糖控制，減少糖尿病進展的風險，並延緩體重增加，特別是對糖尿病患者。動物實驗中，阿洛酮糖已顯示可以保護胰臟的 β 細胞。[27]

然而，近期對阿洛酮糖的研究顯示，攝食阿洛酮糖十五分鐘後，胰島素會上升。[28] 同一篇研究也發現，使用阿洛酮糖可以控制血糖和體重，是因為荷爾蒙刺激腸道的類升糖素胜肽，時間長達兩小時，導致大腦迷走神經傳輸通道的產生食欲抑制作用（攝食中樞調節）。這是初步研究，還挺讓人興奮的。

吉米說

瑪麗亞・埃莫里奇非常推薦使用 Swerve，因為它完美地結合了赤藻糖醇和果寡糖，可用於烘焙或其他需要讓味道變甜的時候。

這種甜味劑做為定期、長期使用，是否真的「沒問題」，還有些問題要先釐清。抑制體重增加已經過研究證明；然而，因為胰島素上升，長時間使用是否會抑制減重？目前我們還沒有足夠的資訊。另外，阿洛酮糖很昂貴；寫書的這時候，它的價格是赤藻糖醇的兩倍，也是 Swerve 等混合甜味劑的兩倍。

我的建議

我從二〇〇五年開始進行生酮飲食，無論在個人經驗或臨床上，都發現烘焙時結合使用甜菊、果寡糖和赤藻糖醇，可以做出適當的質地，也不會有使用個別甜味劑時存在的餘味。在生酮飲食中使用這樣的組合，不會阻礙減重，也不會導致復胖，或是引起不利的代謝變化。本章所列的其他甜味劑則會限制你減重的效果，並引發明顯的胰島素反應。

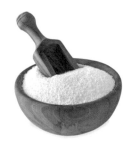

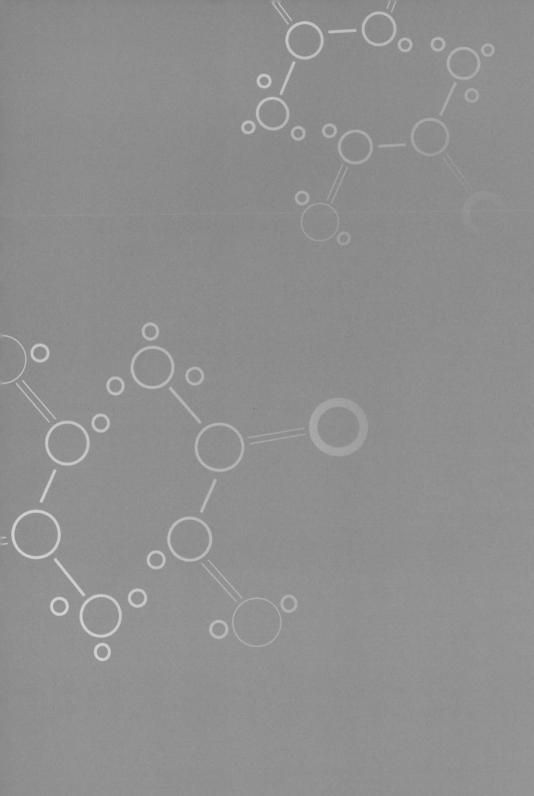

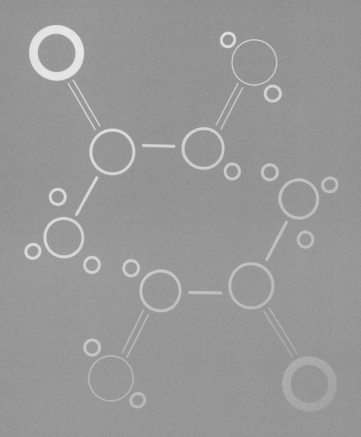

PART 3
食譜

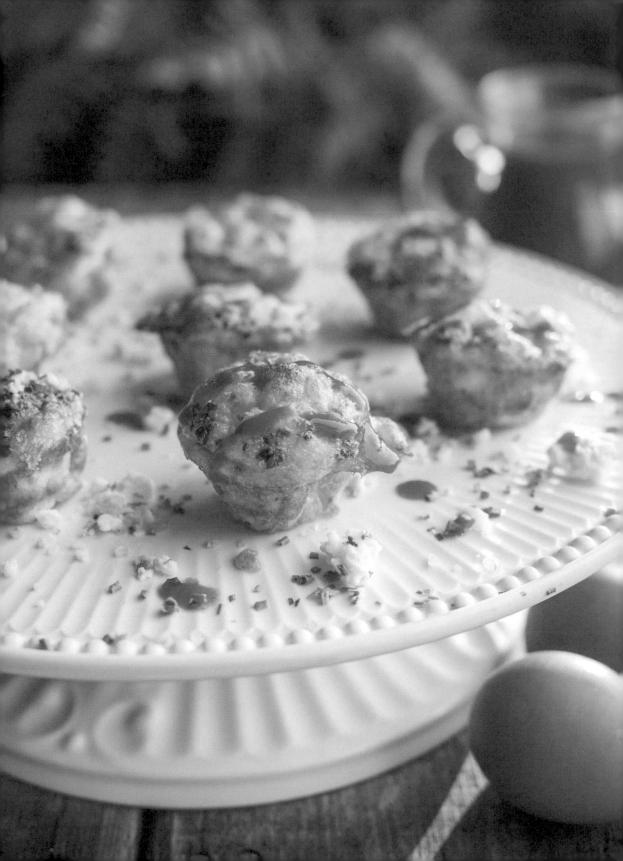

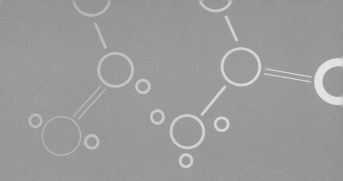

早餐

西班牙香腸蘆筍早餐

 分量：1 人份　**準備時間：**5 分鐘　**烹調時間：**10 分鐘

6 根蘆筍

1 ½ 茶匙酥油、豬油或椰子油

57 克墨式新鮮（生）豬肉香腸，去除腸衣

2 顆大雞蛋

¼ 茶匙細海鹽

⅛ 茶匙黑胡椒粉

1 ½ 茶匙切碎的新鮮香菜，裝飾用

1 削去蘆筍粗皮，切除較硬的莖部。

2 將酥油置入鑄鐵鍋中，以中火融化。加入香腸肉，約煮 4 分鐘，或是加熱到煮熟，烹煮時邊用湯匙將肉攪散。用漏勺取出香腸肉，剩下的油留置鍋中。

3 將蘆筍放到剛剛煎香腸肉的熱鍋，煎到外酥內軟，約 5 分鐘，視蘆筍的粗細而定。

4 將蛋打在蘆筍的兩側。撒上鹽和胡椒，將火調至中小火，將蛋白煮熟，但蛋黃不要熟。為了確保蛋的表面能均勻加熱，可用鍋中的油塗在蛋上，或是蓋上鍋蓋。

5 將蘆筍和蛋盛盤，放上香腸肉，以香菜裝飾。

營 養 資 訊		
每份	393 卡	脂肪 31 克
蛋白質 21 克	碳水化合物 5 克	纖維 1 克

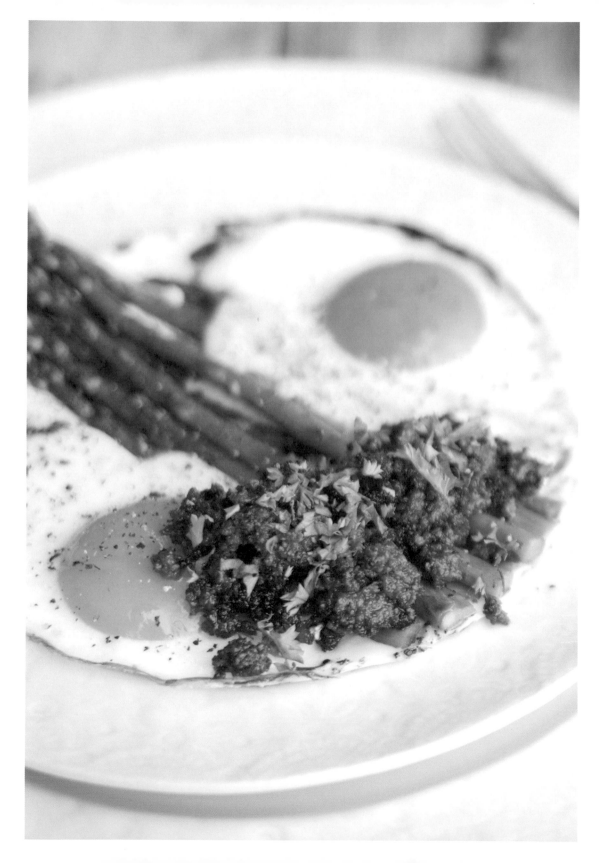

希臘烘蛋

可選　可選

分量：2 人份　**準備時間**：5 分鐘　**烹調時間**：7 分鐘

5 顆較大的蛋

1 杯去核的希臘橄欖（卡拉馬塔橄欖或綜合橄欖），可用整顆也可切碎，並準備多餘分量用於裝飾。

¼ 杯壓碎的菲達乳酪，可多準備一些，剩下的用於裝飾。

¼ 杯未加糖、未調味的腰果奶（若可以食用乳製品，可用高脂鮮奶油）

½ 茶匙細海鹽

½ 茶匙乾燥九層塔

¼ 茶匙乾燥奧勒岡葉

⅛ 茶匙黑胡椒粉

1 瓣大蒜，切碎

新鮮九層塔，切絲裝飾用

1　烤箱預熱到攝氏 190 度。

2　鑄鐵煎鍋抹油，以中小火加熱。

3　將蛋、橄欖、菲達乳酪、腰果奶、鹽、乾燥九層塔、奧勒岡葉、胡椒和大蒜放入大碗中，攪拌均勻。將拌好的蛋液倒入熱鍋中。邊煎邊攪拌，約 1 分鐘。

4　將煎鍋放進烤箱裡，烤 6 分鐘，或是直到蛋熟透。取出後以新鮮九層塔和多備的橄欖和菲達乳酪裝飾。

5　此餐點最好現做現吃，如果有剩餘，可以放進密封容器，置於冰箱可保存三天。重新加熱時，煎鍋抹油，用中火加熱幾分鐘，直到你喜歡的溫度。

營 養 資 訊		
每份	531 卡	脂肪 45 克
蛋白質 27 克	碳水化合物 9 克	纖維 6 克

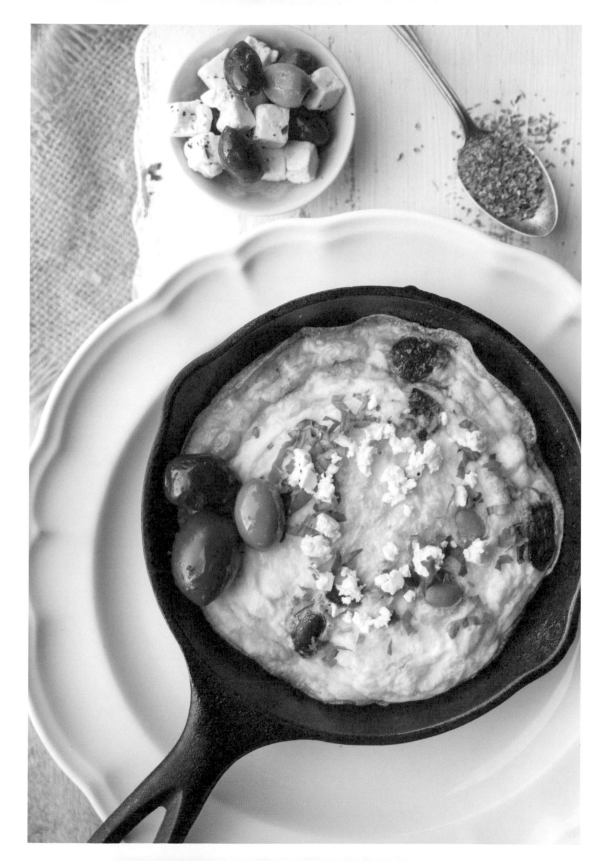

蘑菇瑞士煎蛋

可選

分量：2 人份　準備時間：5 分鐘　烹調時間：12 分鐘

一個加州聖摩尼加的客戶向我介紹她最喜歡的餐廳，蘿斯堤。它不只食物美味，還有個非常可愛的戶外小露台，上面裝飾了白色的飾燈，在樹上一閃一閃。她說，他們提供最好吃的早午餐，包括美味蘑菇蛋餐，和這道菜很相似。

3 湯匙無鹽奶油或酥油（不吃乳製品者可用酪梨油），多備一些澆淋用

1 杯切片蘑菇

¼ 杯薄片洋蔥

¾ 茶匙細海鹽

¾ 茶匙黑胡椒粉

6 顆大雞蛋

57 克羊奶乳酪，壓碎（不吃乳製品者可省略）

¼ 杯新鮮蝦夷蔥花，裝飾用

1　以 9 吋無柄煎鍋，用中火融化奶油。加入蘑菇、洋蔥和各 ¼ 茶匙的鹽和胡椒。拌炒，直到蘑菇變成金黃色、洋蔥變透明，約 6 分鐘。

2　蛋打入中碗，加入各 ½ 茶匙的鹽和胡椒攪拌。將羊奶乳酪倒入煎鍋，然後倒入蛋液，和羊奶乳酪一起攪拌，煮到邊緣略熟，但中心未熟，約 5 分鐘。拿一個大平盤覆蓋在煎鍋上，然後小心地翻轉煎鍋，讓煎蛋落入盤中。

3　將煎蛋未熟的一面滑入煎鍋，將中心煎熟，約 1 分鐘。將煎蛋盛盤，淋上融化的奶油或酥油，再以蔥花裝飾。

4　剩下的煎蛋放進密封容器，置於冰箱可存放三天。重新加熱時，煎鍋抹油，以中火加熱幾分鐘，直到你喜歡的溫度。

營 養 資 訊		
每份	463 卡	脂肪 38 克
蛋白質 26 克	碳水化合物 6 克	纖維 1 克

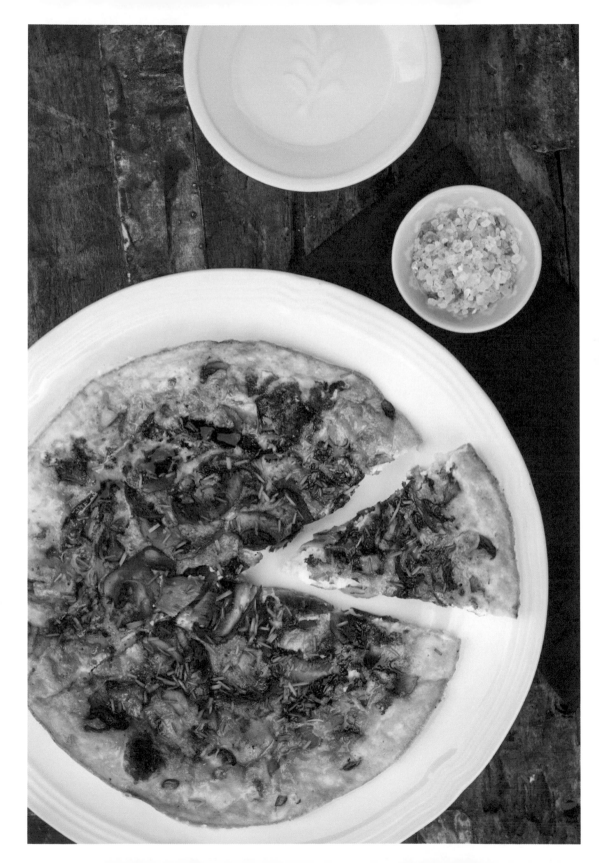

布法羅雞肉小瑪芬

可選

分量：24 個（每份 3 個）　**準備時間**：10 分鐘（不包括煮雞肉的時間）
烹調時間：10 分鐘

椰子油，塗鍋子用

24 顆大雞蛋

1 杯碎雞肉（見附註）

½ 杯壓碎的藍紋乳酪（約57 克，不吃乳製品者可省略）

2 湯匙溫熱的辣醬，多備一些澆淋用

2 湯匙新鮮蝦夷蔥花，可多準備一些，剩下的用於裝飾

1 茶匙細海鹽

1 茶匙黑胡椒粉

6 顆黃色櫻桃番茄，切成四半，裝飾用（可用可不用）

1　烤箱預熱到攝氏 160 度，將 24 格迷你瑪芬烤盤塗上油。

2　將蛋打入大碗中，加入雞肉、大部分的乳酪（留一些用來裝飾）、辣醬、蔥花、鹽和胡椒，然後攪拌均勻。

3　將蛋液倒入抹油的瑪芬烤盤，仔細填到四分之三滿。

4　烤到每個瑪芬的中央熟透，約 10 分鐘。放涼約 5 分鐘，然後用鋒利的刀子劃過每個瑪芬的邊緣，然後再將瑪芬倒出烤盤。

5　如果你使用櫻桃番茄，用牙籤將四分之一顆番茄固定在每個瑪芬上。每個瑪芬淋上辣醬，用細蔥花和藍紋碎乳酪裝飾，趁熱食用。

6　剩餘的瑪芬放進密封容器，置於冰箱可存放三天。重新加熱時放在有邊的烤盤上，放入預熱攝氏 160 度的烤箱內烤幾分鐘，直到你喜歡的溫度。

> **附註**：如果你手邊沒有吃剩的雞肉，可以在當地的市場購買有機烤雞，肉可以用來製作這道餐點，骨頭則留下來熬湯！

營養資訊		
每份	333 卡	脂肪 21 克
蛋白質 31 克	碳水化合物 2 克	纖維 0.3 克

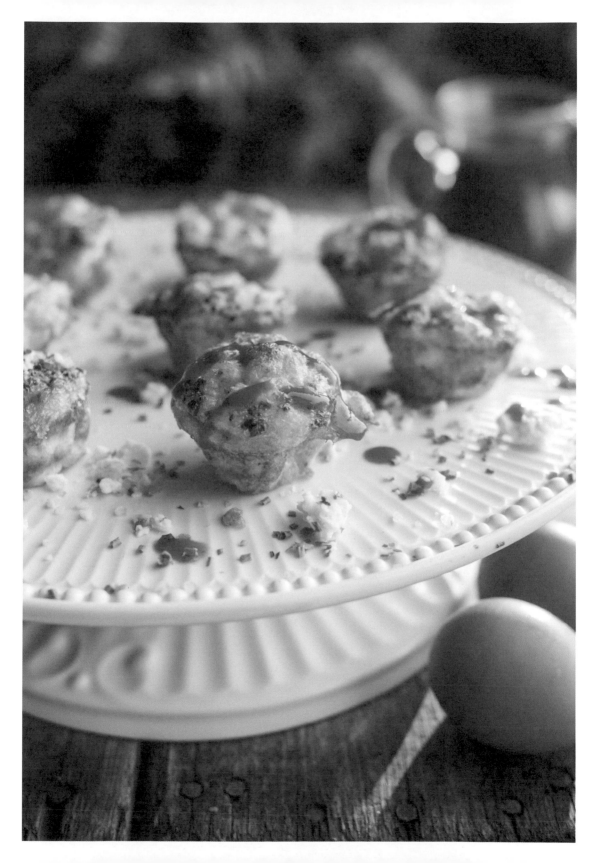

牛仔炒蛋

分量：1 份　**準備時間**：5 分鐘　**烹調時間**：8 分鐘

1 湯匙無鹽奶油或酥油（不吃乳製品者可用豬油）

¼ 杯紅甜椒丁和青椒丁

2 湯匙洋蔥丁

3 顆大雞蛋，打散

2 湯匙水

½ 茶匙細海鹽

⅛ 茶匙黑胡椒粉

2 湯匙切碎的重口味切達乳酪（不吃乳製品者可省略）

裝飾材料：

莎莎醬

酸奶油（不吃乳製品者可省略）

碎切的香菜葉

1 取鑄鐵煎鍋，用中火融化奶油。加入青、甜椒和洋蔥，拌炒 5 分鐘，或是炒到洋蔥變軟。

2 同時，將蛋、水、鹽和胡椒倒進碗裡，攪拌均勻。將蛋液倒入鍋中。

3 攪拌蛋液，直到半熟。加入乳酪，加熱到乳酪融化，炒到你喜歡的熟度。淋上莎莎醬、酸奶油，再以碎香菜葉裝飾。

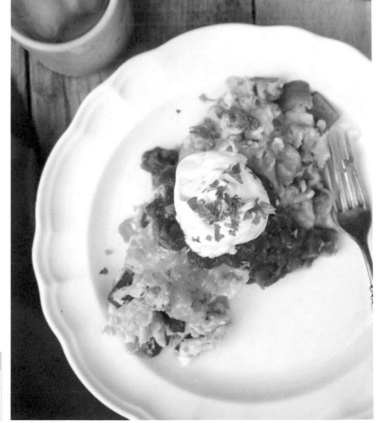

營 養 資 訊		
每份	432 卡	脂肪 34 克
蛋白質 23 克	碳水化合物 6 克	纖維 1 克

烤蛋

分量：4 份　準備時間：5 分鐘　烹調時間：15 分鐘

可選

4 茶匙融化的酥油或無鹽奶油
（不吃乳製品者可用豬油），
多準備一些用於小烤盤

8 顆大雞蛋

2 湯匙蝦夷蔥花

1 茶匙細海鹽

1 茶匙黑胡椒粉

1 烤箱預熱到攝氏 180 度，用酥油塗抹 4 盎司大小的小烤盤。

2 小心地將 2 顆大雞蛋打進小烤盤，不要打破蛋黃，均勻地用蔥花、鹽和胡椒調味。每個烤盤滴上 1 茶匙融化的酥油，將小烤盤放在有邊的烤盤中。

3 將烤盤放入烤箱中，烤到蛋白和蛋黃的邊緣變硬，但蛋黃中央未熟，約 15 分鐘。趁熱享用。

4 剩下的烤蛋保留在小烤盤裡，放進密封容器中，置於冰箱可保存三天。重新加熱時，將小烤盤放於預熱攝氏 180 度的烤箱，加熱幾分鐘，直到你喜歡的溫度。

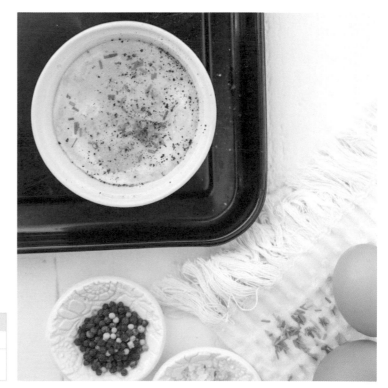

營養資訊		
每份	195 卡	脂肪 15 克
蛋白質 13 克	碳水化合物 1 克	纖維 0.2 克

香桃奶昔

分量：2 份　準備時間：15 分鐘

1 杯高脂鮮奶油（不吃乳製品者可用全脂椰奶）

1 杯濃的水蜜桃茶，放涼

57 克奶油乳酪（¼ 杯，不吃乳製品者可用 Kite Hill 牌奶油乳酪）

3 湯匙 Swerve 牌甜味劑或等量液體或粉末狀甜味劑

1 茶匙水蜜桃濃縮液

¼ 茶匙水蜜桃精（可用可不用）

¼ 茶匙細海鹽

1 杯碎冰

1 將所有材料放進攪拌機中，攪拌均勻，倒入兩只 250 毫升的杯子，即可享用。

2 如果不想立即享用整杯奶昔，取出你會馬上喝完的分量，加入冰塊打成奶昔，剩下的分量不要接觸冰塊，以免變得水分過多。剩餘材料放進密封容器，置於冰箱可保存三天，飲用前再加入冰塊攪拌。

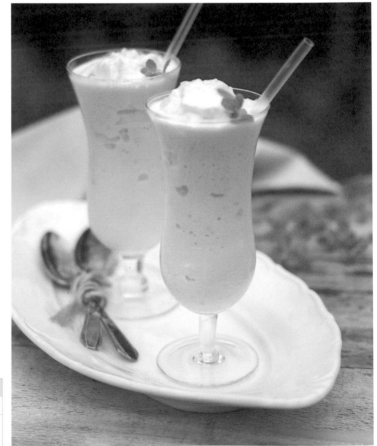

營養資訊		
每份	280 卡	脂肪 27 克
蛋白質 4 克	碳水化合物 3 克	纖維 0 克

火腿乳酪烘蛋

分量：8 人份　準備時間：5 分鐘　烹調時間：40 分鐘

6 顆大雞蛋

1 杯酸奶油

3/4 杯高脂鮮奶油（可食用堅果者可使用無糖未調味腰果奶）

1/2 茶匙細海鹽

1/4 茶匙黑胡椒鹽

1/4 茶匙肉豆蔻粉

2 杯火腿丁

1 杯切碎的重口味切達乳酪，可多準備一些，剩下的用於裝飾

2 茶匙乾燥蔥花

1 烤箱預熱攝氏 160 度，準備 30 公分乘 20 公分的砂鍋，塗上油。

2 將蛋、酸奶油、高脂鮮奶油、鹽、胡椒和肉豆蔻倒入大碗中，再倒入火腿丁和乳酪丁，攪拌均勻。將蛋液倒入抹了油的砂鍋，撒上乾燥蔥花，如果想要的話，可以再撒上多餘的乳酪。

3 烤 40 分鐘，或是直到中央熟透，搖晃時不會抖動。切之前放涼 10 分鐘。

4 剩餘烘蛋放進密封容器，置於冰箱可存放三天。重新加熱時，將烘蛋放在有邊的烤盤中，再放到預熱攝氏 180 度的烤箱中烤幾分鐘，直到你喜歡的溫度。

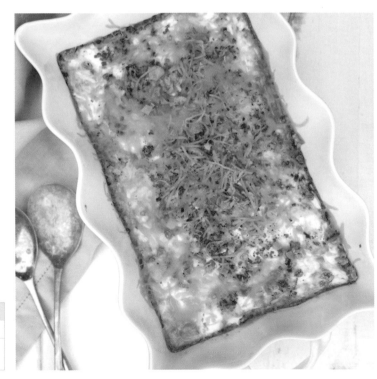

營 養 資 訊		
每份	252 卡	脂肪 18 克
蛋白質 21 克	碳水化合物 1 克	纖維 0.1 克

巧克力杏仁麥片

可選

分量：4 人份　**準備時間：**5 分鐘　**烹調時間：**7 分鐘

½ 杯香草乳清蛋白粉（不會對蛋敏感者可用蛋清蛋白粉）

¾ 杯去皮杏仁粉

¼ 杯無糖可可粉

¼ 杯 Swerve 牌甜味劑或等量液體或粉末狀甜味劑

¼ 茶匙蘇打粉

¼ 茶匙細海鹽

¼ 杯無糖天然杏仁醬

2 茶匙杏仁精

2 湯匙水（足以捏合麵糰）

無糖腰果奶，上菜時調味

1 烤箱預熱到攝氏 200 度，取有邊的烤盤，鋪上烘焙紙。

2 將蛋白粉、杏仁粉、可可粉、甜味劑、蘇打粉和鹽倒入中碗，攪拌均勻。

3 用奶油切刀或手指，將杏仁醬拌入上述混合粉末，直到形成豌豆大小或更小的顆粒。

4 加入杏仁精和水，攪拌至結塊。

5 將混合物捏成條狀鋪在烤盤上，每條約 0.6 公分厚，烘烤 7－10 分鐘，直到邊緣變成淺棕色。取出烤盤，混合物放涼後剝成小塊麥片狀。

6 食用時，將麥片加入無糖腰果奶。

7 剩餘麥片放進密封容器，置於冰箱可保存五天，放入冷凍庫可保存一個月。

營 養 資 訊		
每份	252 卡	脂肪 21 克
蛋白質 13 克	碳水化合物 5 克	纖維 2 克

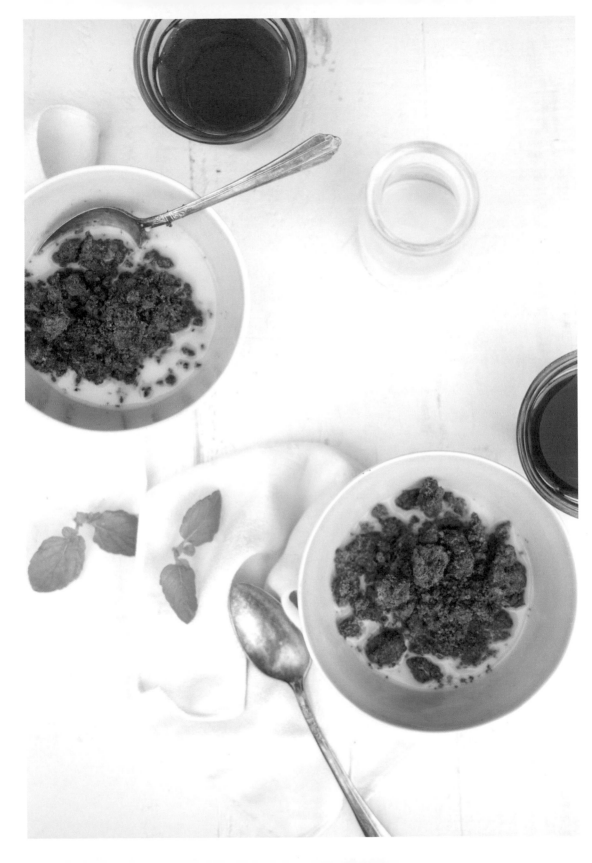

乳酪火腿蛋塔

 分量：6 人份（每份 2 個蛋塔） **準備時間：**10 分鐘 **烹調時間：**30 分鐘

4 杯紫甘藍或綠甘藍，切碎

2 ½ 湯匙融化的酥油或無鹽奶油，多備一些塗抹烤盤用

2 ½ 茶匙細海鹽

1 茶匙黑胡椒粉

⅔ 杯碎切達乳酪，再準備 ¼ 杯做裝飾用

12 顆大雞蛋

8 片火腿，切碎，或是

8 條切碎的熟培根

碎蝦夷蔥花或青蔥蔥花，裝飾用

1 烤箱預熱攝氏 180 度。準備 12 格標準大小瑪芬烤盤，仔細抹上油。

2 將碎甘藍、酥油、鹽、胡椒粉和 ⅔ 杯的碎切達乳酪放入碗中，攪拌均勻。將混合物倒入瑪芬烤盤，用手指捏成蛋塔狀，中間留凹洞。

3 烤至蛋塔皮邊緣變成金黃色，且乳酪融化，約 15 － 18 分鐘。取出烤盤。

4 將蛋打進碗中打散，加入少許鹽和胡椒調味。將蛋液等量倒入每個蛋塔皮中，然後均勻撒上火腿丁或培根丁，再鋪上一茶匙的切達乳酪。

5 烤至蛋全熟，約 13 － 16 分鐘。讓蛋塔放涼一些，再自烤盤中取出。趁溫熱享用。

6 剩餘蛋塔放進密封容器，置於冰箱可保存四天。重新加熱時，置於有邊烤盤，放入預熱攝氏 180 度的烤箱，約烤 5 分鐘，或烤到內外都溫熱。

營養資訊		
每份	257 卡	脂肪 18 克
蛋白質 19 克	碳水化合物 5 克	纖維 1 克

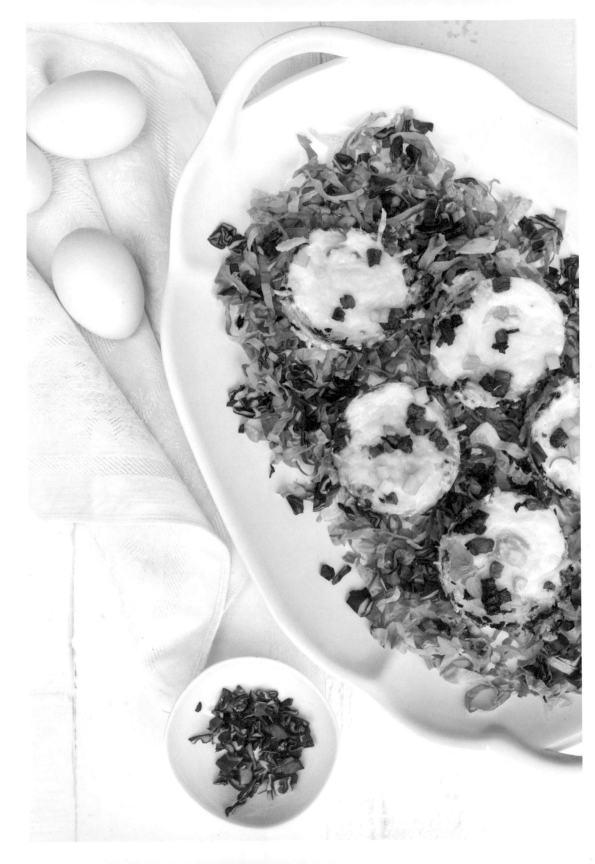

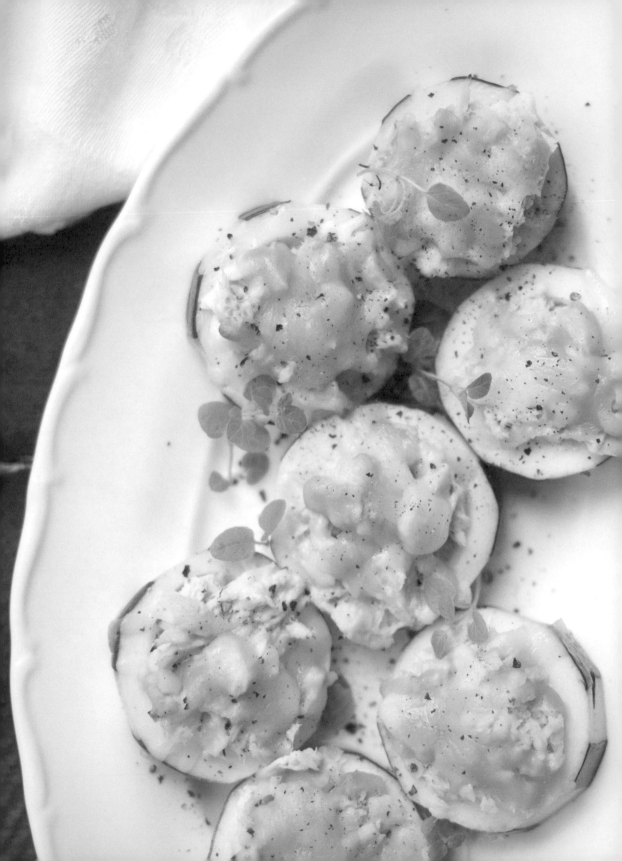

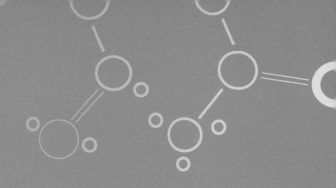

開胃菜及點心

酪梨魚丁沙拉

分量：8 份　**準備時間：**5 分鐘，以及 2 小時醃漬時間

450 克肉質扎實的白肉魚片，例如笛鯛或比目魚，切成 1 公分大小

½ 杯現擠萊姆汁

1 顆青椒，切丁

1 顆番茄，切丁

¼ 杯紅洋蔥丁

¼ 杯新鮮香菜，切碎

1–3 茶匙去籽、切碎的墨西哥辣椒，視你喜歡的辣度

3 瓣大蒜，切碎

¾ 茶匙細海鹽

½ 茶匙黑胡椒粉

4 滴橙油（可用可不用）

2 顆酪梨

炸豬皮，盛盤用（可用可不用）

萊姆丁，盛盤用（可用可不用）

1 將魚片放入 8 吋的方形砂鍋烤盤中，淋上萊姆汁，攪拌均勻。加入青椒、番茄、紅洋蔥丁、香菜、墨西哥辣椒、大蒜、鹽、黑胡椒和橙油。加蓋，放入冰箱 2 － 3 小時，直到魚肉從粉紅透明變成白色不透明。

2 在盛盤前，將酪梨切半，移除酪梨籽，將果肉切成 1.3 公分大小。從冰箱中拿出檸檬醃魚，輕輕地拌入酪梨。盛盤時可以加上炸豬皮和萊姆丁。

變化形：檸檬醃魚酪梨船

如果只做4人份，可以做成檸檬醃魚酪梨船。做法是：完成第一步驟，但酪梨不要切丁和魚片攪拌，只要把它切半，然後移除果核。半顆的酪梨底部切下一小片，讓底部形成一個平面（讓「船」不會搖晃）。在每個酪梨船裡淋上萊姆汁和鹽，再將檸檬醃魚片裝進船裡。注意，每份的熱量、脂肪、蛋白質、碳水化合物和纖維都會加倍。

營 養 資 訊		
每份	164 卡	脂肪 9 克
蛋白質 14 克	碳水化合物 8 克	纖維 4 克

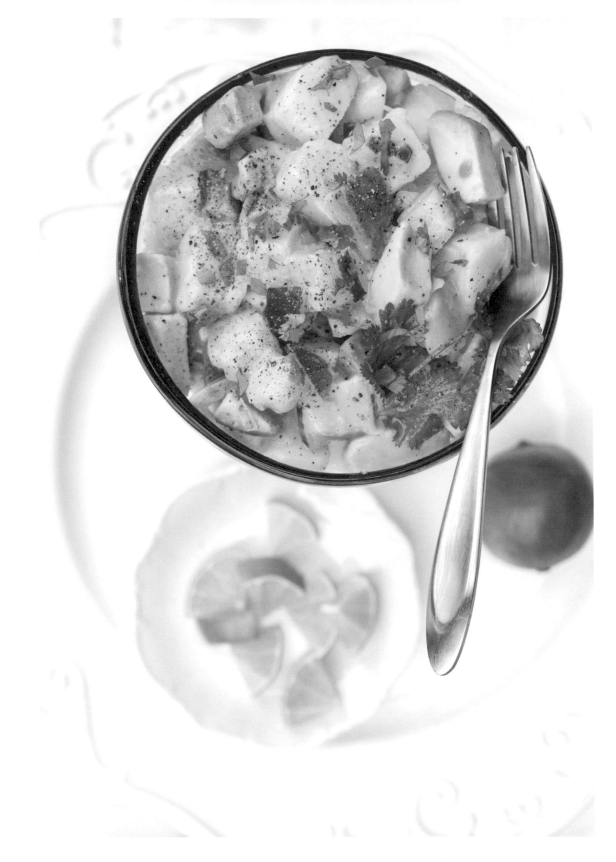

櫛瓜鮪魚沙拉

可選

分量：4 人份　**準備時間**：5 分鐘　**烹調時間**：15 分鐘

1 根中等大小的櫛瓜（約 30 公分長）

1 罐（200 克）水煮鮪魚，將水倒掉

3 湯匙美乃滋

細海鹽和黑胡椒粉

½ 杯切碎的重口味切達乳酪或蒙特利傑克乳酪（不吃乳製品者可省略）

裝飾用：

現磨黑胡椒

新鮮香草

1 烤箱預熱到攝氏 190 度。

2 為了盛盤漂亮（非必要），可將櫛瓜皮切出條狀花紋，每隔 0.6 公分留下一段綠皮。

3 櫛瓜切段，厚度約 1.3 公分，用小湯匙挖除每片櫛瓜中的籽。

4 鮪魚和美乃滋放入碗中，攪拌均勻，然後以鹽和胡椒調味。

5 將櫛瓜除籽的一面朝上，放到有邊的烤盤上，填入鮪魚沙拉，再覆上乳酪。烤 15 分鐘，或是直到櫛瓜變得鬆軟，乳酪融化。

6 取出櫛瓜，用現磨黑胡椒粉和香草裝飾。

7 剩下的沙拉放進密封容器，置於冰箱可存放三天。重新加熱時，將沙拉放在有邊的烤盤中，再放到預熱攝氏 180 度的烤箱中烤幾分鐘，直到你喜歡的溫度。

營 養 資 訊		
每份	228 卡	脂肪 16 克
蛋白質 19 克	碳水化合物 2 克	纖維 1 克

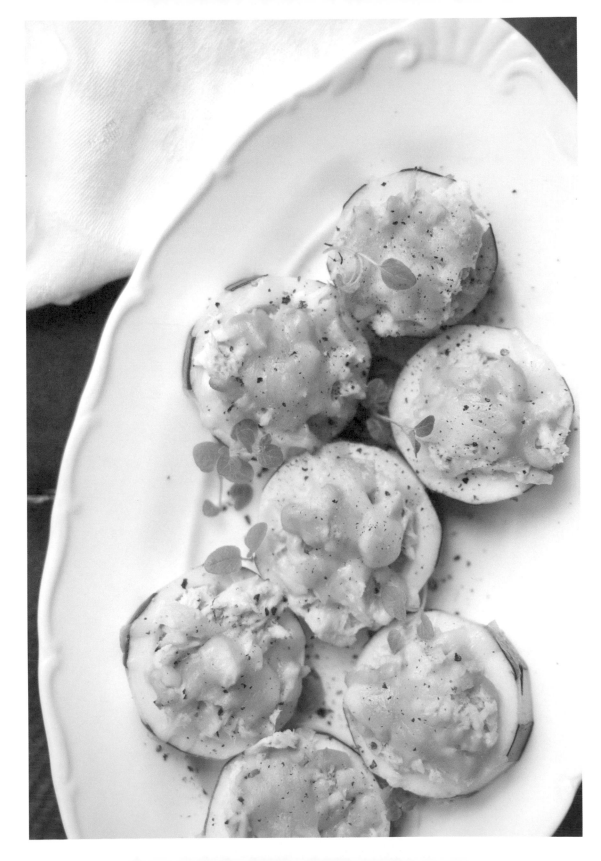

培根干貝

可選

分量：4 人份　**準備時間：**5 分鐘，以及 30 分鐘醃漬時間　**烹調時間：**20 分鐘

紅龍蝦（Red Lobster）有道非常好吃的開胃菜：美味的干貝先用大量奶油醃漬，再用煙燻培根包裹。誰不愛呢？這是那道菜的生酮版本。

½ 杯融化的無鹽奶油或酥油（不吃乳製品者可用酪梨油）

3 茶匙現榨檸檬汁

½ 茶匙辣椒

½ 茶匙細海鹽

225 克干貝

150 克培根，對半橫切

蝦夷蔥丁，裝飾用（可用可不用）

萊姆片或萊姆丁，盛盤用（可用可不用）

1 使用淺盤，拌勻融化奶油、檸檬汁、辣椒和鹽。放入干貝，每一面都沾勻醃汁；覆上蓋子，放入冰箱醃製至少 30 分鐘。

2 烤箱預熱至攝氏 200 度。

3 自醃汁中取出干貝，用切片的培根捲起干貝，培根尾端用牙籤固定。將干貝放進烤盤，烘烤 10 分鐘。

4 干貝翻面，再烤 8－10 分鐘，直到培根烤熟，干貝也不再透明。以蔥丁裝飾，盛盤時可再加上萊姆丁。

5 剩下的干貝放進密封容器，置於冰箱可存放三天。重新加熱時，將干貝放在有邊的烤盤中，再放到預熱攝氏 200 度的烤箱中烤幾分鐘，直到你喜歡的溫度。

營 養 資 訊		
每份	429 卡	脂肪 42 克
蛋白質 13 克	碳水化合物 1 克	纖維 0.1 克

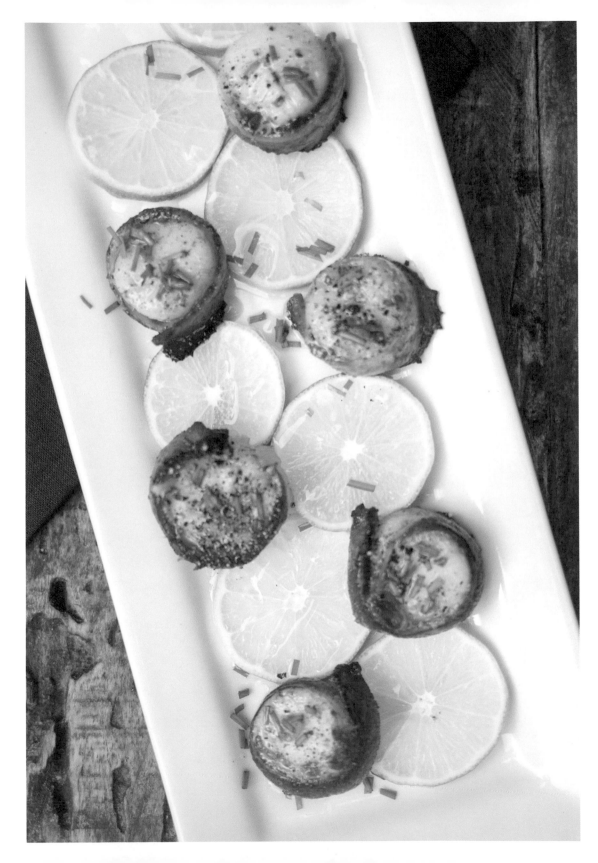

鮭魚卷

分量：12 人份　**準備時間**：20 分鐘，以及放涼時間　**烹調時間**：35 分鐘

½ 杯洋蔥丁

½ 杯紅椒丁

1 顆檸檬或萊姆榨汁

1 瓣大蒜，壓成蒜泥

¼ 茶匙紅辣椒，可多準備一些，剩下的用於裝飾

¼ 茶匙乾百里香葉

¼ 茶匙紅辣椒粉

2 顆大雞蛋

¼ 杯山葵芥末

1 湯匙的美乃滋

1 杯帕瑪森乾酪粉（見小技巧）

1 罐（約410克）鮭魚，將水倒掉（見附註）

新鮮香草，例如香菜或香芹，裝飾用

1 到 2 顆紅椒，切成一口大小的丁狀，或是 1 份生酮餅乾（第182 頁），盛盤用

1　烤箱預熱攝氏 180 度。

2　將洋蔥、紅椒、檸檬汁、大蒜、辛香料、蛋、山葵芥末、美乃滋和乳酪粉，放入中碗裡，攪拌均勻，再放入鮭魚，同樣攪拌均勻。

3　將拌好的鮭魚放在烘焙紙上，然後捲成約 8 公分長的棍狀，撒上辣椒粉。烘焙紙的兩端捲起固定，然後將鮭魚卷放在有邊的烤盤上。

4　烤 35 分鐘，直到鮭魚卷變硬。從烤箱中取出，放涼至室溫，然後放進冰箱，至少 30 分鐘。盛盤時用新鮮香草、紅椒丁或生酮餅乾裝飾。

5　剩下的鮭魚卷放進密封容器，置於冰箱可存放三天。

> **附註**：用罐裝鮪魚製作這道料理也很美味，如果使用鮪魚，要確定買的是水煮鮪魚，以免食入次級油。

> **小技巧：如何製作帕瑪森乾酪粉**
> 帕瑪森乾酪粉只是將帕瑪森乾酪磨成輕盈、蓬鬆的粉狀，超級市場的乳酪櫃可以買到新鮮預磨的帕瑪森乾酪粉，通常也有粉狀質地，是很方便的選項。
> 如果要在家製作乾酪粉，可以用食物處理器或香料研磨器，將乾酪磨到蓬鬆的粉狀。

營養資訊		
每份	99 卡	脂肪 5 克
蛋白質 11 克	碳水化合物 2 克	纖維 1 克

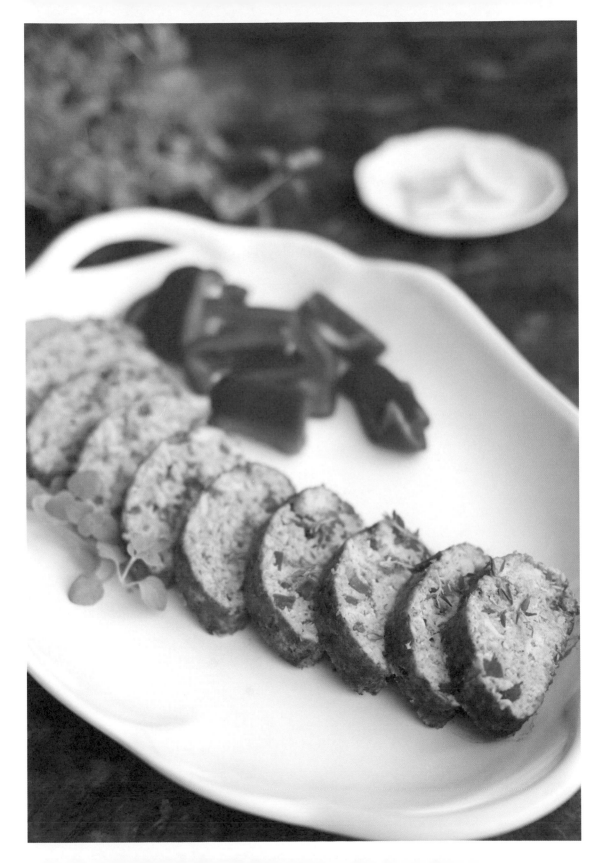

生酮餅乾

1 ½ 杯磨碎的硬質乳酪，例如陳年高達乳酪或帕瑪森乾酪

1 ½ 杯去皮杏仁粉

¼ 茶匙細海鹽

3 湯匙牛肉高湯或水

¼ 杯新鮮迷迭香葉，切碎（可用可不用）

1 烤箱預熱到攝氏 180 度。

2 將乳酪、杏仁粉和鹽放入食物處理機，攪拌均勻。

3 再加入一茶匙的高湯，然後攪拌；一次一茶匙地加入高湯，分次攪拌，直到食材凝結成一個結實的粉糰。（應該不需 3 茶匙的高湯就足夠。）

4 烘焙紙抹油，放上粉糰，再覆上另一張抹油的烘焙紙。將粉糰壓成扁平狀，厚約 3 公釐。移除烘焙紙。如果使用迷迭香葉，將葉末撒在粉糰上，然後用手掌壓入粉糰中。

5 使用披薩刀或刀片將粉糰切成四方形，長寬約 3 公分，然後將烘焙紙連同餅乾放到烤盤上。

6 烤 25 分鐘，或是烤到餅乾呈現淺棕色。如果餅乾還是鬆軟，沿切割線掰開餅乾，然後分散於烤盤上，餅乾之間要留空間。再烤 5 分鐘。

7 剩餘的餅乾放進密封容器，置於冰箱可存放一週。

變化形：甜肉桂生酮餅乾

如果想做甜餅乾，在第二步驟拌粉糰時，加入 1 茶匙的肉桂粉，第三步驟時用水代替高湯。在第二步驟加入 ¼ 杯的 Swerve 牌甜味劑或等量甜味劑粉，或是在第三步驟的粉糰中加入等量的液體甜味劑。可省略迷迭香配料。

營 養 資 訊		
每份	121 卡	脂肪 10 克
蛋白質 7 克	碳水化合物 3 克	纖維 2 克

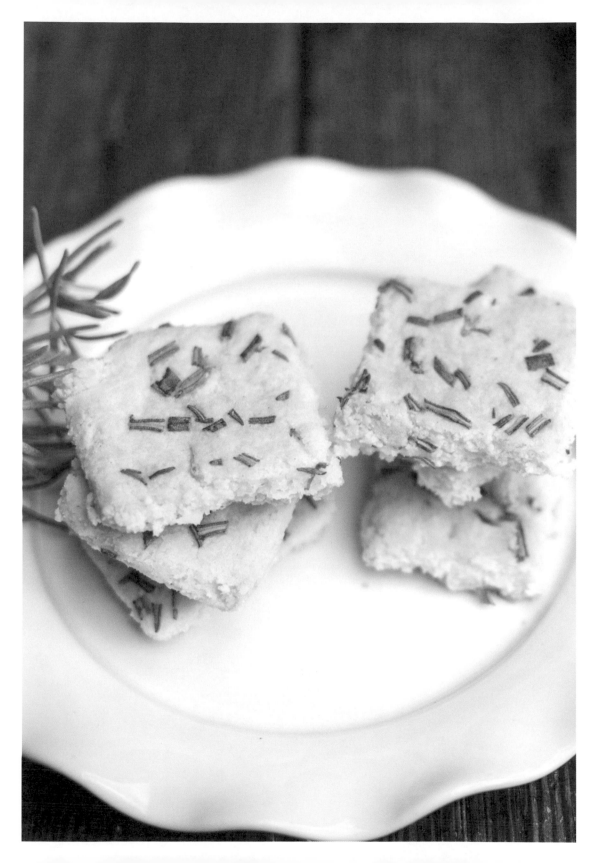

醃黃瓜沾醬

分量：12 份　　**準備時間**：5 分鐘

2 包（約 225 克）奶油乳酪，
軟化

225 克煙燻牛肉，切碎

1 杯蒔蘿醃黃瓜，切丁

2 湯匙蒔蘿醃黃瓜罐裡的湯汁

細海鹽和黑胡椒粉

配餐建議：

甜椒或小黃瓜切片

醃黃瓜

鹽醃牛肉或煙燻牛肉片（用來
包醬）

1　將放軟的奶油乳酪放進中等大小的碗中。加入切碎的
　　煙燻牛肉、醃黃瓜和湯汁，攪拌均勻，以鹽和胡椒調
　　味。

2　盛盤時可選用杓子或包裹的食材。

3　剩下的沾醬倒進密封容器，置於冰箱可存放三天。

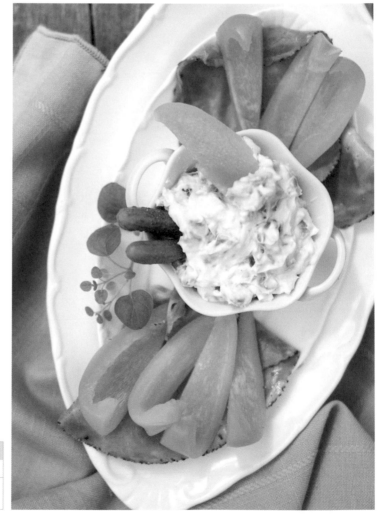

營 養 資 訊		
每份	161 卡	脂肪 13 克
蛋白質 7 克	碳水化合物 1 克	纖維 0 克

生酮豆泥

分量：4 人份　**準備時間：**5 分鐘

1 根（約30公分）櫛瓜，去皮、
去籽，切成塊狀

½ 杯芝麻醬

1 瓣大蒜，切碎

2 湯匙酪梨油、夏威夷果油或特
級初榨橄欖油，多備一些澆淋
用

2 湯匙現榨萊姆或檸檬汁

1 茶匙孜然粉

1 茶匙煙燻紅椒粉，可多準備一
些，剩下的用於裝飾

1 茶匙細海鹽

現磨黑胡椒，裝飾用

紅椒片，裝飾用

乾燥蝦夷蔥，裝飾用

配餐建議：

炸豬皮

甜椒片

小黃瓜片

1 將所有材料放進攪拌機中，攪拌均勻，試味道，並依
喜好調味。

2 將鷹嘴豆泥盛盤，淋上油、撒上紅椒辣、現磨胡椒粉、
紅椒片和乾蔥花。盛盤時可再加上炸豬皮、甜椒片和
小黃瓜片。

3 剩下的鷹嘴豆泥倒入密封容器，放入冰箱可存放三
天。

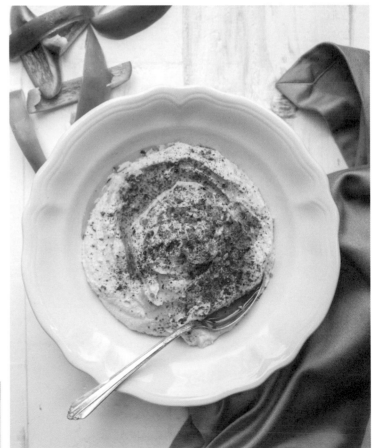

營 養 資 訊		
每份	217 卡	脂肪 19 克
蛋白質 8 克	碳水化合物 10 克	纖維 6 克

南瓜派鷹嘴豆泥

這份甜鷹嘴豆泥很適合搭配甜肉桂生酮餅乾（第 182 頁）。

1 根（約 30 公分）櫛瓜，去皮、去籽，切成塊狀

½ 杯芝麻醬

½ 杯南瓜，壓成泥

⅓ 杯 Swerve 牌甜味劑或等量液體或粉末狀甜味劑

2 茶匙酪梨油、夏威夷果油或特級初榨橄欖油，多備一些澆淋用

2 茶匙南瓜派香料

2 根香草豆（約20公分長）刮下的香草籽，或是 2 茶匙香草精

½ 茶匙細海鹽

肉桂粉，裝飾用

1 將所有材料倒進果汁機或食物處理機，攪拌均勻。試味道，並依喜好調味。

2 將鷹嘴豆泥盛盤，淋上油、撒上肉桂粉。

3 剩下的鷹嘴豆泥倒入密封容器，放入冰箱可存放三天。

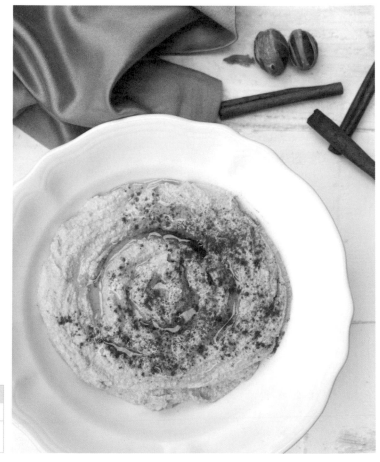

營養資訊		
每份	286 卡	脂肪 24 克
蛋白質 8 克	碳水化合物 14 克	纖維 9 克

迷你披薩

分量：4 人份　**準備時間**：5 分鐘　**烹調時間**：8 分鐘

1 包（225 克）加拿大培根

1 杯披薩醬（見附註）

1杯磨碎的莫札瑞拉乳酪

1 烤箱預熱到攝氏 190 度，烤盤鋪上烘焙紙。

2 將 8 片加拿大培根放到烤盤上。培根不要相疊，但可以接連擺放。每片加拿大培根上各塗 2 茶匙的披薩醬，再抹上 2 茶匙的莫札瑞拉乳酪。

3 烤 8 分鐘，或是烤到乳酪融化。自烤箱中取出享用！

4 剩下的披薩放進密封容器，置於冰箱可存放三天。重新加熱時放在有邊的烤盤上，放入預熱攝氏 190 度的烤箱內烤幾分鐘，直到你喜歡的溫度。

附註：買披薩醬時，要檢查成分是否添加糖類或不健康的油脂，例如黃豆、食用菜籽油或蔬菜油。

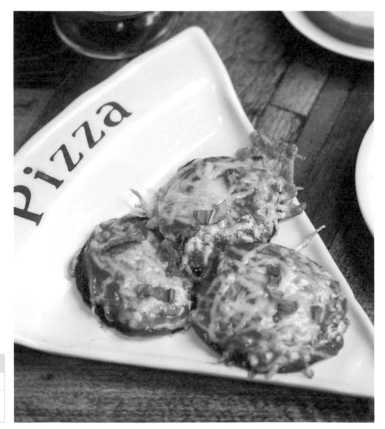

營 養 資 訊		
每份	167 卡	脂肪 10 克
蛋白質 16 克	碳水化合物 3 克	纖維 1 克

披薩惡魔蛋

 分量：24 顆惡魔蛋（每份 3 顆） **準備時間：**5 分鐘 **烹調時間：**11 分鐘

12 顆大雞蛋

1 杯美乃滋

1 茶匙的披薩醬

2 茶匙的義式香料粉，可多準備一些，剩下的用於裝飾

½ 茶匙紅椒片，可多準備一些，剩下的用於裝飾

½ 茶匙細海鹽

義式小香腸片，裝飾用

1 將全蛋放進大平底鍋，倒水，直到蓋過蛋。將水煮沸，然後立刻蓋上鍋蓋並熄火，讓蛋留置熱水中 11 分鐘。蛋煮好後，倒掉熱水，用冷水沖洗雞蛋 1－2 分鐘，不讓雞蛋繼續熟成。

2 剝掉蛋殼，自長邊切半。挖出蛋黃，將蛋黃放進食物處理器中，攪拌直到變成蛋黃泥。

3 加入美乃滋、披薩醬、義式香料粉、紅椒片和鹽，攪拌均勻，將蛋黃泥填進蛋白裡。每個蛋用小香腸片、義式香料粉和紅椒片裝飾。

4 剩下的惡魔蛋放進密封容器，置於冰箱可存放三天。

> **忙碌家庭小技巧：**我冰箱裡總是存放一打水煮蛋。我兒子喜歡到廚房裡幫忙，剝蛋殼是他們不需要長時間注意力就能做的工作，也讓我能準備其他食物。

營 養 資 訊		
每份	291 卡	脂肪 27 克
蛋白質 9 克	碳水化合物 0.5 克	纖維 0 克

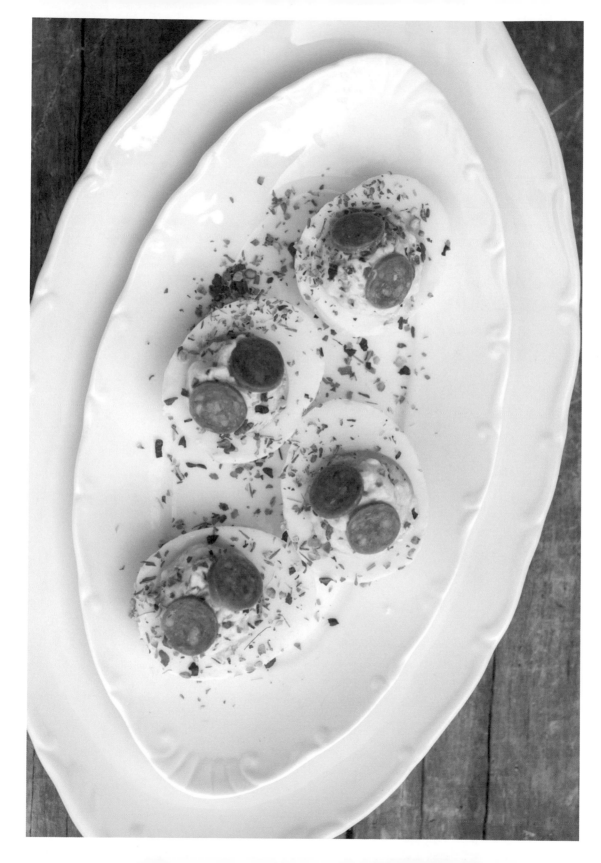

希臘生酮炸彈

 分量： 16 顆脂肪炸彈（每份 2 顆）　**準備時間：** 5 分鐘，以及一整晚的放涼時間

1 份（約225克）奶油乳酪，放軟

1 杯黑橄欖丁

¼ 杯壓碎的菲達乳酪

3 湯匙的希臘沙拉調味醬，可多準備一些，剩下的用於裝飾（可用可不用，見附註）

1 茶匙希臘沙拉調味醬

1 杯切碎的義式香腸

小黃瓜片，盛盤用（可用可不用）

1 將奶油乳酪、橄欖、菲達乳酪和希臘調味醬放進中碗，攪拌均勻。用保鮮膜蓋住碗，或是把混合物倒進密封容器裡，在冰箱裡放一晚。

2 從冰箱裡拿出碗，每 2 湯匙混合物做成 1 顆高爾夫球大小的丸子，裹上切碎的義式香腸，盛盤。重複剛剛的步驟，做出 16 顆脂肪炸彈。

3 上菜時，淋上多餘的希臘調味醬，也可搭配黃瓜片。

4 剩下的脂肪炸彈放進密封容器，置於冰箱可存放三天。

> **附註：** 購買希臘調味醬時，請看清它是否不含糖或醬油。我偏好的品牌是 Primal Kitchen。

營 養 資 訊		
每份	271 卡	脂肪 24 克
蛋白質 11 克	碳水化合物 2 克	纖維 1 克

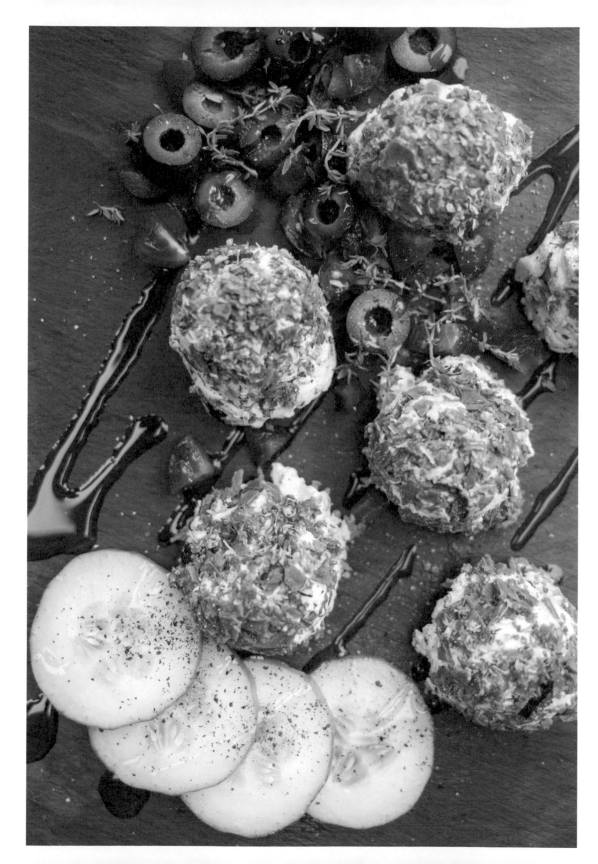

番茄九層塔生酮炸彈

可選

分量：16 顆脂肪炸彈（每份 2 顆） **準備時間：**5 分鐘，以及一整晚的放涼時間

1 份（約225克）奶油乳酪（不吃乳製品者可選擇 Kite Hill 牌奶油乳酪），放軟

¼ 杯帕瑪森乾酪粉（見第180頁附註；不吃乳製品者可用營養酵母）

¼ 杯義式番茄醬（無糖）

2 湯匙切碎的新鮮九層塔葉

小番茄片，裝飾用

新鮮九層塔葉，裝飾用

1 將奶油乳酪、帕瑪森乾酪粉、義式番茄醬和九層塔放進碗中，攪拌均勻。用保鮮膜蓋住碗，或是把混合物倒進密封容器裡，在冰箱裡放一晚。

2 從冰箱裡拿出碗，將 2 湯匙混合物做成高爾夫球大小的丸子，盛盤。重複剛剛的步驟，做出16顆脂肪炸彈。用番茄片和九層塔葉裝飾。

3 剩下的脂肪炸彈放進密封容器，置於冰箱可存放三天。

營 養 資 訊		
每份	116 卡	脂肪 10 克
蛋白質 3 克	碳水化合物 1 克	纖維 0.1 克

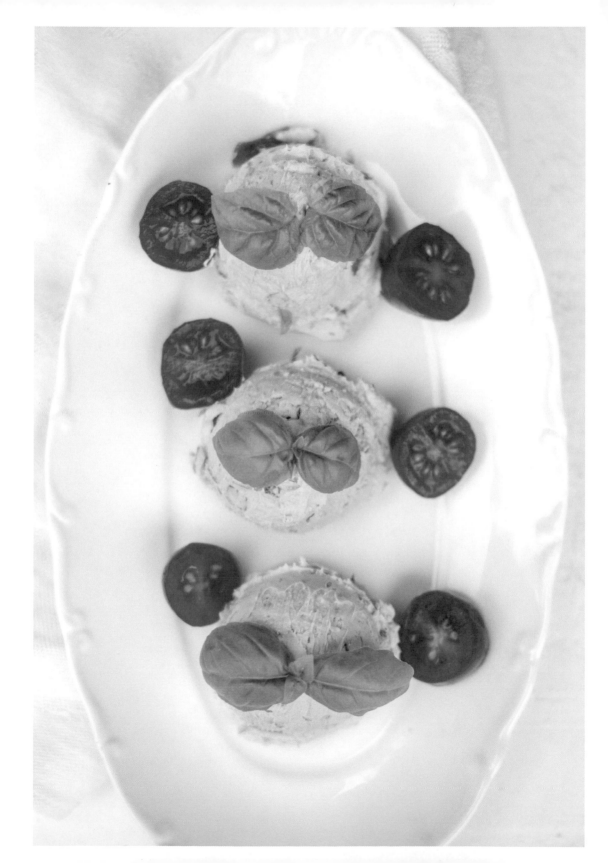

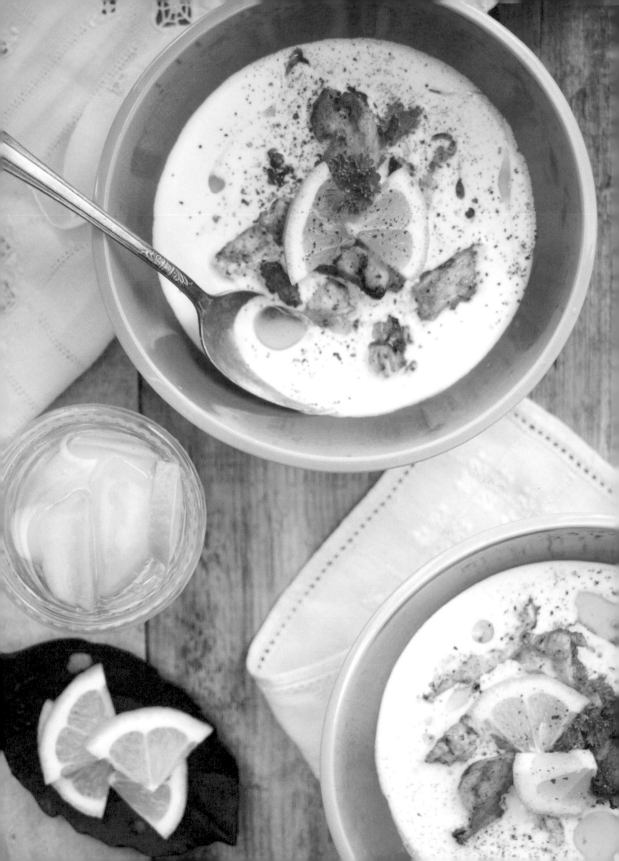

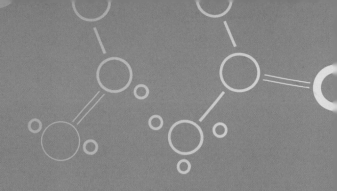

湯、沙拉和配菜

蘑菇乳酪漢堡湯

 分量：4 人份　準備時間：6 分鐘　烹調時間：15 分鐘

如果我告訴你，買牛肉時叫肉販把肉全都做成絞肉呢？就連珍貴的牛排也絞成肉末！比起牛排，我們更喜歡漢堡。每次我做牛排時，孩子都會抱怨，為什麼非要牛排不可？我也不想吃牛排，我想吃漢堡、肉醬漢堡、蛋黃麵條千層麵、生酮義大利麵、古辣椒醬、墨西哥肉卷……所有你說得出來的。牛絞肉和鹿絞肉就是王道！

2 湯匙無鹽奶油、酥油或豬油

½ 杯洋蔥丁

1¼ 杯蘑菇切片

450 克牛絞肉（見附註）

1 茶匙細海鹽

½ 茶匙黑胡椒粉

110 克奶油乳酪（½ 杯）

½ 杯切碎的瑞士乳酪，可多準備一些，剩下的用於裝飾

3 杯牛肉高湯

融化的奶油或酥油，最後澆淋用

現磨黑胡椒，裝飾用

1　將奶油置入湯鍋中，以中火融化。加入洋蔥和蘑菇，拌炒 5 分鐘，或是炒到洋蔥變成半透明。

2　加入牛肉、鹽和胡椒，把絞肉炒散，拌炒約 5 分鐘，或是炒到肉熟透，不再呈現粉紅色。

3　同時將奶油乳酪、碎瑞士乳酪及高湯倒入攪拌機中，攪拌均勻。將高湯混合物倒入作法 2 肉已煮熟的鍋中，加熱 5 分鐘，或直到溫熱，但不要沸滾。

4　將湯品倒入碗中，撒上碎瑞士乳酪、澆淋融化的酥油和現磨的黑胡椒。

5　剩下的湯倒入密封容器，放入冰箱可存放三天。重新加熱時用平底鍋以中火加熱幾分鐘，直到你喜好的溫度。

> 附註：我喜歡鹿肉，所以除了牛絞肉外，我們冰箱裡也常有鹿絞肉，這份食譜也很適合鹿絞肉，這本書裡的任何食譜都適合鹿絞肉。試試看吧！

營養資訊		
每份	517 卡	脂肪 42 克
蛋白質 28 克	碳水化合物 5 克	纖維 1 克

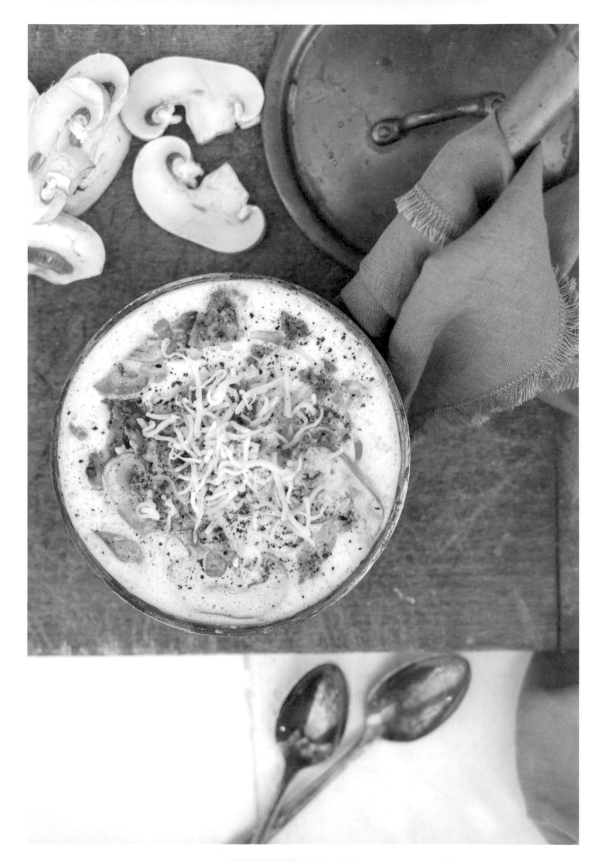

花椰菜湯

分量：6 人份　**準備時間：**12 分鐘　**烹調時間：**15 分鐘

2 湯匙無鹽奶油

½ 杯洋蔥丁

3 大瓣大蒜，切碎

6 杯雞湯

5 杯綠花椰菜，可多準備一些，剩下的用於裝飾

1 茶匙的細海鹽

1 顆酪梨，剝皮去核

¾ 杯高脂鮮奶油

½ 杯酸奶油

1　將奶油置入湯鍋中，以中火融化。加入洋蔥、大蒜，拌炒至軟化透明，大約 3 分鐘。

2　加入雞湯、花椰菜和鹽，煮滾。滾後轉小火，蓋上蓋子，燜到花椰菜軟化，大約 12 分鐘。

3　將酪梨加入湯中，利用攪拌棒將湯拌勻。（如果利用攪拌機，就要分次處理：將 ¼ 顆的酪梨和 ¼ 的湯放進攪拌機，然後攪拌至滑順均勻，重複這個動作，再將拌勻的湯倒回鍋中。）

4　倒入高脂鮮奶油和酸奶油攪拌，以小火加熱直到溫熱。試味道，並依喜好調味。

5　在每一碗湯的中央以青花椰菜裝飾。

6　剩下的湯倒進密封容器，置於冰箱可存放三天。重新加熱時用平底鍋以中火加熱幾分鐘，直到你喜好的溫度。

營 養 資 訊		
每份	331 卡	脂肪 30 克
蛋白質 7 克	碳水化合物 11 克	纖維 5 克

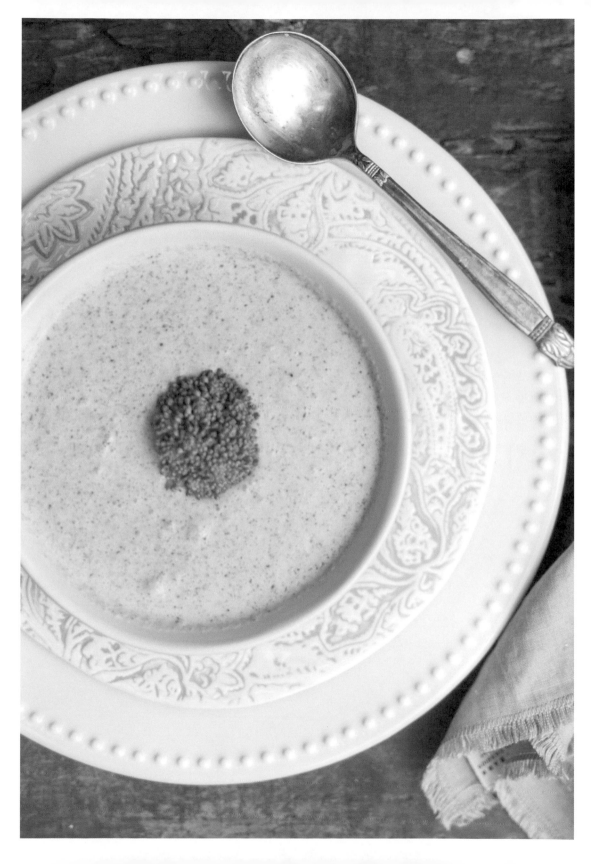

法式沾湯

可選

分量： 8 人份　**準備時間：** 15 分鐘
烹調時間： 10 分鐘，再以燉鍋烹調 6－8 小時

1/4 杯（½ 根）無鹽奶油（不吃乳製品者可用椰子油）

1 杯洋蔥丁

3 瓣大蒜，切碎

900 克無骨沙朗牛排，切成2.5公分大小的肉丁

1 茶匙細海鹽

¾ 茶匙黑胡椒粉

6 杯牛肉高湯

1 茶匙魚露（可用可不用）

2 杯蘑菇切片

1 顆青椒，切成細條

¼ 茶匙紅辣椒粉

1 杯切碎的帕芙隆乳酪（不吃乳製品者可省略）

1　將奶油置入大平底鍋，以中大火加熱。放入洋蔥和大蒜煮軟，約 3－5 分鐘。使用漏勺將洋蔥和大蒜撈到 4 公升燉鍋裡，剩下的奶油留在平底鍋上。

2　用鹽和胡椒塗抹牛排丁的每一面調味，用煮洋蔥的平底鍋，以中大火將牛排丁的每一面煎至呈暗金黃色。

3　將牛排、高湯、魚露（如果有使用）、蘑菇、青椒和紅辣椒，放進燉鍋裡。蓋上蓋子，以小火慢燉 6－8 小時，或是直到肉變得軟爛。

4　上菜前，將爐子預熱至攝氏 200 度，將湯舀至耐熱碗內，放進有邊的烤盤中。每一碗湯撒上切碎的帕芙隆乳酪，烤 4 分鐘，或是直到乳酪融化起泡。

5　剩下的湯倒入密封容器，放入冰箱可存放三天。重新加熱時用平底鍋以中火加熱幾分鐘，直到你喜好的溫度。

營　養　資　訊		
每份	252 卡	脂肪 18 克
蛋白質 18 克	碳水化合物 4 克	纖維 1 克

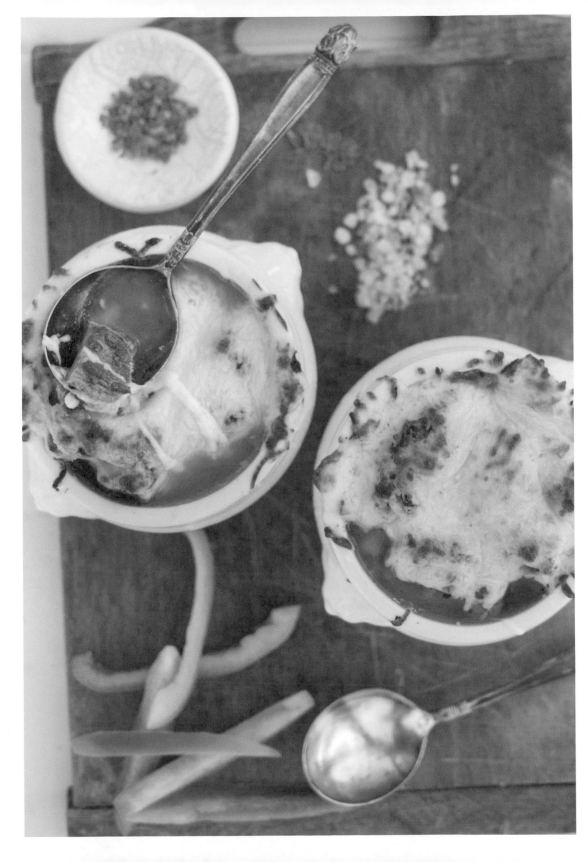

培根蝦濃湯

可選

分量：6 人份　**準備時間**：8 分鐘　**烹調時間**：20 分鐘

6 片培根切丁

1 杯韭蔥末（包括白色和綠色部分）

450 克大蝦，剝殼去腸泥

1 茶匙 Old bay 海鮮調味粉

3 瓣大蒜，切碎

1 份（225 克）奶油乳酪（不吃乳製品者可選擇Kite Hill 牌奶油乳酪）

6 杯雞湯或魚湯

¾ 杯番茄汁

1 顆萊姆或檸檬，切成 8 片

細海鹽和胡椒類

融化的奶油或酥油（不吃乳製品者可用特級初榨橄欖油），澆淋用（可用可不用）

1 以中大火加熱湯鍋，將培根丁放入鍋中拌炒，直到變得略微酥脆，大約 3 分鐘。加入韭蔥，再煮 4 分鐘，或是煮到韭蔥變軟。

2 蝦的每一面用 Old bay 海鮮調味粉調味，將蝦和大蒜放入鍋中，炒至蝦肉變成粉紅色，大約 4 分鐘。

3 將奶油乳酪、高湯、番茄汁和 ¾ 煮熟的蝦子放入攪拌機中，攪拌直到滑順均勻。將拌好的蝦湯倒入鍋中，攪拌均勻，以中低火燉煮 5 分鐘。

4 萊姆或檸檬榨汁後加入鍋中，試味道，並依喜好調味。將湯舀至碗中，搭配剩下的蝦、萊姆或檸檬角食用。若是喜歡，可以淋上融化的奶油。

5 剩下的湯倒進密封容器，置於冰箱可存放三天。重新加熱時用平底鍋以中火加熱 5 分鐘，直到你喜好的溫度。

營 養 資 訊		
每份	477 卡	脂肪 36 克
蛋白質 30 克	碳水化合物 8 克	纖維 1 克

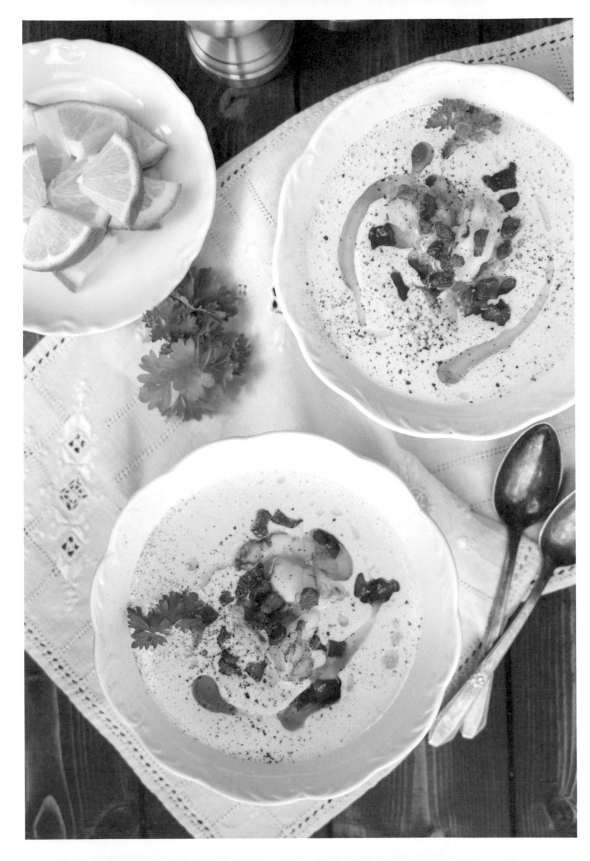

檸檬胡椒燉雞湯

可選

分量：8 人份　**準備時間：**10 分鐘　**烹調時間：**12 分鐘

8 塊無骨去皮雞腿肉，切成 0.5 吋大小

1½ 茶匙細海鹽

1½ 茶匙黑胡椒粉

¼ 杯酥油或無鹽奶油（不吃乳製品者可用椰子油）

¾ 杯洋蔥丁

¾ 杯芹菜末

1 根（10吋）櫛瓜，切成 ½ 吋塊狀

2½ 杯雞湯

110 克奶油乳酪（½ 杯）（不吃乳製品者可用Kite Hill 牌奶油乳酪）

2 茶匙磨碎的檸檬皮

2 顆檸檬榨汁

裝飾用材料：

融化的酥油或奶油（不吃乳製品者可用特級初榨橄欖油），澆淋用（可用可不用）

現磨的黑胡椒粉

檸檬角

1 用鹽和胡椒調味雞肉的每一面。

2 酥油放入湯鍋，以中火融化酥油。加入洋蔥、芹菜、櫛瓜烹煮 3 分鐘，偶爾攪拌一下。加入雞肉，不時攪拌直到雞肉熟透，內部不再呈現粉色，約 4 分鐘。

3 烹煮雞肉時，用攪拌機將高湯和奶油乳酪攪拌勻勻。

4 將高湯混合物、檸檬渣和檸檬汁加入湯鍋，以中火燜煮 5 分鐘。若有必要，可加鹽調味。將湯舀至湯碗中，淋上融化的酥油、現磨胡椒和檸檬角。

5 剩下的湯倒進密封容器，放入冰箱可存放三天。重新加熱時用平底鍋以中火加熱幾分鐘，直到你喜好的溫度。

營 養 資 訊		
每份	320 卡	脂肪 23 克
蛋白質 25 克	碳水化合物 3 克	纖維 1 克

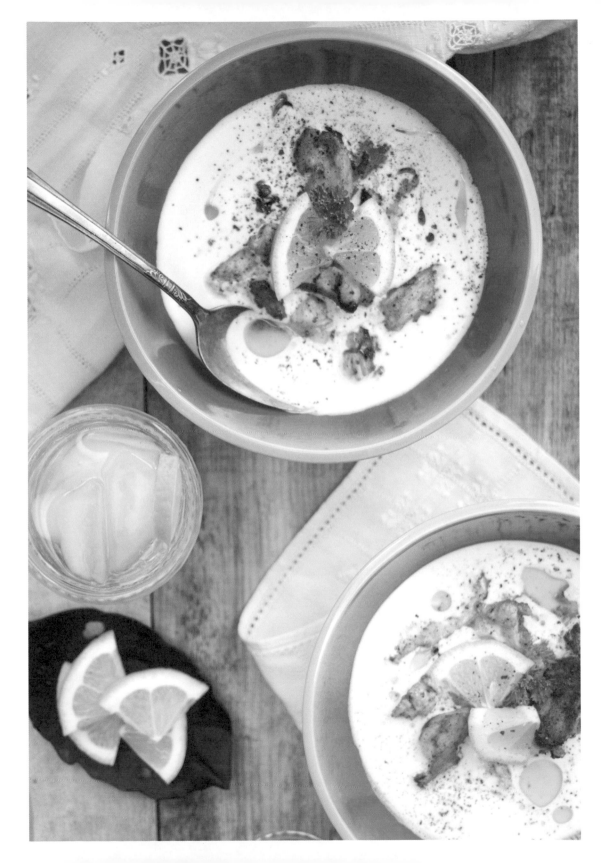

奶油蘆筍湯

 分量：6 人份　　**準備時間**：8 分鐘　　**烹調時間**：20 分鐘

6 湯匙（¾ 根）無鹽奶油

680 克新鮮蘆筍，切除較硬的莖部，斜切為 2.5 公分長。

1 杯洋蔥丁

1 茶匙細海鹽

½ 茶匙白胡椒粉

6 杯雞湯或蔬菜高湯

50 克奶油乳酪（¼ 杯）

1 茶匙乾燥茴香籽

紫色海鹽、玫瑰鹽或其他岩鹽，裝飾用（見附註）

1　將奶油放入大湯鍋中，以中火加熱，加入蘆筍和洋蔥，煎炒 8 分鐘，或是直到蘆筍變軟，但不要炒到全熟。用鹽和胡椒調味。挑出筍尖，將它們放置一旁，用於最後裝飾。加入高湯烹調約 8 分鐘，或是直到蘆筍完全變軟。熄火放涼。

2　將奶油乳酪和湯倒入攪拌機，攪拌至非常均勻。如果需要可分次攪拌。

3　將攪拌後的湯倒回鍋裡，加入茴香籽，加熱湯，但不要煮沸。將湯舀至碗中，以蘆筍尖裝飾，並撒上紫色海鹽。

4　剩下的湯倒進密封容器，置於冰箱可存放四天。重新加熱時用平底鍋以中火加熱幾分鐘，直到你喜好的溫度。

> 附註：我旅行時喜歡收集各地不同的鹽。如果沒有紫色海鹽，任何的鹽都可以用來裝飾。

營養資訊		
每份	234 卡	脂肪 21 克
蛋白質 6 克	碳水化合物 6 克	纖維 1 克

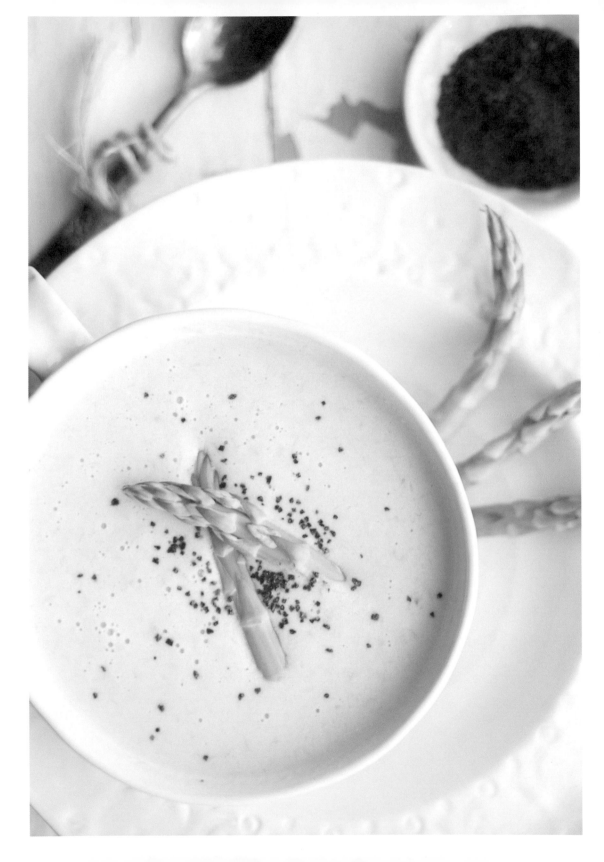

新式科布沙拉

可選

分量：4 人份　**準備時間：**15 分鐘，以及 2 小時放涼裝飾

為了簡化這份沙拉的準備過程，可購買已煮熟的雞肉和水煮蛋！

牧場沙拉醬：

分量 ¾ 杯

110 克軟化的奶油乳酪（½ 杯，不吃乳製品者可用美乃滋）

¼ 杯牛肉或雞肉高湯

½ 茶匙乾燥細蔥

½ 茶匙乾燥香芹

½ 茶匙乾燥茴香籽

¼ 茶匙大蒜粉

¼ 茶匙洋蔥粉

⅛ 茶匙細海鹽

⅛ 茶匙黑胡椒粉

科布堆材科：

2 顆水煮蛋，切丁

¼ 杯美乃滋

細海鹽和黑胡椒粉

1 杯酪梨醬

1 杯切碎的蘿蔓生菜

1 杯 切碎的熟雞腿肉

4 片培根，碎丁，炸至酥脆

1　做牧場沙拉醬時，將所有原料放進碗裡拌勻。覆上蓋子，食用前置入冰箱冷藏 2 小時（冷藏後會變得濃稠）。

2　將水煮蛋丁、美乃滋、鹽和胡椒放入中碗拌勻，嚐試味道。

3　製作沙拉時，將 ¼ 杯酪梨醬放在小盤子中央，抹成7－10 公分的圓圈。將 ¼ 杯切碎的蘿蔓生菜鋪在酪梨醬上，再依序鋪上 ¼ 杯雞丁、¼ 的蛋沙拉，¼ 的培根丁和 1 茶匙的藍紋乳酪丁。

重複上述步驟，將剩餘的配料組成四堆。上菜前，為每份沙拉淋上沙拉醬。如果想要，可以用新鮮的蔥花裝飾。

4　剩下的沙拉醬倒入密封容器，置於冰箱可存放三天。

¼ 杯藍紋乳酪丁（若不吃乳製品可省略）

蝦夷蔥花，裝飾用（可用可不用）

> **忙碌家庭小技巧：**我們全家都很喜歡牧場沙拉醬，所以本書裡其他食譜也出現了牧場沙拉醬（參見232、246頁）。可以多做一些，節省之後的準備時間，我建議能一次做兩份，牧場沙拉醬放在冰箱裡可存放六天。

營養資訊		
每份	622 卡	脂肪 51 克
蛋白質 30 克	碳水化合物 8 克	纖維 5 克

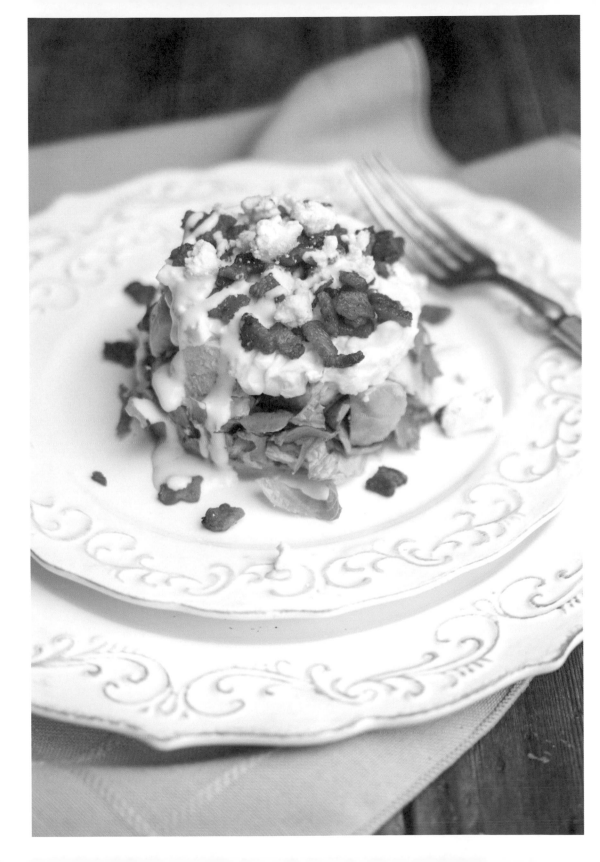

卡布里沙拉

2 顆中等大小的番茄，切成 1 公分厚

450 克新鮮的莫札瑞拉乳酪，切成 0.5 公分厚

20 片新鮮的九層塔葉

¼ 杯酪梨醬或特級橄初榨橄欖油

½ 茶匙細海鹽

½ 茶匙黑胡椒粉

1　在一個有邊的盤子（可以盛油）上，一層層斜鋪上番茄片、莫札瑞拉乳酪和一片九層塔葉。

2　重複做法 1，鋪完剩下的番茄、乳酪和九層塔。

3　淋上橄欖油，以鹽和胡椒調味，嚐試味道。

4　剩下的沙拉放進密封容器，置於冰箱可存放三天。

營 養 資 訊		
每份	150 卡	脂肪 11 克
蛋白質 13 克	碳水化合物 4 克	纖維 2 克

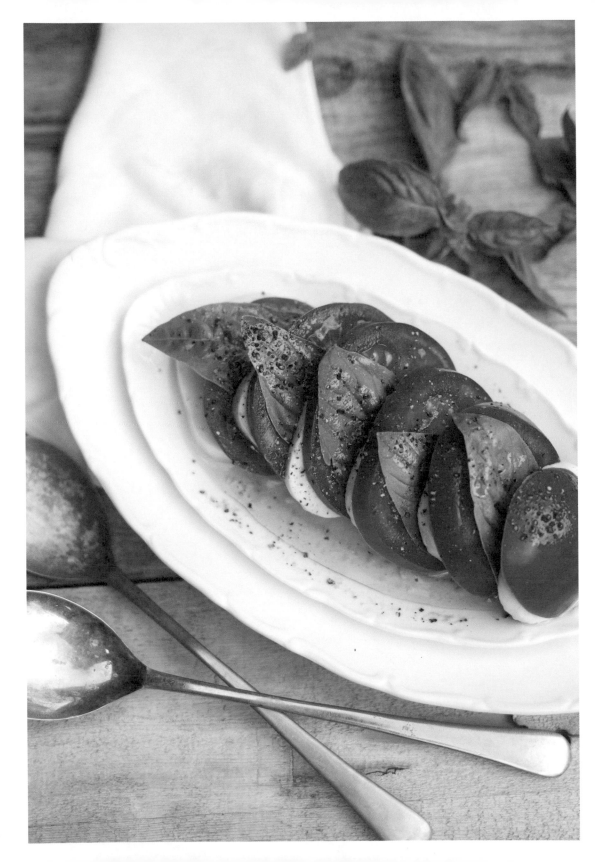

牛排沙拉

分量：4 人份　　**準備時間**：5 分鐘，以及 5 分鐘牛排放涼時間　　**烹調時間**：4 分鐘

450 克後腹側牛排或側腹橫肌牛排

細海鹽和黑胡椒粉

2 茶匙酥油或酪梨油

沙拉醬汁：

3 湯匙現榨萊姆或檸檬汁

6 湯匙酪梨油或特級初榨橄欖油

2 茶匙第戎芥末醬

細海鹽和黑胡椒粉

4 杯切碎的蘿蔓生菜

1 杯切半的小番茄

¼ 顆紫洋蔥，切成洋蔥圈

1 顆酪梨，切片

110 克藍紋乳酪，壓碎

1　從冰箱拿出牛排，使其回復室溫。用鹽和胡椒，兩面均勻調味。

2　用中大火加熱大鑄鐵鍋，然後放入酥油加熱融化。

3　煎烤牛排 2 分鐘，然後翻面再煎 2 分鐘，直到牛排三分熟（或直到你喜歡的熟度）。取出牛排，放到砧板上放涼 5 分鐘。

4　煎牛排時，可做沙拉醬汁：將萊姆汁、酪梨油和第戎芥末醬倒入小碗中，攪拌均勻，然後加入鹽和胡椒調味。

5　將蘿蔓葉放入大碗中，鋪上番茄、紫洋蔥、酪梨和藍紋乳酪，淋上沙拉醬汁。

6　逆紋將牛排切成約 0.6 公分的薄片，鋪在沙拉上。

7　剩下的沙拉和牛排分別放進密封容器，置於冰箱可存放三天。

營 養 資 訊		
每份	457 卡	脂肪 31 克
蛋白質 34 克	碳水化合物 12 克	纖維 6 克

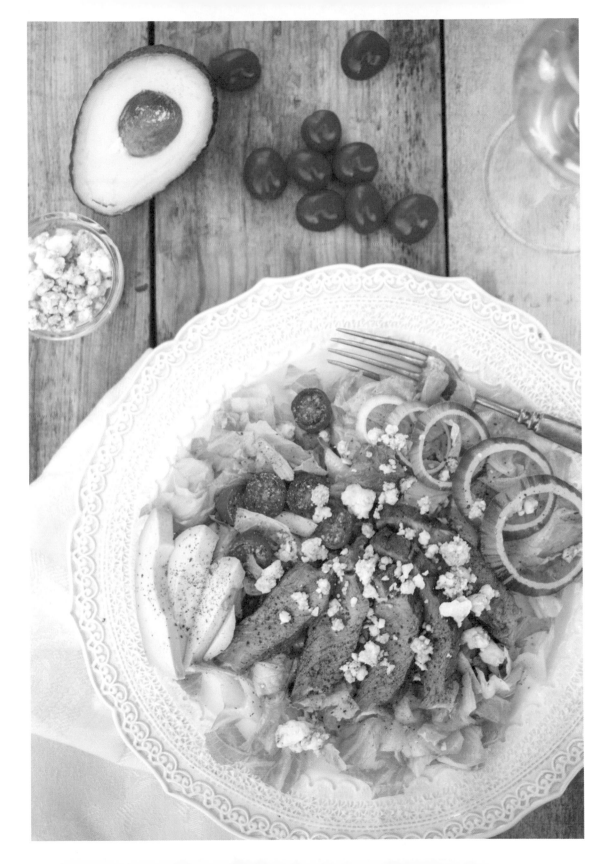

簡單夏季希臘沙拉

分量：4 人份　**準備時間：**10 分鐘

1 根小櫛瓜，切成 5 公釐塊狀

1 顆黃椒，切成 1 公分塊狀

1 杯切半的小番茄

1 杯去核的橄欖

1 杯 大小約 1 公分的義式香腸

55 克菲達乳酪，切成 5 公釐大小（不吃乳製品者可省略）

細海鹽和黑胡椒粉

¼ 杯希臘沙拉醬

新鮮奧勒岡葉，裝飾用

1 將櫛瓜、黃椒、番茄、橄欖、義式香腸和菲達乳酪放進大碗裡。用鹽和胡椒調味。

2 淋上希臘沙拉醬，輕輕拌勻。以新鮮的奧勒岡葉裝飾。

3 剩下的沙拉放進密封容器，置於冰箱可存放三天。

> **附註：**購買希臘沙拉醬時，請看清它是否不含糖或醬油。我偏好的品牌是 Primal Kitchen。

營 養 資 訊		
每份	386 卡	脂肪 33 克
蛋白質 17 克	碳水化合物 6 克	纖維 1 克

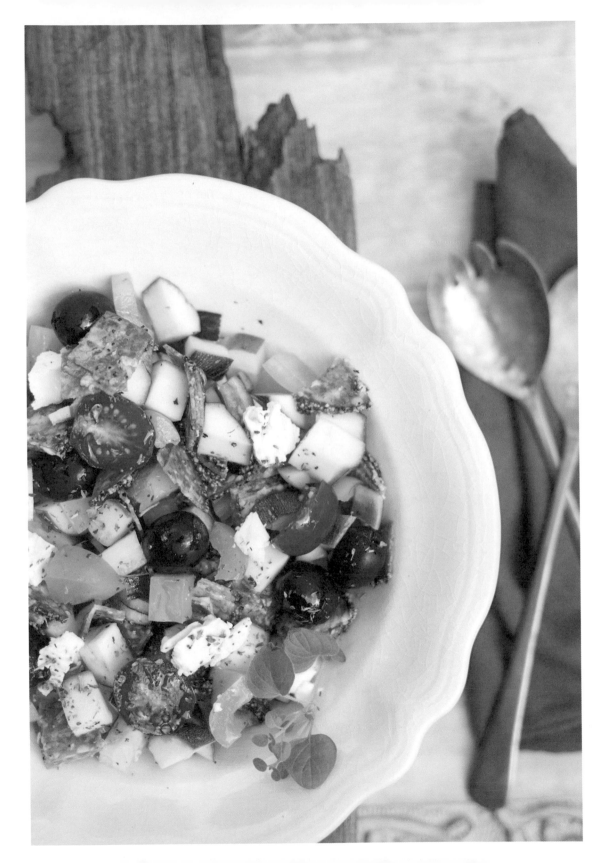

魔鬼蛋沙拉佐培根油醋

分量：6 人份（每份 4 個魔鬼蛋）　**準備時間：**15 分鐘　**烹調時間：**15 分鐘

魔鬼蛋：

12 顆大雞蛋

¼ 杯美乃滋

½ 顆小酪梨，壓成泥

2 茶匙椰子醋或紅酒醋

½ 茶匙細海鹽

培根油醋醬：

4 片培根，切成 5 公釐大小

2 湯匙洋蔥丁

分別準備 3 湯匙和 2 茶匙的椰子醋或紅酒醋

2 湯匙 Swerve 牌甜味劑或等量液體或粉末狀甜味劑（可用可不用）

1 茶匙的第戎芥末醬

3 湯匙的 MCT 油或特級初榨橄欖油

細海鹽和黑胡椒粉

沙拉食材：

6 杯混合綠葉蔬菜

1 顆番茄，切丁

煮熟的培根丁（取自上方材料）

110 克藍紋乳酪，壓碎（不吃乳製品者可省略）

1 根小青蔥，切片

1 湯匙蝦夷蔥花

1 將蛋放入大平底鍋，倒入冷水。水煮滾後，馬上蓋上蓋子，熄火。讓蛋在沸水裡燜熟，約 11 分鐘。

2 同時，製作油醋醬：將切丁培根放入平底煎鍋，以中火煎至酥脆，約 5 分鐘。用漏勺取出培根，放置一旁備用；剩下的油留置鍋中。將洋蔥、3 湯匙的醋、甜味劑（如果有使用）及芥末醬放入鍋中，以中火加熱，直到洋蔥軟化，約 2 分鐘。一邊緩慢地倒入油，一邊將材料攪拌均勻，以鹽和胡椒調味。將完成的油醋醬置於一旁備用。

3 蛋熟後，倒掉熱水，用冷水沖洗雞蛋 1－2 分鐘，不讓雞蛋繼續熟成。剝掉蛋殼，自長邊切半。

4 製作魔鬼蛋：挖出蛋黃，將蛋黃放進碗中（或食物處理器中），用湯匙壓碎蛋黃（或以食物處理器攪拌），直到變成蛋黃泥。加入美乃滋、2 茶匙的醋、酪梨和鹽，攪拌均勻。將攪拌物填進蛋白。

5 盛盤時，生菜先和培根油醋拌勻（見附註），然後分到六個盤子裡。每盤放上 4 個魔鬼蛋，在魔鬼蛋上撒上番茄丁、煎過的培根丁、藍紋乳酪、青蔥片和蔥花。

6 將未拌醬料的沙拉放進密封容器，置於冰箱可存放三天。

> **附註：**如果你不是馬上要食用，先不要把油醋醬拌入生菜中。可以把油醋汁裝入密封容器裡，置於冰箱裡可存放五天。

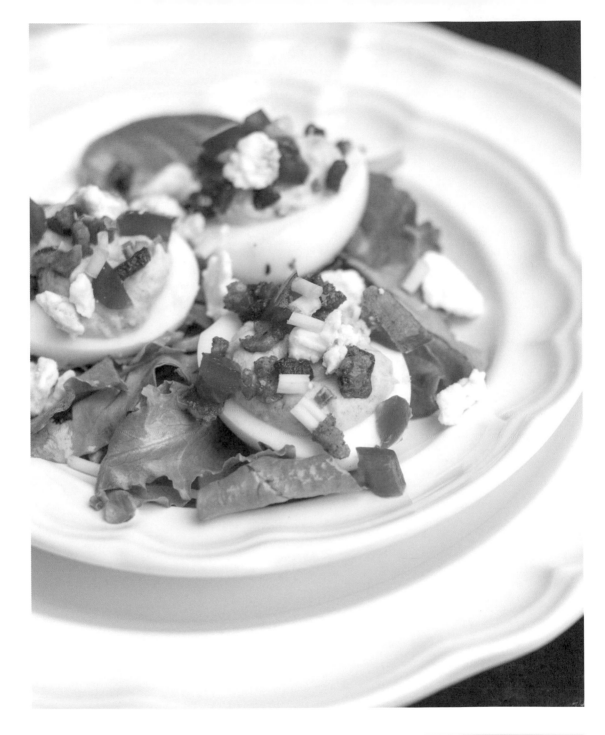

營　養　資　訊		
每份	364 卡	脂肪 30 克
蛋白質 17 克	碳水化合物 6 克	纖維 2 克

忙碌家庭小技巧：我冰箱裡總是存放一打水煮蛋。我四歲和六歲的兒子喜歡到廚房幫忙，剝蛋殼是他們不需要長時間注意力就能做的工作，也讓我能準備其他食物。

火雞藍紋乳酪沙拉佐培根油醋

 分量：2 人份　**準備時間**：5 分鐘　**烹調時間**：5 分鐘

我最喜歡的沙拉醬是培根油醋醬，永遠都不夠用。在這份食譜，或是魔鬼蛋沙拉中，都用了培根油醋醬。

1 顆小頭蘿蔓萵苣

2 杯吃剩的烤火雞肉丁

½ 杯切成四半的小番茄

110 克藍紋乳酪，壓碎

1 份培根油醋醬（見第 216 頁）

青蔥切片，裝飾用

1 萵苣切成四等份，留下莖，以免葉子散開。將萵苣盛盤，鋪上火雞肉丁、番茄和藍紋乳酪，淋上油醋醬，並以青蔥裝飾。

2 剩餘的沙拉食材和調味醬分別放進密封容器，置於冰箱可存放三天。

營 養 資 訊		
每份	701 卡	脂肪 47 克
蛋白質 53 克	碳水化合物 7 克	纖維 3 克

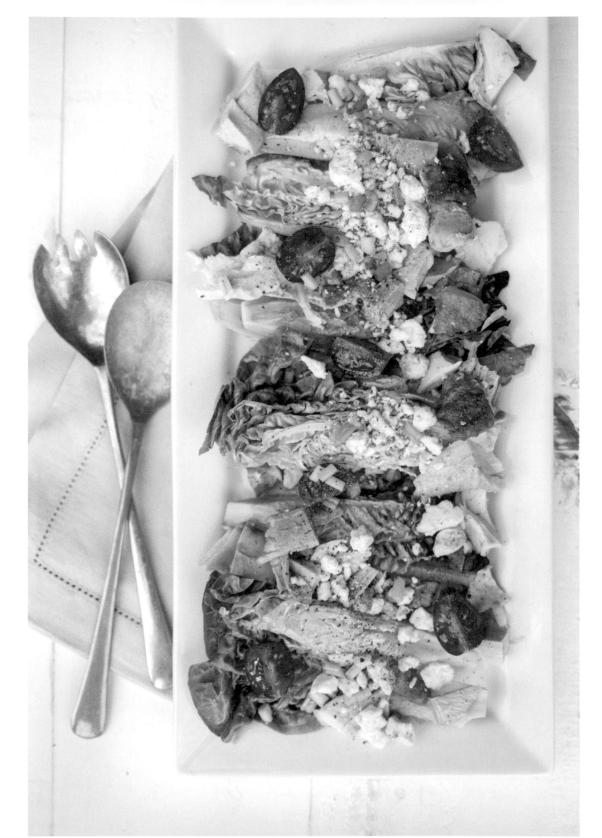

花椰菜菜絲沙拉

可選

分量：8 人份　**準備時間：**10 分鐘

簡易涼拌菜絲沙拉醬：

1 ½ 杯美乃滋

2 茶匙第戎芥末醬

2 茶匙現榨檸檬汁

分別準備各 1 湯匙及 1 茶匙的椰子醋或蘋果醋

¼ 杯 Swerve 牌甜味劑或等量液體或粉末狀甜味劑（可用可不用）

½ 茶匙細海鹽

½ 茶匙黑胡椒粉

½ 茶匙芹菜籽

½ 茶匙乾燥細蔥

涼拌菜絲：

1 袋（450 克）花椰菜菜絲（約 4 杯）

¼ 杯切碎的羽衣甘藍

¼ 杯切碎的紫萵苣（增加美麗的紫色）

細海鹽和黑胡椒粉

¼ 杯烤過的加鹽葵花籽，裝飾用

2 湯匙切片杏仁，裝飾用（不吃堅果者可省略）

1 製作沙拉醬汁時，將所有沙拉醬材料放入小碗中攪拌均勻。

2 製作涼拌菜絲時，將花椰菜菜絲、羽衣甘藍和紫萵苣放入大碗中，倒入沙拉醬，然後輕輕攪拌均勻。

3 以鹽和胡椒調味，並用葵花子和杏仁片裝飾。

4 剩餘的菜絲沙拉放進密封容器，置於冰箱可存放三天。

營 養 資 訊		
每份	292 卡	脂肪 29 克
蛋白質 3 克	碳水化合物 6 克	纖維 2 克

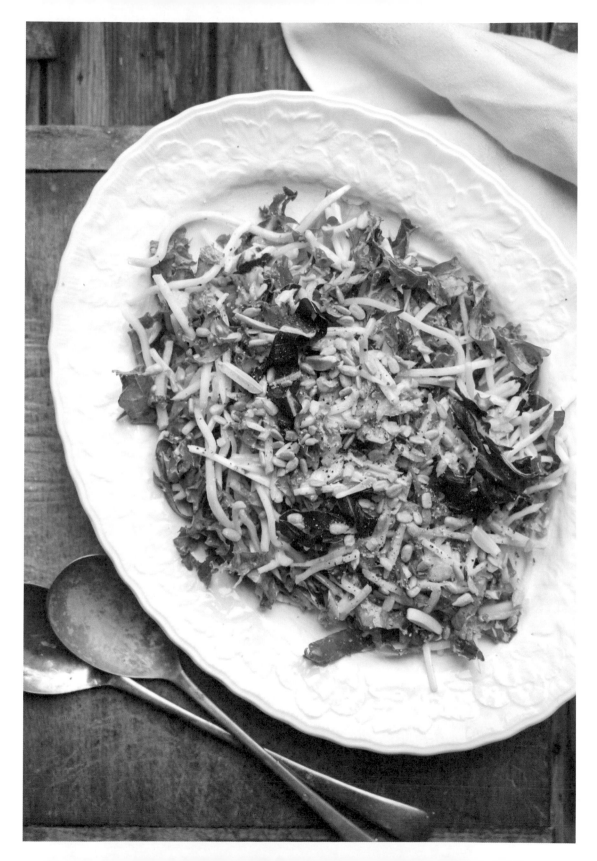

焗烤九層塔蘆筍

分量：4 人份　　**準備時間：**4 分鐘　　**烹調時間：**10 − 20 分鐘

1 顆檸檬，切片

450 克蘆筍，切除較硬的一端

2 湯匙融化的無鹽奶油或酥油

½ 茶匙細海鹽

¼ 茶匙黑胡椒粉

5 瓣大蒜，切碎

¼ 杯切碎的新鮮九層塔葉，可多準備一些，剩下的用於裝飾（可用可不用）

1 杯磨碎的帕瑪森乾酪

1 烤箱預熱到攝氏 200 度。

2 在有邊的烤盤上鋪一層檸檬片，其上再鋪上一層蘆筍，然後淋上融化的奶油。以鹽和胡椒調味，撒上大蒜和九層塔裝飾。

3 烤 10 − 20 分鐘，直到蘆筍皮脆肉嫩。時間取決於蘆筍的粗細。

4 將蘆筍從烤箱中取出，在蘆筍上撒上帕瑪森乾酪，放回烤箱再烤 1 分鐘，或是烤到乳酪融化。如果想要的話，可以用多餘的新鮮九層塔裝飾。

5 這道菜最好做完馬上吃，但剩下的蘆筍可以放進密封容器，置於冰箱能保存三天。重新加熱時，將蘆筍放在有邊的烤盤上，以攝氏 200 度烤幾分鐘，直到你喜好的溫度。

營 養 資 訊		
每份	174 卡	脂肪 13 克
蛋白質 9 克	碳水化合物 5 克	纖維 1 克

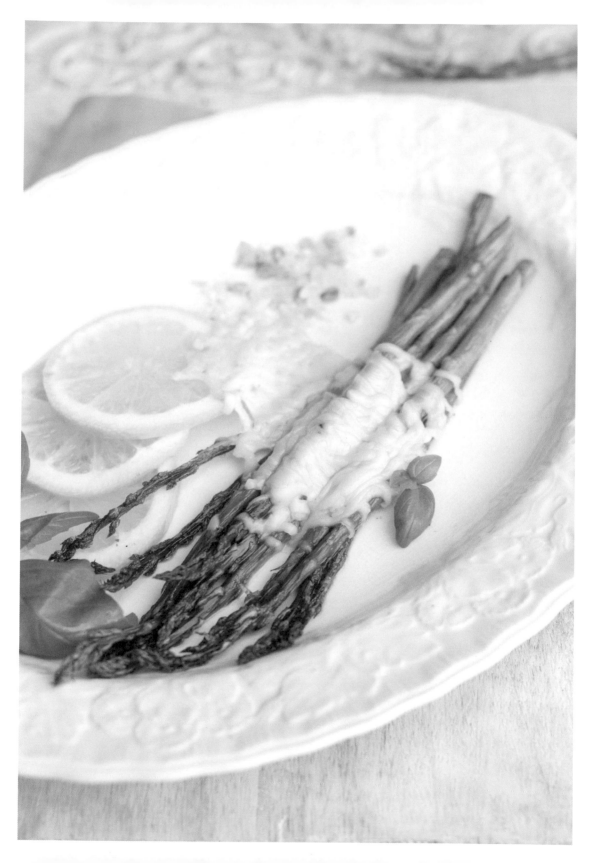

花椰菜玉米餅

 分量：2 份　**準備時間**：4 分鐘　**烹調時間**：10 分鐘

你有沒有吃過玉米餅（Arepa）？如果沒有，你即將吃到真正的美味。玉米餅在哥倫比亞和委內瑞拉是常見的食物，它們有時是主食旁的配菜，或是將它們切開，塞進像乳酪或酪梨等餡料，我吃玉米餅時，喜歡加炒蛋、辣椒和莎莎醬！

用花椰菜做玉米餅不只碳水化合物含量低，也非常容易製作，且就算放涼了還是很好吃！我建議可以一次做二到三份，把它們放到冰箱裡，就可以做簡單的三明治。

1½ 杯挑好的花椰菜

1 顆大雞蛋

2 杯磨碎的帕瑪森乾酪或其他硬乳酪

奶油、酥油或豬油，烤盤及煎鍋使用

自選餡料（可用可不用）

1 烤箱預熱到攝氏 220 度，將烤盤塗上油。

2 將碎花椰菜、蛋和乳酪放進食物處理機中，攪拌至濃稠麵糰狀。

3 將麵糰捏成厚約 1.5 公分、直徑 6 公分的餅，共 6 塊。

4 將花椰菜餅放進塗了油的烤盤，烤 10 到 12 分鐘，直到邊緣變成金黃色。自烤箱中取出花椰菜餅，如果烘烤時變得扁平一些，只要趁熱用手塑形，重整回直徑 6 公分的餅狀，在乳酪變硬前，花椰菜餅非常有彈性。放涼後再切片。

5 盛盤前，將花椰菜餅切半。用鑄鐵鍋以中大火融化 1 湯匙的奶油，花椰菜餅的切面朝下，放入鍋中。煎烤 2 分鐘，然後翻面再煎 2 分鐘，或是直到餅變成金黃色。如果想要，可以夾上你喜歡的餡料一起吃。

6 剩下的餅放進密封容器，置於冰箱可存放四天。

營 養 資 訊		
每份	398 卡	脂肪 25 克
蛋白質 35 克	碳水化合物 8 克	纖維 3 克

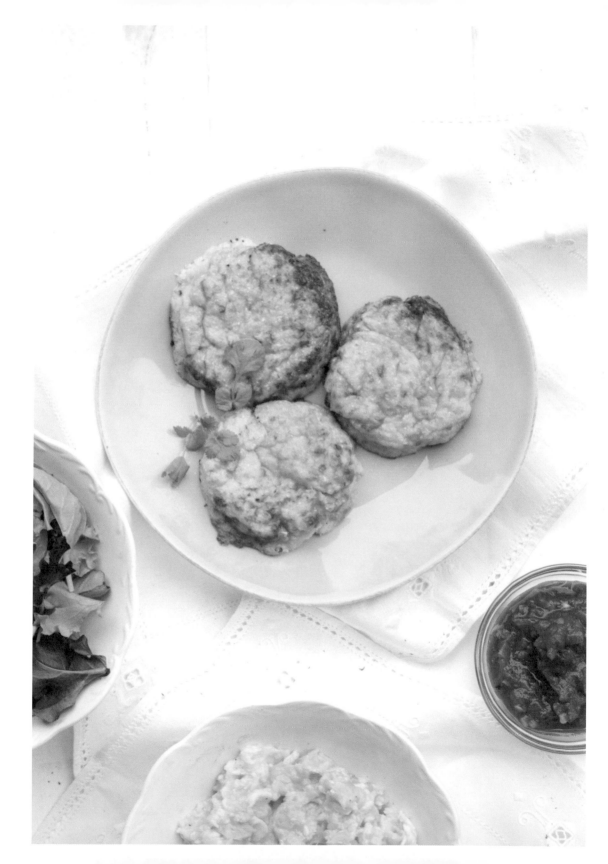

生酮泥

如果你有我其他食譜，你或許已經對這道不可或缺的生酮泥很熟悉了。我發現它有上百萬種用途，可以搭配各種口味或種類的料理。

4 顆大雞蛋

¼ 杯牛肉高湯

½ 茶匙細海鹽

¼ 杯（½ 根）無鹽奶油

¼ 杯（約 30 克）重口味切達乳酪，壓碎

1 將蛋、高湯和鹽放入小碗中，攪拌均勻。

2 用中型平底鍋以中火融化奶油，倒入打好的蛋液，煮到蛋液變得濃稠，開始凝結成塊，不停刮鍋底並攪拌，以預防凝結成大的蛋塊。（攪拌棒很適合這個任務。）

3 倒入乳酪，攪拌均勻。熄火，倒入碗中。

4 剩餘的生酮泥放進密封容器，置於冰箱可存放四天。重新加熱時，煎鍋抹油後再倒入生酮泥加熱，不停攪拌約 5 分鐘，或直到熱度足夠。

營 養 資 訊		
每份	36 卡	脂肪 2 克
蛋白質 4 克	碳水化合物 0.5 克	纖維 0 克

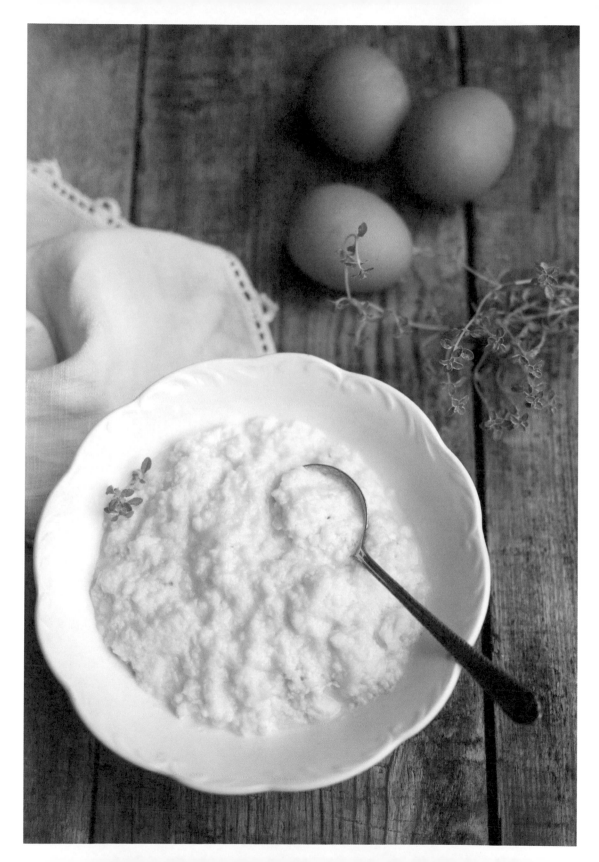

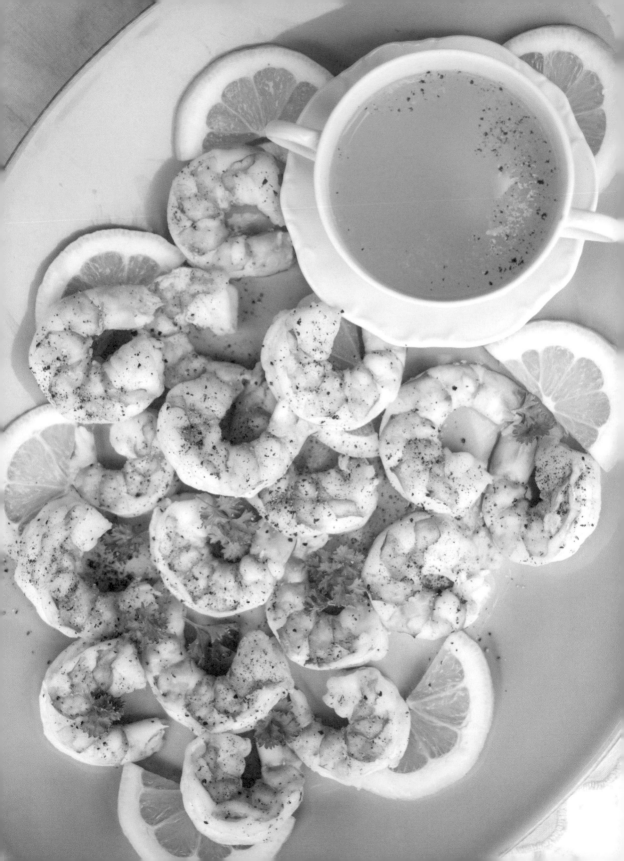

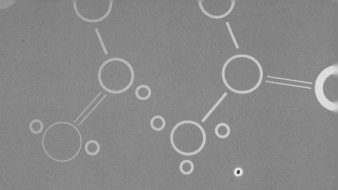

主菜

檸檬奶油白眼魚

可選

分量：4 人份　**準備時間**：5 分鐘　**烹調時間**：10 分鐘

2 湯匙酥油或無鹽奶油（不吃乳製品者可用椰子油）

½ 杯洋蔥丁

1 瓣大蒜，壓成蒜泥

450 克白眼魚魚片，切成 50 克大小

1 茶匙細海鹽

¼ 茶匙黑胡椒粉

¼ 杯魚或雞肉高湯

¼ 杯高脂鮮奶油（不吃乳製品者可用全脂椰奶）

2 湯匙切碎的新鮮香芹葉，可多準備一些，剩下的用於裝飾

2 顆檸檬

1　將酥油置入大鑄鐵鍋中，以中火融化。放入洋蔥和大蒜拌炒香，約 2－3 分鐘。

2　用鹽和胡椒調味魚片的兩面。將魚、高湯、奶油和香芹放入鍋中，不加蓋煮 7 分鐘，或是煮到魚片中央變得不透明，並開始成片剝落。

3　一顆檸檬榨汁，另一顆檸檬切成薄片。檸檬片排在盤子周圍，檸檬汁倒進裝有魚肉的鍋子裡。

4　魚肉盛盤，鋪上檸檬片，再淋上醬汁。用多餘的香芹裝飾。（注意：如果你喜歡濃一點的醬汁，先取出魚放到盤子上，醬汁再煮 10 分鐘，或煮到你喜歡的濃度，然後再倒到魚肉上，最後用香芹葉裝飾。）

5　剩下的魚肉放進密封容器，置於冰箱可存放三天。重新加熱時，煎鍋抹油，用中火加熱幾分鐘，直到你喜歡的溫度。

營養資訊		
每份	245 卡	脂肪 15 克
蛋白質 23 克	碳水化合物 4 克	纖維 1 克

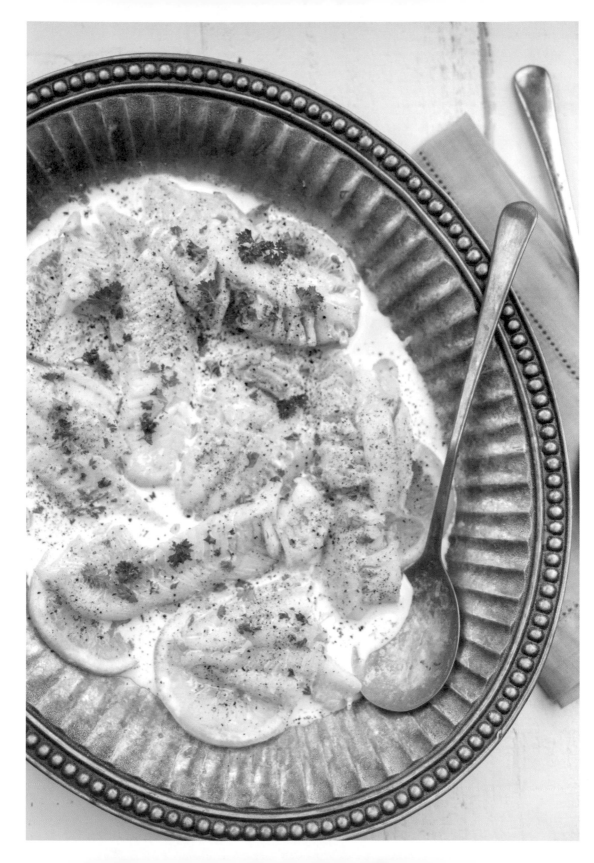

雞肉培根櫛瓜船

可選

分量：4 人份　**準備時間**：5 分鐘　**烹調時間**：20 分鐘

2 根（30 公分）櫛瓜

2 杯切碎的熟雞肉

6 湯匙美乃滋

細海鹽和黑胡椒粉

¼ 杯番茄丁

1 杯切碎的重口味切達乳酪或蒙特利傑克乳酪（不吃乳製品者可省略）

4 片培根切丁

½ 杯牧場沙拉醬（第 208 頁附註；不吃乳製品者可用不含奶的牧場沙拉醬），澆淋用。

蝦夷蔥花，裝飾用

1　烤箱預熱到攝氏 190 度，

2　櫛瓜自長邊切半，挖除中央有籽部分。櫛瓜切面朝上，放進烤盤。

3　將切碎的雞肉和美乃滋放進中碗裡，攪拌均勻，用鹽和胡椒調味。

4　把雞肉沙拉填進櫛瓜中，每條櫛瓜船再鋪上番茄丁和乳酪。烤 20 分鐘，或是直到櫛瓜鬆軟。

5　同時，培根放進鑄鐵鍋，用中火煎至酥脆熟透，約 4 分鐘。用漏勺取出培根，放置一邊。

6　取出櫛瓜，淋上牧場沙拉醬、培根和蔥花。

7　剩下的櫛瓜放進密封容器，置於冰箱可存放三天。重新加熱時，置於烤盤，放入預熱攝氏 190 度的烤箱，約烤 5 分鐘，或烤到內外都溫熱。

> **附註**：若想在商店購買不含奶的牧場沙拉醬，Primal Kitchen 是不錯的品牌。

營　養　資　訊		
每份	667 卡	脂肪 51 克
蛋白質 47 克	碳水化合物 5 克	纖維 1 克

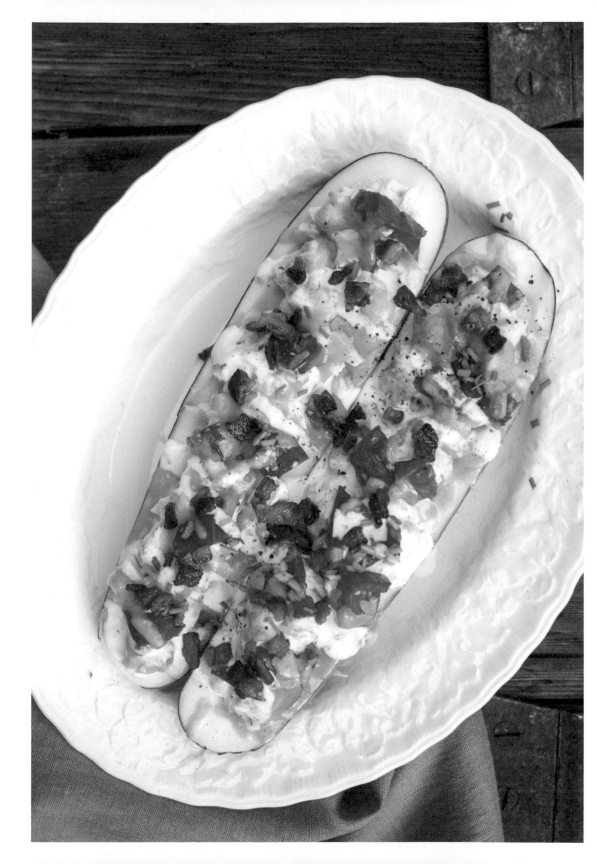

希臘豬排

分量：4 人份　　**準備時間：**15 分鐘　　**烹調時間：**7 分鐘

豬排：

4 塊（110 克）無骨豬排，約 2.5 公分厚

2 湯匙椰子油或酥油

細海鹽和黑胡椒粉

菲達乳酪醬：

製作 1 杯（每份需要 3 湯匙）

85 克菲達乳酪

¼ － ½ 杯牛肉或雞肉高湯

¼ 杯 MCT 油或特級初榨橄欖油

2 湯匙椰子醋

¼ 茶匙蒜泥或是 ½ 顆烤大蒜，從頭部擠出蒜瓣

1 茶匙乾奧勒岡葉

½ 茶匙細海鹽

盛盤用：

1 杯黃瓜丁

1 杯去籽黑橄欖，切碎

¼ 杯醃漬續隨子（酸豆）

¼ 杯紅洋蔥末

¼ 杯壓碎的菲達乳酪

1　鑄鐵鍋以中大火預熱；用鹽和胡椒，均勻調味豬肉兩面。倒油加熱，豬排入鍋煎約 3 分半鐘，翻面，再煎 3 分半鐘，或是直到中央看不見粉紅色（或是用探針溫度計偵測，內部溫度約攝氏 60 度）。

2　煎豬肉時，製作淋醬：將所有淋醬材料放進罐中，大力搖晃直至非常均勻。

3　豬肉盛盤時，搭配四分之一份黃瓜和黑橄欖，每塊豬排淋上 3 茶匙的乳酪醬，再撒上醃漬續隨子、紅洋蔥和菲達乳酪。

4　剩下的豬排放進密封容器中，置於冰箱可保存三天；多餘的乳酪醬放到另一個密封容器，置於冰箱可保存一週。重新加熱時，煎鍋抹油，用中火加熱幾分鐘，直到你喜歡的溫度。

> **附註：**這道食譜可以多做一點菲達乳酪醬，將多餘的乳酪醬放進密封容器中，置於冰箱可存放一週。搭配綠色蔬菜非常美味！使用前搖晃均勻。

營 養 資 訊		
每份	424 卡	脂肪 30 克
蛋白質 33 克	碳水化合物 4 克	纖維 1 克

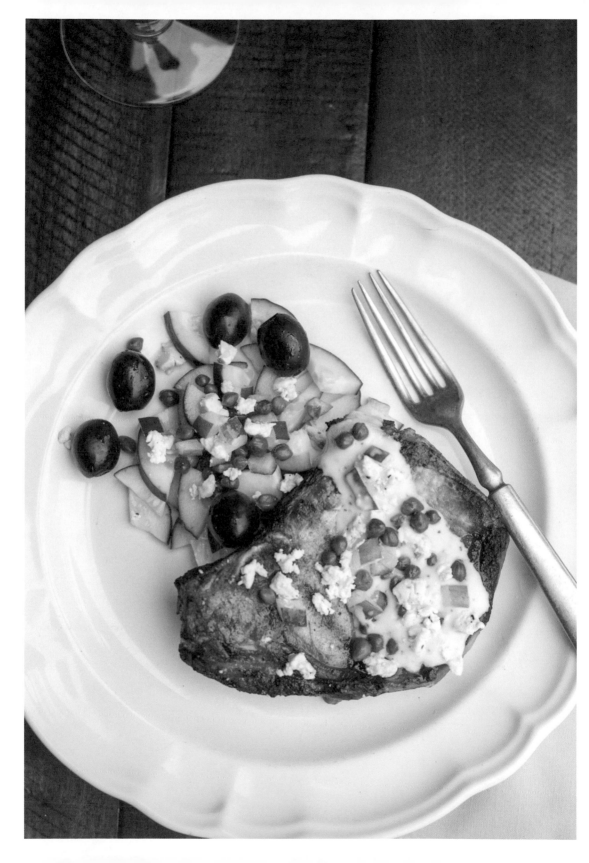

檸檬火雞腿佐白花椰菜飯

可選

分量：4 人份　　**準備時間：**5 分鐘　　**烹調時間：**1 小時 55 分鐘

火雞腿：

4 根火雞腿

1½ 茶匙細海鹽

1 茶匙黑胡椒粉

2 湯匙酥油（不吃乳製品者可用椰子油）

½ 杯洋蔥丁

¼ 杯芹菜丁

2 株新鮮百里香

1 株新鮮迷迭香

2 片月桂葉

1½ 杯火雞高湯或雞肉高湯

2 顆檸檬

⅛ 茶匙關華豆膠（可選，增稠用）

白花椰菜飯：

1 小棵白花椰菜，切成小朵（約 3 杯）

2 湯匙奶油或酥油（不吃乳製品者可用椰子油）

2 湯匙洋蔥丁

1 瓣大蒜，切碎

細海鹽和黑胡椒粉

———————————

現磨黑胡椒，裝飾用（可用可不用）

營 養 資 訊		
每份	563 卡	脂肪 21 克
蛋白質 78 克	碳水化合物 14 克	纖維 5 克

1. 烤箱預熱至攝氏 150 度。

2. 取大鑄鐵鍋，以中大火預熱。火雞腿每面用鹽和胡椒調味，鍋中加入酥油，放入火雞腿，每面煎約 3 分鐘直到呈金黃色。取出雞腿，放置一旁。

3. 將洋蔥、芹菜和香草放進鍋中，以中大火加熱 4 分鐘，或是直到洋蔥變透明。將蔬菜放進烤盤，再將火雞腿放在蔬菜上。

4. 將高湯倒入烤盤中。檸檬切半，將檸檬汁擠進烤盤中，然後把剩下的檸檬也放進去。不用加蓋，烤約 1 小時 40 分鐘。

5. 火雞腿烘烤時間約剩 30 分鐘時，開始製作白花椰菜飯：將白花椰菜小朵放到食物處理器內，攪拌數次至成為米粒狀大小。你也可以使用最大孔的刨絲器，將白花椰菜磨成細粒。

6. 把奶油放到同一個鍋子裡，用中火加熱，放入洋蔥拌炒 4 分鐘，或是炒到洋蔥變透明。放入大蒜再煮 1 分鐘，放入白花椰菜粒，煮 4 分鐘，直到軟化。熄火，拌炒均勻，用鹽和胡椒調味。

7. 盛盤時，將白花椰菜飯分到 4 個盤子上，每盤各放一隻火雞腿，也可放上半顆烤過的檸檬。如果喜歡較濃稠的肉汁，可以將關華豆膠拌入肉汁中，然後用中大火加熱 1 分鐘。把肉汁分配到各個盤子，最後可以用現磨黑胡椒裝飾。

8. 剩下的雞腿放到密封容器，放入冰箱可保存三天。重新加熱時，將雞腿放在烤盤上，再放進預熱攝氏 150 度的烤箱加熱數分鐘，直到你喜歡的溫度。

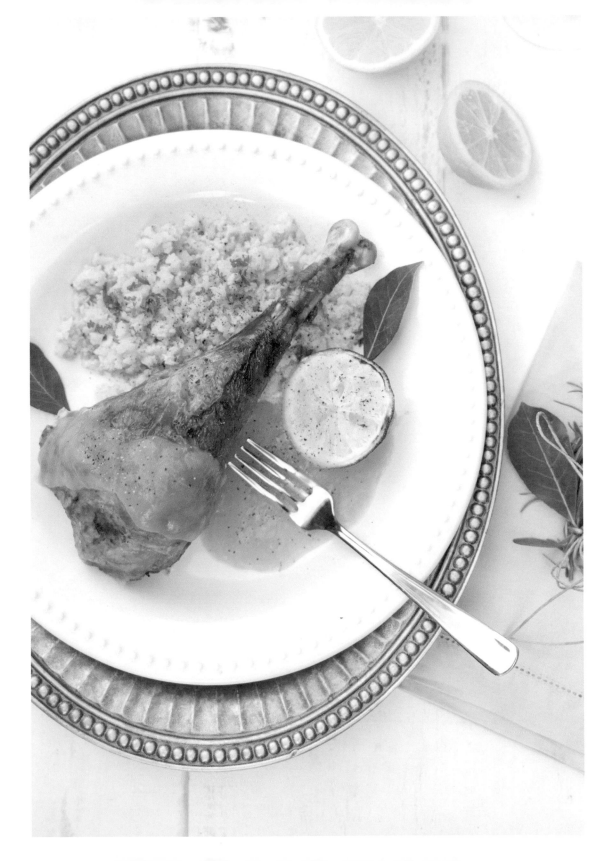

希臘肉餅

 分量：6 人份　　**準備時間**：15 分鐘　　**烹調時間**：55 分鐘

小時候，晚上最討厭吃肉餅，如果我肯給它一個機會，或許會喜歡上它，但我認真地認為是這個名字讓人討厭。我現在喜歡肉餅了，它就像巨無霸漢堡，誰不想吃呢？我正式地將肉餅重新命名為「巨無霸漢堡肉餅」！

這裡我不用麵包屑或餅乾屑，而是利用雞蛋黏結，再加上切碎的磨菇（別擔心，你根本吃不出有蘑菇，但它們會讓肉餅變得非常濕潤），還有帕瑪森乾酪。蘑菇和陳年乳酪具有鮮味，這種味道由谷氨酸和核糖核苷酸產生，口感美好，許多食物中都存在這種天然的化學物質。

鮮味很細微，人們嚐到時不一定能辨認出來，但它與其他味道混合後，能強化其他的味道，並在食物美味中扮演重要的角色。

肉餅：

約 680 克羊絞肉或牛絞肉

1 ½ 杯 0.6 公分的菲達乳酪丁

¾ 杯切碎的蘑菇

½ 杯紅洋蔥丁

½ 杯帕瑪森乾酪粉（見第180頁）

¼ 杯番茄醬

1 顆大雞蛋

¼ 杯黑橄欖丁

1 茶匙希臘調味醬

1 茶匙乾燥奧勒岡葉

1 瓣大蒜，切碎

醬汁：

¼ 杯番茄醬

2 湯匙芥末籽醬

1 茶匙現榨檸檬汁

2 茶匙 Swerve 牌甜味劑或等量液體或粉末狀甜味劑

1 茶匙的煙燻紅椒粉

¼ 茶匙紅辣椒粉

¼ 茶匙肉桂粉

1. 烤箱預熱到攝氏 180 度。

2. 將肉餅所有材料放進大碗，用手將材料拌勻，再將肉餅放入 20 乘 10 公分的肉餅盤。

3. 製作醬汁：將醬汁所有材料倒入小碗，攪拌均勻。

4. 將醬汁抹在肉餅上，烤 55 分鐘，或是烤到內部溫度達攝氏 70 度。

5. 剩餘肉餅放入密封容器，置於冰箱可保存三天。重新加熱時，將 1 公分厚的肉餅片放在預熱攝氏 190 度的烤盤上，烤幾分鐘，直到喜歡的溫度。

營養資訊		
每份	390 卡	脂肪 28 克
蛋白質 27 克	碳水化合物 0.5 克	纖維 1 克

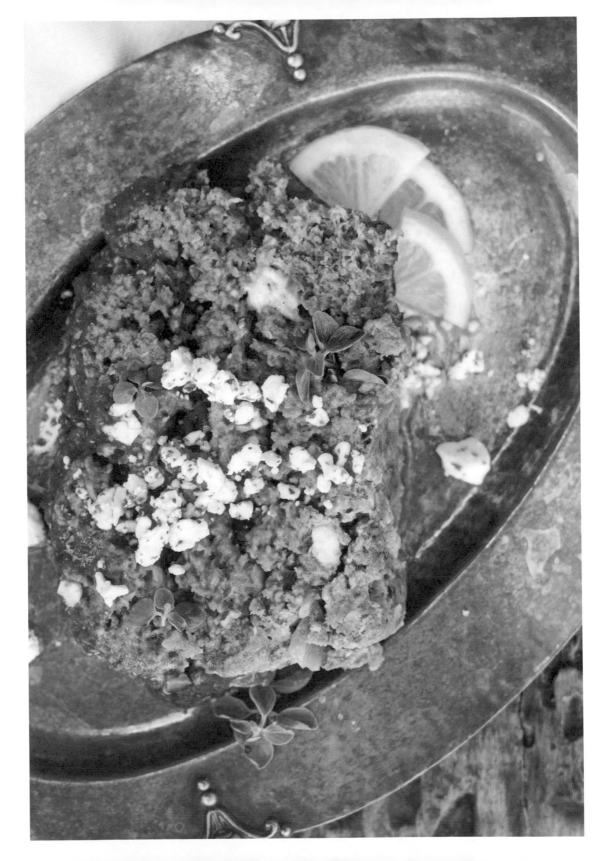

檸檬百里香嫩煎鴨腿

可選

分量：4 人份　**準備時間：**7 分鐘　**烹調時間：**25 分鐘

4 隻帶骨帶皮的鴨腿（約900克重）

細海鹽和黑胡椒粉

¼ 杯酥油或椰子油

2 湯匙切碎的紅蔥頭

2 株新鮮百里香，可多準備一些，剩下的用於裝飾

1 片月桂葉

1 顆檸檬，切成薄片

現磨黑胡椒，裝飾用

1 取一個有重量的大煎鍋，以中大火預熱。用鹽和胡椒，將鴨腿各面均勻調味。熱鍋中倒入酥油，油熱後，將鴨腿放進鍋中，帶皮的一面朝下。煎至皮變成酥脆的金黃色，約 8 分鐘，鴨腿翻面，再煎 5 分鐘，或是煎到表面的鴨肉呈現金黃色。

2 放入紅蔥頭、百里香和月桂葉，再煮 2 分鐘。將檸檬切丁，將一顆檸檬汁倒入鍋中，並放入檸檬丁，再煮 10 分鐘，或是煮到鴨肉中央的肉不再呈現粉紅色（或內部溫度達攝氏 80 度）。

3 取出鴨腿盛盤，放涼 10 分鐘。從鍋中舀出醬汁，淋在鴨腿上。用現磨黑胡椒和百里香葉裝飾。

4 剩餘鴨肉放入密封容器，置於冰箱可保存三天。重新加熱時，放在烤碟上，再放到預熱攝氏 180 度的烤箱中烤 5 分鐘，直到你喜歡的溫度。

> **變化形：檸檬百里香嫩煎雞腿**
> 如果你喜歡的話，可以用雞腿代替鴨腿。
> 只要把鴨腿換成 900 克帶骨帶皮的雞腿，
> 並依照食譜操作。

營 養 資 訊		
每份	435 卡	脂肪 30 克
蛋白質 37 克	碳水化合物 2 克	纖維 1 克

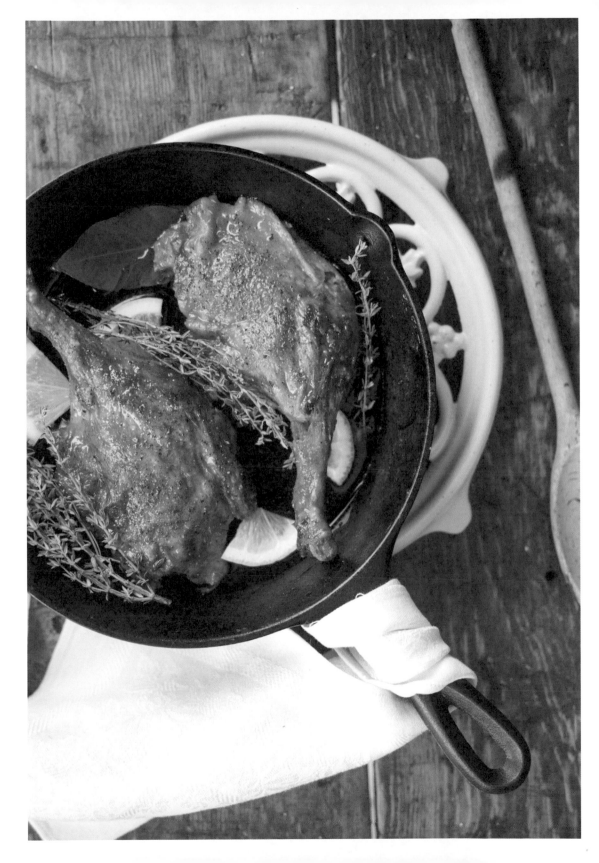

義式生酮牛腩

可選

分量：12 人份　**準備時間**：4 分鐘　**烹調時間**：3.5 – 4 小時

1800 克牛腩

2 ½ 湯匙細海鹽

1 湯匙黑胡椒粉

1 湯匙大蒜粉

1 湯匙洋蔥粉

3 杯牛肉高湯

義式淋醬：

½ 杯酪梨油或融化的無鹽奶油

¼ 杯切碎的新鮮香芹莖葉

3 茶匙蒜泥

1 顆磨碎的檸檬皮（約 3 湯匙）

1 烤箱預熱到攝氏 180 度。

2 牛腩肉拍乾，用鹽、胡椒、大蒜粉和洋蔥粉調味。放在和牛腩肉相近大小的大烤盤上，放置一旁約 10 – 15 分鐘，讓肉達到室溫。

3 不用加蓋，烤牛腩約 1 小時。從烤箱中取出，加入高湯。將烤箱溫度降至攝氏 150 度，用鋁箔紙或蓋子蓋住牛腩，再烤 2.5 小時，或是烤到牛腩變得鬆軟。如果牛腩還不夠軟，再烤 30 分鐘（仍然加蓋）。

4 同時，製作義式淋醬：將油、香芹、蒜泥和檸檬皮放進食物處理機，或是攪拌機，拌至均勻滑順。

5 牛腩肉變軟後，移至砧板上，放涼 10 分鐘。逆紋將肉切成 0.3 公分厚的肉片，盛盤時淋上醬汁。

6 剩餘的肉片放進密封容器，置於冰箱可存放三天。重新加熱時，將牛腩放到烤盤上，蓋上鋁箔紙，烤箱預熱攝氏 180 度後烤 5 分鐘，或是直到溫熱。

營 養 資 訊		
每份	611 卡	脂肪 49 克
蛋白質 39 克	碳水化合物 2 克	纖維 0.4 克

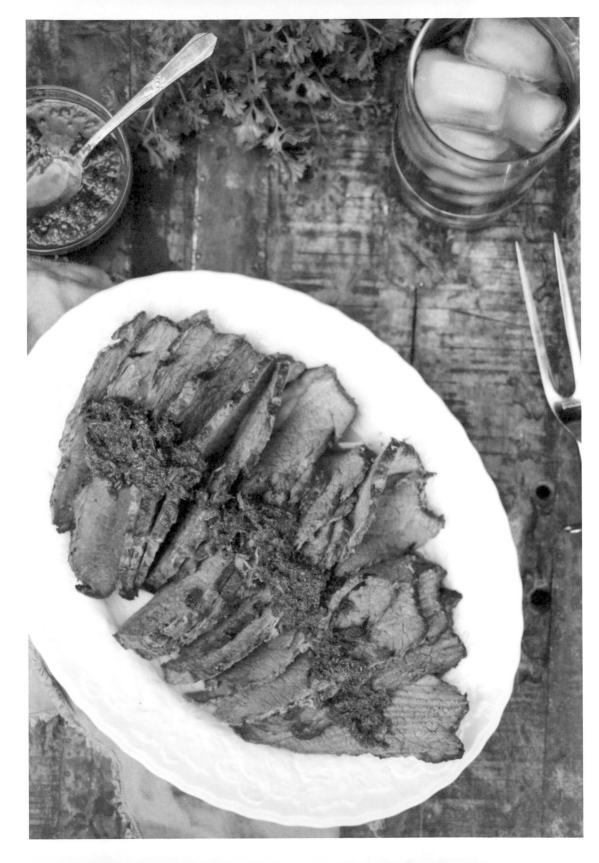

義式奶凍佐椰汁雞湯

2 茶匙草飼明膠粉

¼ 杯現榨檸檬汁，冰凍

1 罐（400 克）全脂椰奶

1 茶匙現磨薑汁

1 根檸檬草，切段，每段2.5公分

1 茶匙細海鹽

¼ 茶匙紅辣椒粉

½ 茶匙薑黃粉

新鮮香菜莖葉，裝飾用

青蔥切成薄片，裝飾用

1 明膠過篩後，和冷檸檬汁混合，放置 10 分鐘使其軟化。

2 同時，將椰奶、薑汁、檸檬草、鹽、紅辣椒粉和薑黃粉放入平底鍋，以中火加熱。輕輕攪拌，直到溫熱。

3 把變軟的明膠加進熱椰奶裡，攪拌均勻直到明膠融化。撈出檸檬草。

4 將奶凍混合物倒進 250 克的烤盤裡。蓋上蓋子，放進冰箱冷卻至少 2 小時以定型。食用前，放上香菜和青蔥裝飾。

5 剩餘的奶凍用保鮮膜蓋緊，放進冰箱可保存三天。

> **小技巧**：利用明膠很容易就能做出美味的點心，但加了明膠的食物在冰箱放過夜，很容易會變得太硬。如果你想事先製作這道餐點，不會當天食用，我建議少用 ¼ 茶匙的明膠。這個用量可以讓奶凍在冰箱放一到二天後，還能呈現完美的軟滑口感。

營 養 資 訊		
每份	192 卡	脂肪 18 克
蛋白質 3 克	碳水化合物 3 克	纖維 0.2 克

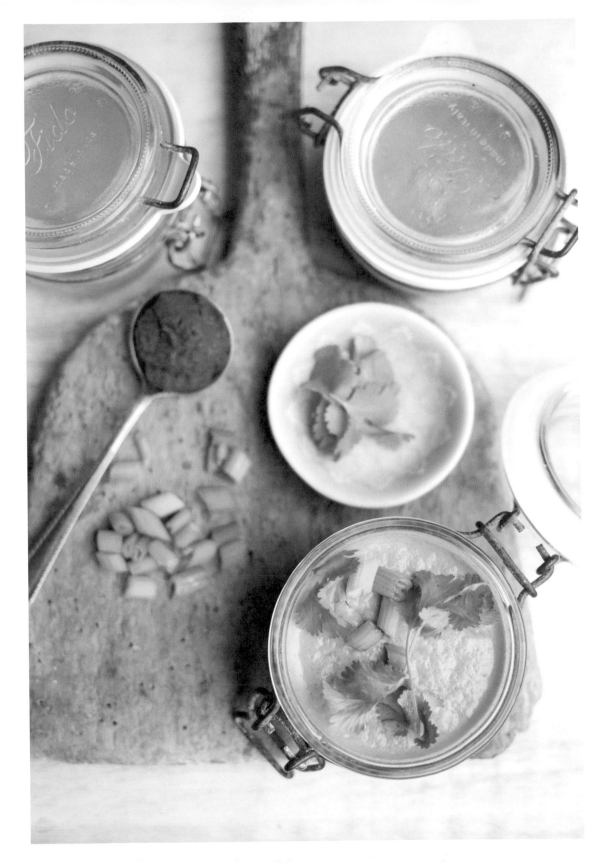

香薄荷雞肉丹麥卷

分量：4 人份　準備時間：15 分鐘　烹調時間：19 分鐘

第 208 頁食譜中的牧場沙拉醬搭配這道丹麥卷，口感非常好，因為沙拉醬使用前要冷卻兩個小時，所以先做醬料，再製作這道美味的丹麥卷。

麵糰：

1 ¾ 杯磨碎的莫札瑞拉乳酪

30 克奶油乳酪（2 湯匙）

¾ 杯去皮杏仁粉

1 顆大雞蛋

⅛ 茶匙細海鹽

餡料：

2 片培根切丁

1 ½ 杯熟雞丁

½ 杯青椒丁（可用可不用）

¼ 杯美乃滋

½ 杯磨碎的切達乳酪

食用時淋上3湯匙牧場沙拉醬（第208頁）

新鮮香草，裝飾用

1　烤箱預熱到攝氏 200 度。烘焙石板或餅乾烤盤鋪上烘焙紙，紙上塗油。（用烘焙石板可以讓底部酥脆。）

2　製作麵糰時，將莫札瑞拉乳酪和奶油乳酪放進可微波的碗中，以高溫微波 1－2 分鐘，直到乳酪完全融化。攪拌均勻。

3　將杏仁粉、蛋和鹽加入乳酪裡，用手持攪拌機拌勻。（注意：如果麵糰太黏，可以放到冰箱冷卻一小時，或是放一夜。）

4　將麵糰放在抹油的烘焙紙上，用手塑形成大橢圓形，大小約 30 乘 20 公分。將橢圓麵糰的短邊朝向自己。

5　製作餡料：取鑄鐵平底鍋，培根丁用中火煎 4 分鐘，或是煎到酥脆熟透，之後取出培根，放到一旁備用。煎培根時，將雞丁、青椒（若有使用）和美乃滋放在碗裡，拌勻，雞肉要均勻地沾上美乃滋。

6　把雞肉倒在麵糰的中央，不要倒滿，上下各留下 7.5 公分。將餡料撥開成橢圓形，四邊各留約 4 公分。把切碎的乳酪鋪在雞肉上，然後將培根放在最上面。

7　整形丹麥卷時，斜切麵糰兩側長邊預留的 4 公分處，每段麵皮約 4 公分長、2 公分寬，不要切到有餡料的地方，將麵團短邊的上下摺起，覆蓋雞肉餡料。然後，從橢圓形的上方開始，把左右兩邊斜切的麵皮輪流依序摺到雞肉餡料上，直到整個丹麥卷成形。有些餡料可能會曝露在外。

營養 資 訊		
每份	676 卡	脂肪 52 克
蛋白質 49 克	碳水化合物 6 克	纖維 2 克

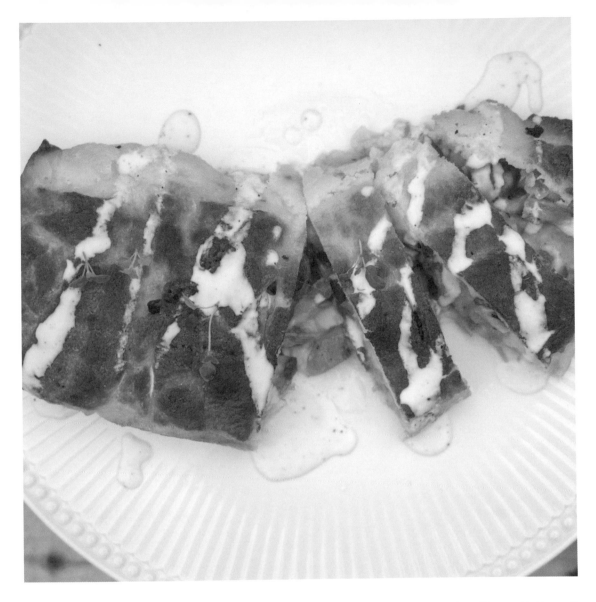

8　丹麥卷放在烘焙石板或餅乾烤盤上，再放到烤箱裡烤 15 分鐘，或是烤到丹麥卷變成金黃色，麵糰完全烤熟。從烤箱中取出，放涼 10 分鐘。

9　丹麥卷冷卻後，淋上牧場沙拉醬，並以香草裝飾。

10　剩下的丹麥卷放在密封容器，置於冰箱可保存四天，置於冷凍庫可保存一個月。重新加熱時，置於烤盤，放入預熱攝氏 190 度的烤箱，約烤 10 分鐘，或烤到內外都溫熱。食用再淋上牧場沙拉醬。

煙燻小雞腿

分量：12 人份　**準備時間**：5 分鐘，以及 30 分鐘木屑浸泡時間
烹調時間：1 小時 15 分鐘至 1 小時 30 分鐘

煙燻食物聽來就讓人覺得頭大，但它真的很簡單！如果你像我一樣是個視覺學習者，可上 MariaMindBodyHealth.com/videos 觀看簡單的影片介紹。

1800 克雞腿

1 茶匙細海鹽

½ 茶匙黑胡椒粉

烤肉醬：

2 杯番茄醬

2 湯匙椰子醋或蘋果醋

½ 茶匙大蒜粉

½ 茶匙洋蔥粉

少許細海鹽

½ 茶匙黑胡椒粉

¼ 杯 Swerve 牌甜味劑或等量液體或粉末狀甜味劑

1 ½ 茶匙煙燻液

1　在準備煙燻雞肉前 30 分鐘，將木屑浸入水中，並自冰箱取出雞肉，用鹽和胡椒調味雞肉。

2　煙燻雞肉：開始前，先閱讀煙燻機的使用説明。木頭、電動、丙烷和木炭煙燻機的操作方式各有不同，打開煙燻機，如果機器附有水碗，則注水。慢速煙燻時，必須有溫度計監測煙燻機的溫度。溫度達到攝氏 80 度時，就可以開始煙燻雞肉。

3　將木屑從水中取出，放到煙燻機中，雞肉也放進去。蓋緊蓋子，不要讓煙逸出。煙燻雞肉 30 分鐘，然後將溫度增加到攝氏 110 度，再醃 45 分鐘到 1 小時，直到內部溫度達到約攝氏 70 度。將雞肉從煙燻機中取出，加蓋放涼後再盛盤。放在冰箱可以保存十天，如果是真空保存，最多可以保存三個禮拜。

4　製作烤肉醬時，將醬汁所有材料放到大碗中，攪拌均勻。剩下的醬料放入密封容器，置於冰箱可保存八天。

5　雞肉盛盤時附上烤肉醬。

營 養 資 訊		
每份	263 卡	脂肪 10 克
蛋白質 38 克	碳水化合物 2 克	纖維 0.4 克

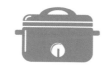

特殊器具：
煙燻機
4 杯精選木屑

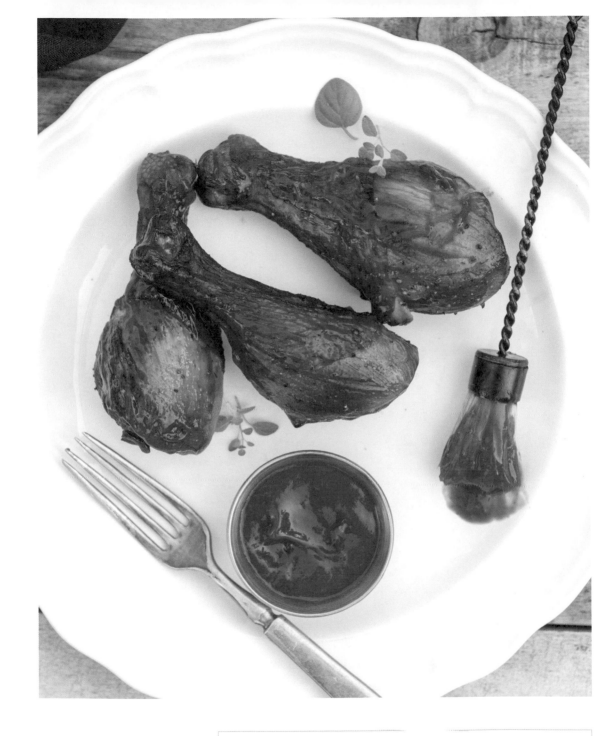

注意：番茄醬可選擇罐裝（最佳選擇），或不含雙酚 A 的罐裝產品。罐頭內側通常含有雙酚 A，這種化學物質和幾種健康問題有關，可能會影響兒童發育，番茄的高酸度會導致更多雙酚 A 滲入食物中。

墨西哥派

分量：2 份　準備時間：8 分鐘　烹調時間：10 分鐘

麵糰：

1¾ 杯磨碎的莫札瑞拉乳酪

2 湯匙無鹽奶油

1 顆大雞蛋

⅛ 茶匙細海鹽

¾ 杯去皮可仁粉

餡料：

110 克牛絞肉

½ 茶匙細海鹽

½ 茶匙辣椒粉

½ 茶匙孜然粉

½ 茶匙大蒜粉

½ 茶匙洋蔥粉

4 湯匙切碎的重口味切達乳酪，
分開放

莎莎醬，盛盤用

1 烤箱預熱到攝氏 220 度，烘焙石板或餅乾烤盤鋪上烘焙紙，紙上塗油。（用烘焙石板可以讓底部酥脆。）

2 製作麵糰時，將莫札瑞拉乳酪和奶油乳酪放進可微波的碗中，以高溫微波 1－2 分鐘，直到乳酪完全融化。攪拌均勻。

3 加入蛋和鹽，然後用手持攪拌機拌勻，再加入杏仁粉拌勻。用手將它塑形成傳統麵糰狀，揉捏約 3 分鐘。放置一旁備用。

4 製作餡料：將牛絞肉、鹽、辣椒粉、孜然粉、洋蔥粉和大蒜粉放進平底鍋，以中火加熱，攪拌至牛肉不再呈現粉紅色，置一旁備用。

5 烘焙紙抹油，放上四分之一的麵糰，用手拍成小圓，直徑大約 10 公分。剩餘的麵糰以同樣的方式再製作三個。每個麵糰中央鋪上 1 湯匙的碎乳酪，再將煮好的牛肉分成四份，鋪在每個麵糰上中央。將麵糰摺起，包住餡料，用手指捏邊，將麵糰封成袋狀。

6 將派放在烘焙石板上，再送入烤箱中。烤 10 分鐘，或是烤到派皮呈金黃色，麵糰完全烤熟。盛盤時附上莎莎醬。

7 將剩餘的派放進密封容器，置於冰箱可保存三天。重新加熱時，將派放置在烤盤上，再放入預熱攝氏 190 度的烤箱加熱數分鐘，直到你喜歡的溫度。

營 養 資 訊		
每份	798 卡	脂肪 67 克
蛋白質 47 克	碳水化合物 11 克	纖維 5 克

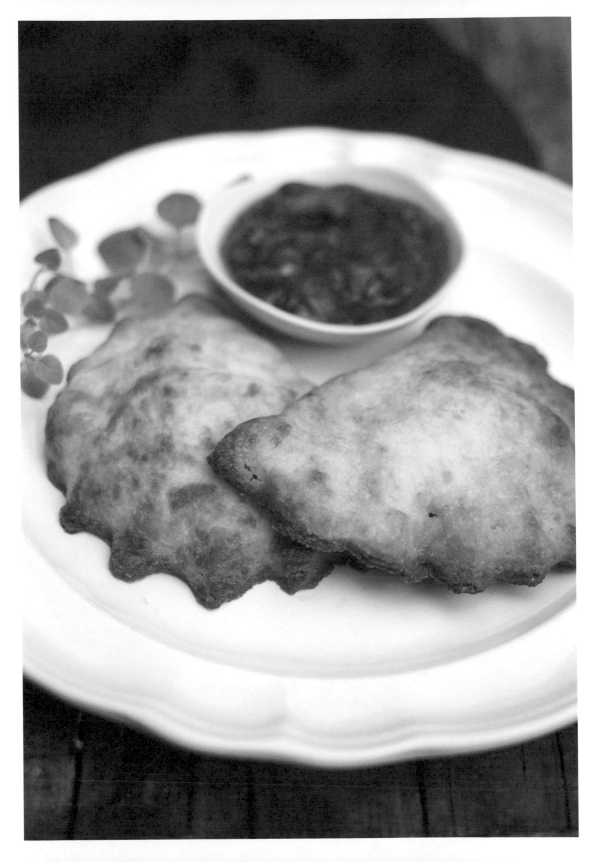

牛絞肉墨西哥千層麵

 分量：8 份　**準備時間**：8 分鐘　**烹調時間**：20 分鐘，加上 8 小時燉煮時間

製作傳統墨西哥千層麵時，是用玉米餅代替麵皮。這裡使用高麗菜作為生酮替代品！

800 克無骨牛肉

1 ½ 茶匙細海鹽

2 茶匙黑胡椒粉

2 茶匙孜然粉

2 茶匙辣椒粉

½ 杯洋蔥丁

1 罐（200 克）青辣椒丁

2 ½ 杯莎莎醬或番茄醬，分開放

10 大片高麗菜葉

2 杯碎蒙特利傑克乳酪（見附註）

新鮮香菜，裝飾用（可用可不用）

附註：如果你用半脂的莫札瑞拉乳酪取代蒙特利傑克乳酪，烘烤時千層麵會過於濕潤。你還是可以依食譜烹煮，但可能得瀝乾多餘的水分。

1 用鹽、胡椒、孜然粉和辣椒粉為牛肉均勻調味。放入 4 公升燉鍋中，加入洋蔥、青辣椒和 ½ 杯莎莎醬，慢燉 7－8 小時，直到牛肉鬆軟。將牛肉切碎，置一旁備用。

2 同時，清洗高麗菜：煮一大鍋水，煮沸後放入高麗菜，再滾 5 分鐘，或是煮到菜葉變軟。用冷水瀝乾清洗菜葉，讓它停止熟成。徹底瀝乾，置一旁備用。

3 準備好製作千層麵時，將烤箱預熱攝氏 180 度。

4 取一個 30 乘 20 公分的烤碟，底部鋪上 ½ 杯莎莎醬，然後再鋪上三分之一的牛肉。如果高麗菜葉不夠乾，用紙巾將它們拍乾，然後鋪在牛肉上，再淋上 ½ 杯莎莎醬和碎乳酪。重複上述步驟，再鋪兩層。

5 烤 20 分鐘，或是烤到乳酪融化發泡，盛盤時可用香菜裝飾。

6 剩餘千層麵放進密封容器，置於冰箱可保存五天，每份分開冷凍可保存一個月。重新加熱時，放在烤盤上，再放進預熱攝氏 150 度的烤箱加熱數分鐘，直到你喜歡的溫度。

營 養 資 訊		
每份	435 卡	脂肪 30 克
蛋白質 26 克	碳水化合物 11 克	纖維 4 克

忙碌家庭小技巧：步驟一和步驟二可提早三天準備。將肉和菜葉分開放入密封容器，直到要製作千層麵時，再完成四至五步驟。

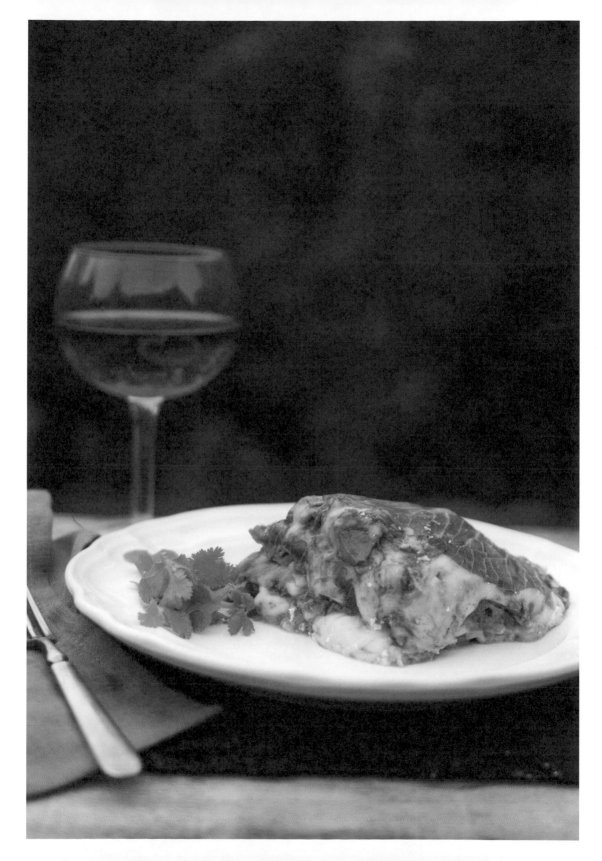

波蘭燻腸烤雜燴

可選

分量：8 人份　準備時間：8 分鐘　烹調時間：40 分鐘

這道簡單的菜餚可以把剩菜做出最好的效果！

450 克豬絞肉

1 顆大甜椒，切丁（顏色隨意）

½ 杯洋蔥丁

2 瓣大蒜，切碎

1 杯番茄丁（最好是新鮮的）

1 杯番茄醬

1 杯牛肉高湯

1 茶匙細海鹽

2 茶匙辣椒粉

½ 茶匙孜然粉

¼ 茶匙黑胡椒粉

1 根（450 克）波蘭燻腸，切成 0.6 公分厚的薄片

1 杯切碎的蒙特利傑克乳酪或切達乳酪（不吃乳製品者可省略）

現磨黑胡椒，裝飾用

1 烤箱預熱到攝氏 190 度。

2 取大鑄鐵平底鍋，或其他可放進烤箱的平底鍋，放入豬絞肉、甜椒、洋蔥和大蒜，以中火烹煮約 5 分鐘，邊煮邊將豬肉打散。豬肉熟透後，加入番茄、番茄醬、高湯、鹽和香料，拌勻，燉煮 20 分鐘，不用加蓋。

3 將波蘭燻腸片倒入平底鍋，拌勻，鋪上碎乳酪。將平底鍋放到烤箱裡，烤 15 分鐘，或是烤到乳酪融化發泡。撒上現磨黑胡椒粉，即可享用。

4 剩餘的雜燴放進密封容器，置於冰箱可保存三天。重新加熱時，放在烤碟上，再放到預熱攝氏 180 度的烤箱中烤幾分鐘，直到你喜歡的溫度。

附註：如果你沒有可進烤箱的大平底鍋，可以用長寬各 20 公分的烤碟烤雜燴。完成步驟二後，將香腸絞肉放到烤碟上，然後鋪上波蘭燻腸和乳酪，以步驟三的方式烘烤。

營 養 資 訊		
每份	233 卡	脂肪 17 克
蛋白質 15 克	碳水化合物 5克	纖維 1 克

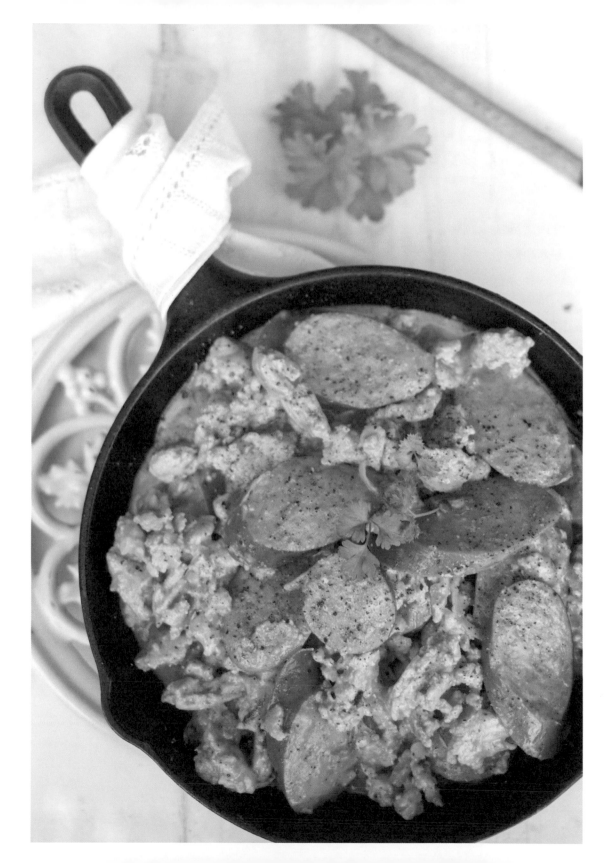

泰式堅果肋排

分量：12 份　　**準備時間**：5 分鐘　　**烹調時間**：燉鍋烹調 7－8 小時

1 杯牛肉高湯

¼ 杯洋蔥丁

¼ 杯無糖杏仁醬

2 湯匙 Swerve 牌甜味劑或等量液體或粉末狀甜味劑

1 湯匙現榨萊姆汁

2 瓣大蒜，切碎

4 根牛肉短肋排（1800 克）

蔥花，裝飾用

生霹靂果或夏威夷果切碎，裝飾用

3 份不加乳酪的生酮泥（見第 226 頁，可用可不用）

1 將高湯、洋蔥丁、杏仁醬、甜味劑、萊姆汁和大蒜放到 6 公升的燉鍋裡，攪拌均勻。放入肋排，小火慢燉 7－8 小時，直到肉變軟，可以輕易抽出骨頭。將肋排盛盤，切成約 227 克的大小（12 塊等大小的肋排）。

2 將燉鍋裡的醬汁倒進小平底鍋，用大火煮滾，攪拌 2 分鐘，或是煮到你喜歡的濃度。盛盤時，肋排淋上醬汁，撒上蔥花和碎堅果，也可再加上一匙的生酮泥。

3 剩餘的肋排放進密封容器，置於冰箱可保存三天。重新加熱時，放在烤盤上，再放進預熱攝氏 200 度的烤箱加熱數分鐘，直到你喜歡的溫度。

營 養 資 訊		
每份	741 卡	脂肪 66 克
蛋白質 34 克	碳水化合物 2 克	纖維 1 克

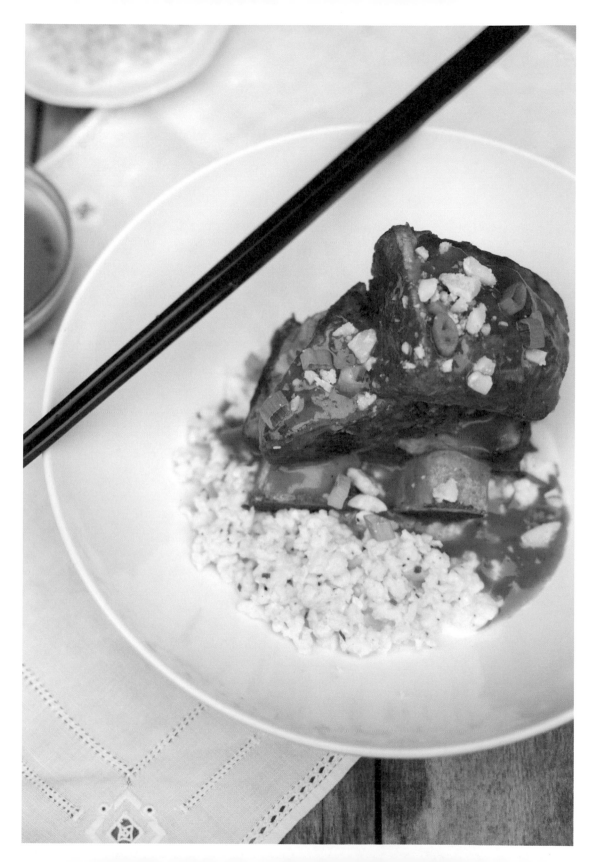

番茄九層塔雞肉沙拉

可選

分量：6 人份　**準備時間：**8 分鐘，以及雞肉放涼時間　**烹調時間：**10 分鐘

2 湯匙酥油或無鹽奶油（不吃乳製品者可用椰子油）

½ 杯洋蔥丁

1 杯芹菜丁

3 瓣大蒜，切碎

4 根無骨去皮雞腿，切成 1 立方公分大小的雞丁

1 茶匙細海鹽

¼ 茶匙黑胡椒粉

½ 杯美乃滋

1 杯小番茄，切半

1 束新鮮九層塔，切碎，可多準備一些，剩下的用於裝飾

½ 杯新鮮莫札瑞拉乳酪塊（不吃乳製品者可省略）

特級初榨橄欖油或酪梨油，澆淋用

現磨黑胡椒，裝飾用

1 取大鑄鐵平底鍋，以中大火加熱 2 湯匙酥油。放入洋蔥丁和芹菜丁，拌炒 2 分鐘，再加入大蒜，拌炒 1 分鐘。

2 雞肉用鹽和胡椒調味。雞肉放入平底鍋，炒 7 分鐘，或是直到雞肉熟透。將雞肉和蔬菜，盛進碗中放涼，然後加蓋置於冰箱冷藏 1 小時，或是冰到冷卻。

3 取出雞肉和蔬菜，拌入美乃滋、小番茄、九層塔和莫札瑞拉乳酪。用多餘的九層塔裝飾，淋上橄欖油。

4 剩餘的沙拉放進密封容器，置於冰箱可保存四天。

營 養 資 訊		
每份	421 卡	脂肪 38 克
蛋白質 17 克	碳水化合物 3 克	纖維 1 克

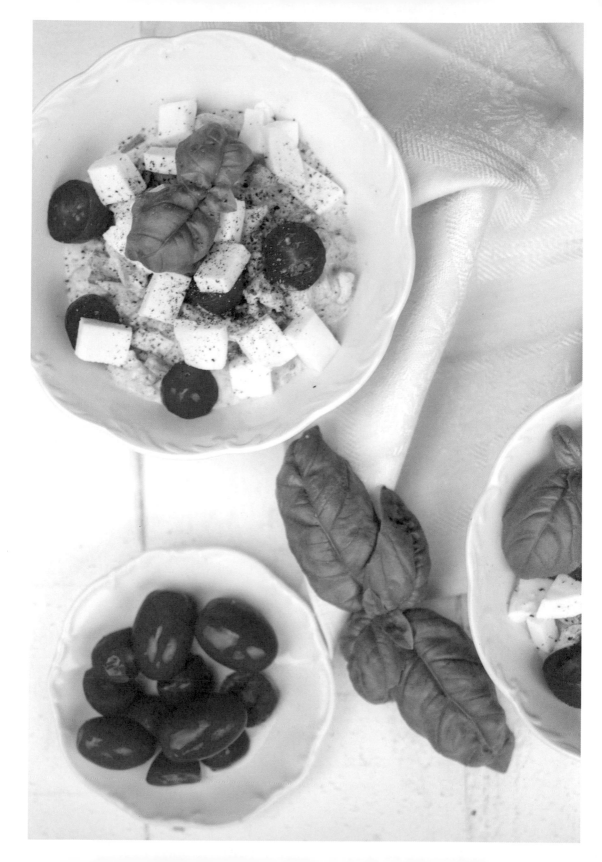

肉丸培根蛋麵

 分量：4 人份　**準備時間**：10 分鐘　**烹調時間**：15 分鐘

肉丸：

450 克牛絞肉

1 顆大雞蛋，打散

½ 杯切碎的蘑菇

2 湯匙洋蔥丁

1 茶匙細海鹽

1 瓣大蒜，壓成泥

「麵」：

4 片培根，切成 0.6公分大小

2 杯紅或綠高麗菜絲

¼ 杯洋蔥丁

½ 茶匙蒜泥

½ 杯切碎的帕瑪森乾酪（約 57 克），可多準備一些，剩下的用於裝飾

2 顆大雞蛋，打散

細海鹽和黑胡椒粉

1 烤箱預熱至攝氏 200 度。

2 將肉丸所有材料放到大碗中，用手拌勻。捏出 2.5 公分大小的肉丸，放到烤盤上。

3 烤 15 分鐘，或是烤到肉丸熟透，內部不再呈現粉紅色。

4 烤肉丸時，製作麵條：用大鑄鐵平底鍋，以中火將培根煎到酥脆，約 5 分鐘。

5 用漏勺取出培根，置於一旁備用，留下鍋裡的培根油。

6 把高麗菜「麵」、洋蔥和大蒜放進鍋中，以中火加熱，直到洋蔥變透明，「麵」變軟，約 4 分鐘。

7 培根倒回鍋中，拌勻加熱。加入帕瑪森乾酪，拌炒至乳酪融化，再加入打散的蛋，用夾子或大叉子持續拌炒，直到蛋液煮熟。調味後嚐試味道，如果需要可再多加點鹽或胡椒。盛盤後，立刻放上肉丸，最後可用磨碎的帕瑪森乾酪裝飾。

8 剩餘的「麵」放進密封容器，置於冰箱可保存四天，置於冷凍庫可保存一個月。重新加熱時，煎鍋抹油後再以中火加熱，不停攪拌約 5 分鐘，或直到熱度足夠。

營 養 資 訊		
每份	466 卡	脂肪 35 克
蛋白質 32 克	碳水化合物 5 克	纖維 1 克

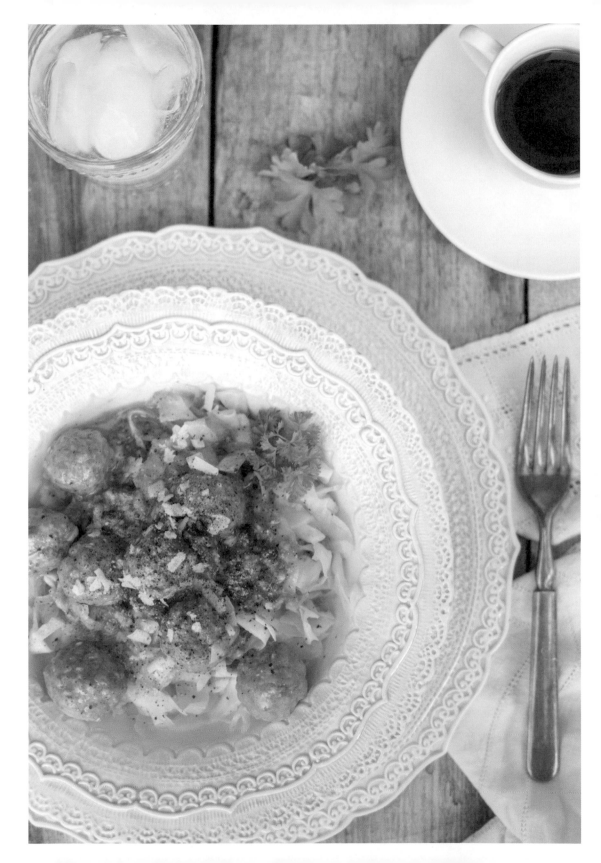

簡單牛肉絲晚餐

分量：8 人份　**準備時間**：5 分鐘　**烹調時間**：燉鍋烹調 4 或 8 小時

3 茶匙細海鹽

2 茶匙辣椒粉

1 茶匙黑胡椒粉

450 克無骨牛肉，切成 4 塊

2 杯牛肉高湯

1 杯洋蔥丁

1 顆番茄丁

½ 顆綠色或紫色高麗菜，切成 8 塊

1 顆檸檬，切半，榨汁用

盛盤用（可用可不用）：

檸檬角

新鮮香菜

1 把鹽、辣椒粉和胡椒粉放進小碗拌勻，然後將這些調味粉均勻塗抹於牛肉上。把牛肉放入 4 公升的燉鍋，加入高湯、洋蔥丁、番茄丁和高麗菜塊。

2 蓋上燉鍋，低溫燉煮 8 小時，或高溫燉煮 4 小時，直到牛肉變得鬆軟。用兩根叉子將牛肉分成細絲，加以攪拌，讓肉沾勻燉鍋中的醬汁。檸檬榨汁，倒入燉鍋後再次攪拌。試味道，可加鹽調味。盛盤時可用檸檬角和新鮮香菜裝飾。

3 剩餘的牛肉放進密封容器，置於冰箱可保存四天。重新加熱時，置於烤碟，放入預熱攝氏 180 度的烤箱，約烤 5 分鐘，或烤到內外都溫熱。

營 養 資 訊		
每份	375 卡	脂肪 25 克
蛋白質 23 克	碳水化合物 13克	纖維 4 克

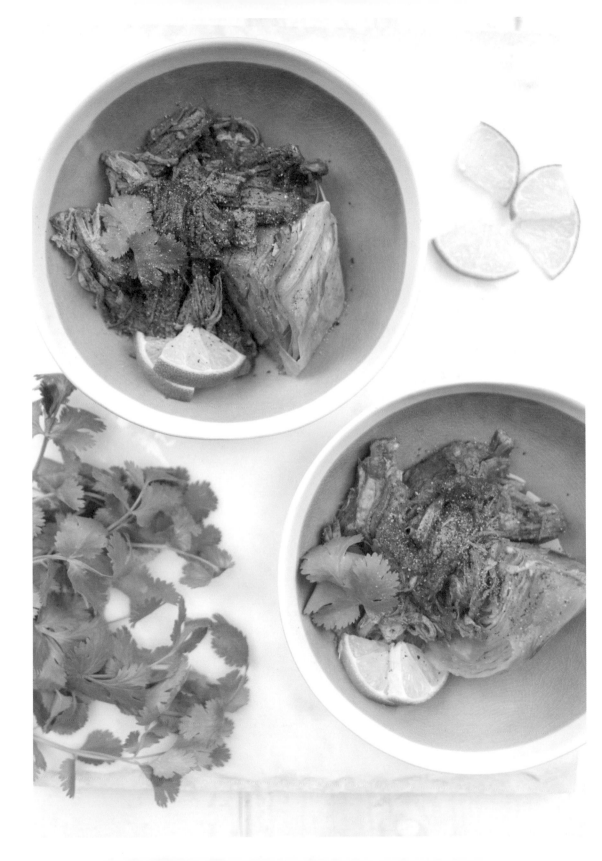

烤鮮蝦

 分量：4 份　**準備時間：**8 分鐘　**烹調時間：**5 分鐘

這道蝦料理搭配綠色蔬菜和我的牧場沙拉醬（見第 208 頁），非常好吃。

½ 杯（1 根）及 2 湯匙融化的無鹽奶油，分開放

1 湯匙現榨檸檬汁或萊姆汁

1 茶匙細海鹽

1 瓣大蒜，壓成泥

225 克大蝦，剝殼去腸泥

檸檬或萊姆片，盛盤用（可用可不用）

現磨黑胡椒粉，裝飾用（可用可不用）

新鮮香芹，裝飾用（可用可不用）

1　烤箱預熱。

2　將 2 湯匙的融化奶油、萊姆汁、鹽和蒜泥放進大碗裡，拌勻，再放入蝦子攪拌，讓蝦子沾上調味醬。

3　將蝦子放在烤盤上，烤 5 分鐘，或是烤到蝦子變成粉紅色。

4　盛盤時，將剩下 ½ 杯的奶油淋在蝦子邊緣，也可以用檸檬片、現磨黑胡椒和新鮮香芹裝飾。

5　剩餘的蝦子放進密封容器，置於冰箱可保存四天。重新加熱時，取平底鍋，塗少許油，以中火加熱攪拌約 5 分鐘，或直到熱度足夠。

營 養 資 訊		
每份	294 卡	脂肪 29 克
蛋白質 8 克	碳水化合物 1 克	纖維 0.3 克

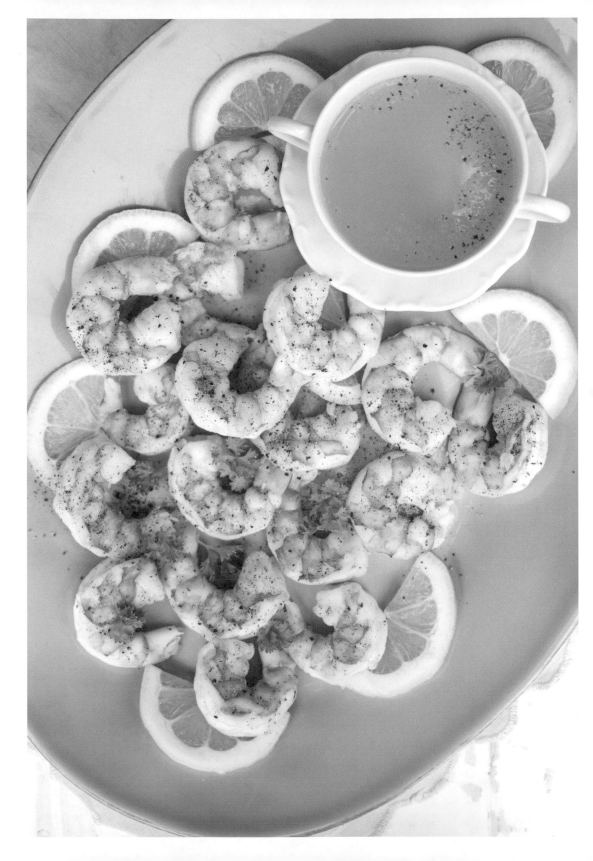

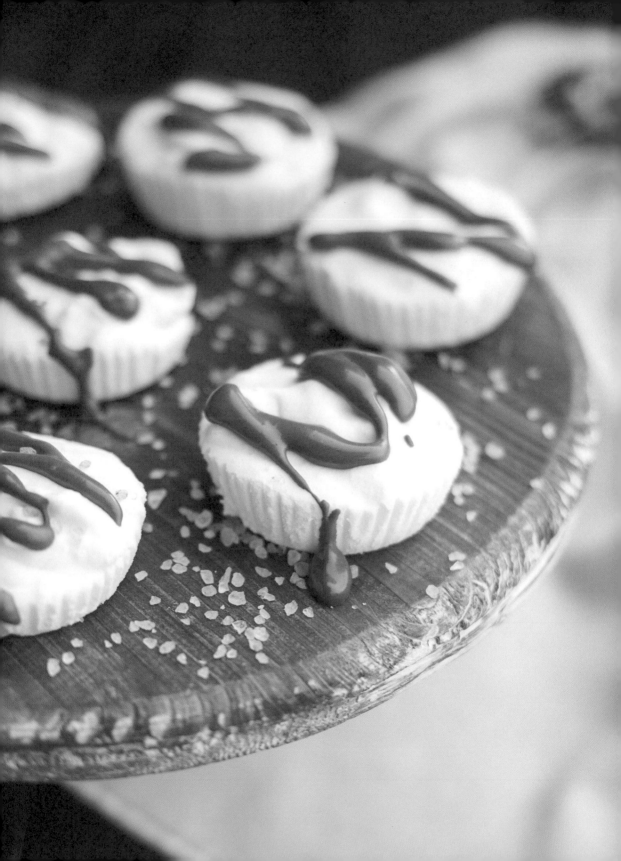

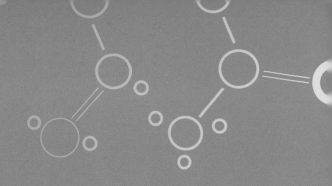

甜點

迷你巧克力覆盆子杯子蛋糕

 分量：24 杯（每份 1 個）　**準備時間**：20 分鐘　**烹調時間**：10 分鐘

杯子蛋糕：

2 顆大雞蛋

¼ 杯酸奶油

2 湯匙無鹽奶油或椰子油，放軟，多備一些鍋用

½ 杯 Swerve 牌甜味劑或等量液體或粉末狀甜味劑

½ 杯無糖可可粉

1 湯匙椰子粉

1 茶匙烘焙粉

¼ 茶匙細海鹽

2 茶匙覆盆子精

糖霜：

½ 杯（1 根）無鹽奶油或椰子油，放軟

110 克奶油乳酪（½ 杯），放軟

½ 杯 Swerve 牌甜味劑或等量液體或粉末狀甜味劑

2 茶匙覆盆子萃取物

⅛ 茶匙細海鹽

1 烤箱預熱到攝氏 160 度，將 24 格迷你瑪芬烤盤塗上油，或是放入迷你杯子蛋糕紙杯。

2 在大碗中，打入蛋，倒上酸奶油、軟化的奶油和甜味劑，攪拌均勻。

3 取一中碗，攪拌可可粉、椰子粉、烘焙粉和鹽。

4 將作法 2、3 材料混合，攪拌均勻，加入覆盆子精，拌勻。

5 挖出麵糊，倒入已抹油的瑪芬烤盤，填至三分之二滿。烤 10－12 分鐘，直到牙籤插入杯子蛋糕中央後抽出，沒有麵糊沾黏。烤盤冷卻後取出杯子蛋糕，再完全放涼。

6 蛋糕放涼時，製作糖霜：將所有材料放進中碗，利用手動攪拌機拌勻。試味道，依喜好加入更多甜味劑。

7 杯子蛋糕放涼後，利用擠花袋或小的糖霜抹刀將糖霜抹在蛋糕上。多餘的杯子蛋糕放到密封容器，放入冰箱可保存五天。

營 養 資 訊		
每份	188 卡	脂肪 17 克
蛋白質 4 克	碳水化合物 5 克	纖維 2 克

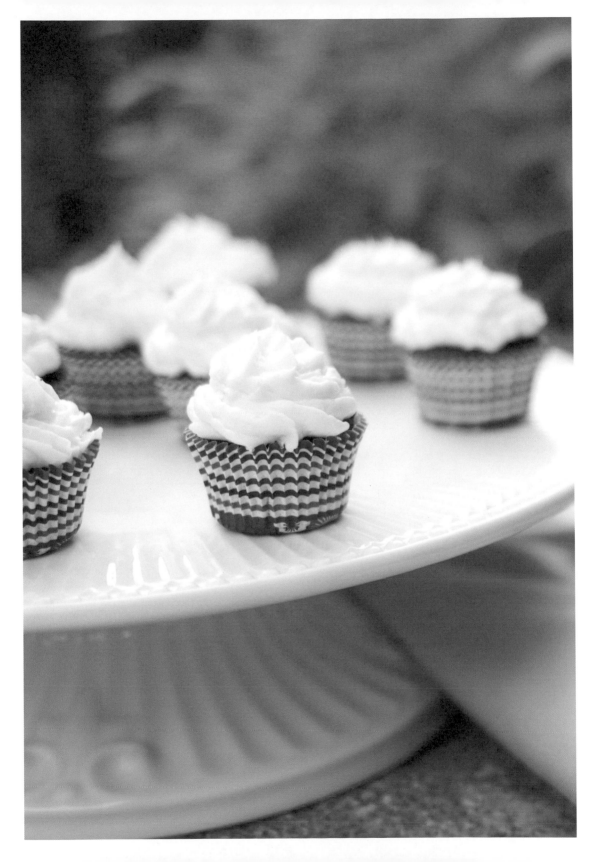

香桃奶油冰棒

可選　　可選

分量：8 根（每份 1 根）　**準備時間**：3 分鐘，以及冷凍時間

1 杯高脂鮮奶油（不吃乳製品者可用椰子油）

1 杯濃的水蜜桃茶，放涼（見附註）

¼ 茶匙水蜜桃濃縮液

1 茶匙水蜜桃精（可用可不用）

3 湯匙 Swerve 牌甜味劑或等量液體或粉末狀甜味劑（或其他愛用的甜味劑）

½ 茶匙細海鹽

55 克奶油乳酪（¼ 杯）（可用可不用，只是增加奶油口感，不吃乳製品者可略過）

1 將所有材料放進果汁機，拌勻後倒入冰棒模，冰凍到定型。

2 冰棒放進密封容器，置於冰箱可保存一個月。

> **附註**：水蜜桃濃茶的便利替代品是 Bai's Panama 水蜜桃飲。我經常用它來節省煮茶的時間。

營 養 資 訊		
每份	125 卡	脂肪 4 克
蛋白質 0.5 克	碳水化合物 0.5 克	纖維 0 克

特殊器具：
8 格（55 克大小）冰棒模

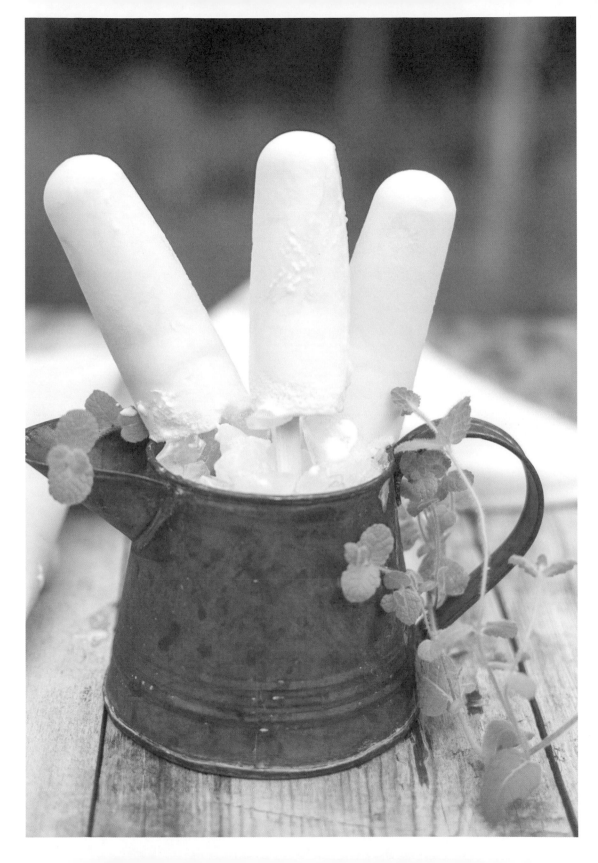

南瓜香乳酪蛋糕罐

分量：4 人份　**準備時間：**5 分鐘

½ 杯高脂鮮奶油

110 克奶油乳酪或馬斯卡彭乳酪
（½ 杯），放軟

¼ 杯Swerve 牌甜味劑或等量液
體或粉末狀甜味劑（或其他愛
用的甜味劑）

1 茶匙南瓜派香料

1 茶匙香草精

天然橘子食用色素（可用可不
用）

¼ 杯切碎的生核桃（不吃堅果
者可省略）

1 將一個大的不鏽鋼碗，和手持攪拌機的攪拌棒放進冷
　凍庫裡，直到器具變涼。

2 將奶油倒進冷卻的碗中，用手持攪拌機打至中性發泡
　程度，加入放軟的奶油乳酪、甜味劑、南瓜派香料、
　香草和天然食用色素。用手動攪拌機拌至完全均勻。

3 將切碎的核桃平均放入 4 個 110 克的罐子或杯子裡，
　再倒入南瓜乳酪蛋糕混合物。

4 罐子蛋糕可提前五天製作，未食用前，加蓋放於冰箱。

營 養 資 訊		
每份	267 卡	脂肪 26 克
蛋白質 3 克	碳水化合物 2 克	纖維 1 克

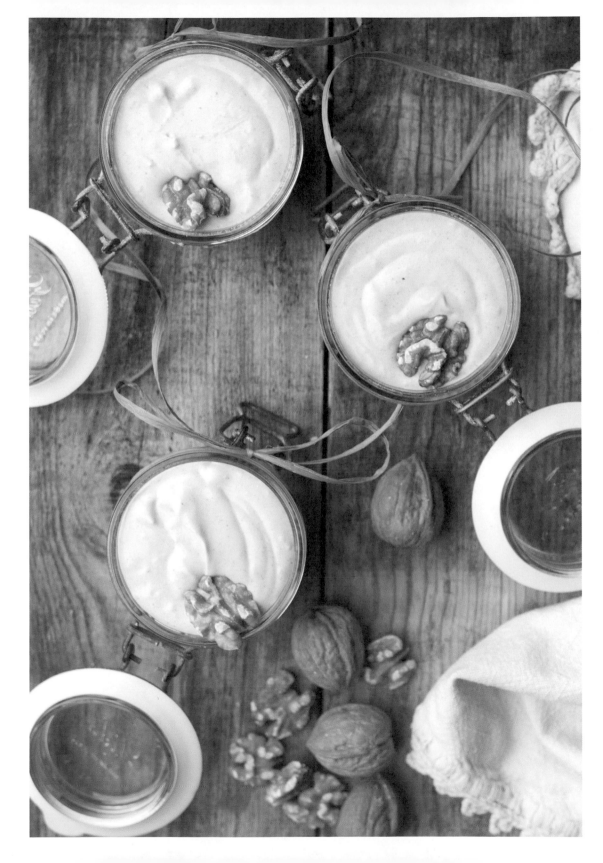

香草冰淇淋杯

分量：12 杯（每份 3 杯）　**準備時間**：5 分鐘，以及冷凍時間

1 杯冷凍的高脂鮮奶油

1 包（225 克）奶油乳酪，放軟

¼ 杯 Swerve 牌甜味劑或等量液
體或粉末狀甜味劑（或其他愛
用的甜味劑）

1 根香草豆（約 20 公分長）刮
下的香草籽，或是 1 茶匙香草
精

巧克力淋醬：

¼ 杯高脂鮮奶油

15 克無糖烘焙用巧克力，切碎

2 湯匙 Swerve 牌甜味劑或等量
液體或粉末狀甜味劑（或其他
愛用的甜味劑）

½ 茶匙香草精

裝飾用（可用可不用）：

粗岩鹽或海鹽

1 將瑪芬紙杯放入 12 格的瑪芬烤盤裡。將一個大的不
鏽鋼碗，和手持攪拌機的攪拌棒放進冷凍庫裡，直到
器具變涼。

2 將高脂鮮奶油倒進冷卻的碗中，打至硬性發泡程度，
加入放軟的奶油乳酪、甜味劑和香草，用手持攪拌機
打至滑順。

3 將奶油糊倒進瑪芬紙杯中，每一個約裝四分之一滿。
將烤盤放進冷凍庫冰三小時，或直到冰淇淋杯定型。

4 做巧克力淋醬：把奶油、切碎的巧克力和甜味劑放到
雙層蒸鍋或可加熱的碗，隔水加熱。
碗要緊貼深平底鍋，不要讓蒸氣外溢，碗的底部也不
能碰到水。低溫加熱，持續攪拌，直到巧克力融化。
將碗從鍋中取出，加入香草繼續攪拌，品嚐味道，並
調整你喜歡的甜味。

5 冰淇淋杯盛盤前，先放在料理台解凍三分鐘，然後再
移除紙杯；不然紙杯會黏在冰淇淋上，可用粗鹽和巧
克力澆淋裝飾。

6 將冰淇淋杯放在密封容器，放入冰箱可保存一個月。

營 養 資 訊		
每份	400 卡	脂肪 42 克
蛋白質 4 克	碳水化合物 2 克	纖維 0 克

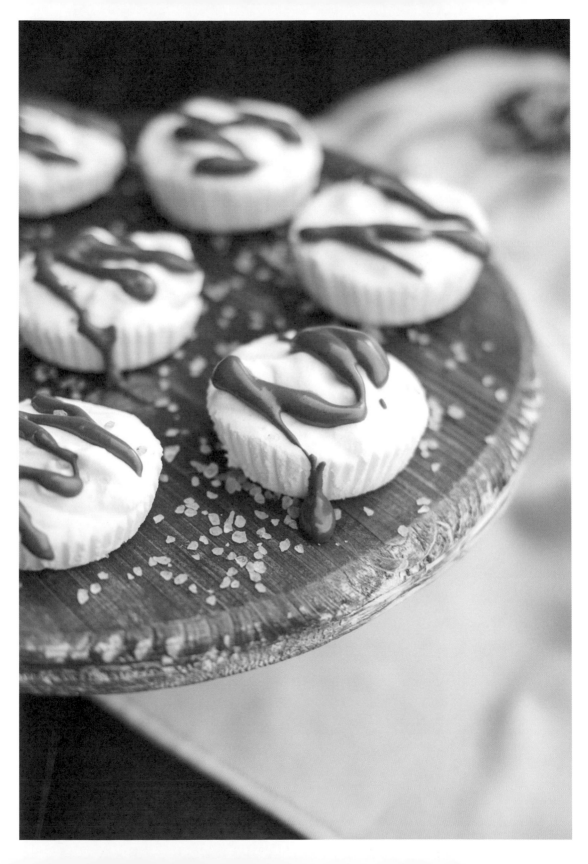

大黃脆片

可選

分量：4 人份　　**準備時間：**8 分鐘，以及 20 分鐘放涼時間

⅔ 杯大黃丁

1 包（225 克）奶油乳酪或馬斯卡彭乳酪（不吃乳製品者可選擇 Kite Hill 牌奶油乳酪），放軟

¼ 杯無糖腰果奶或杏仁奶

⅓ 杯 Swerve 牌甜味劑或等量液體或粉末狀甜味劑（或其他愛用的甜味劑）

1 茶匙草莓精或香草精

⅛ 茶匙細海鹽

½ 杯壓碎的生核桃，配料用

1 將大黃丁放在微波用大碗裡，以高溫微波 2 分鐘，或直到鬆軟。加入奶油乳酪、腰果奶、甜味劑、草莓精和鹽，利用手持攪拌機拌至奶油乳酪變得滑順。

2 將混合物分入 110 克容量的小烤盤，將頂部抹平。蓋上蓋子，放到冰箱中冷藏至少 20 分鐘。盛盤前，撒上壓碎的堅果。

3 剩下的脆片放入有蓋容器，放進冰箱可保存四天。

營 養 資 訊		
每份	286 卡	脂肪 25 克
蛋白質 7 克	碳水化合物 6 克	纖維 2 克

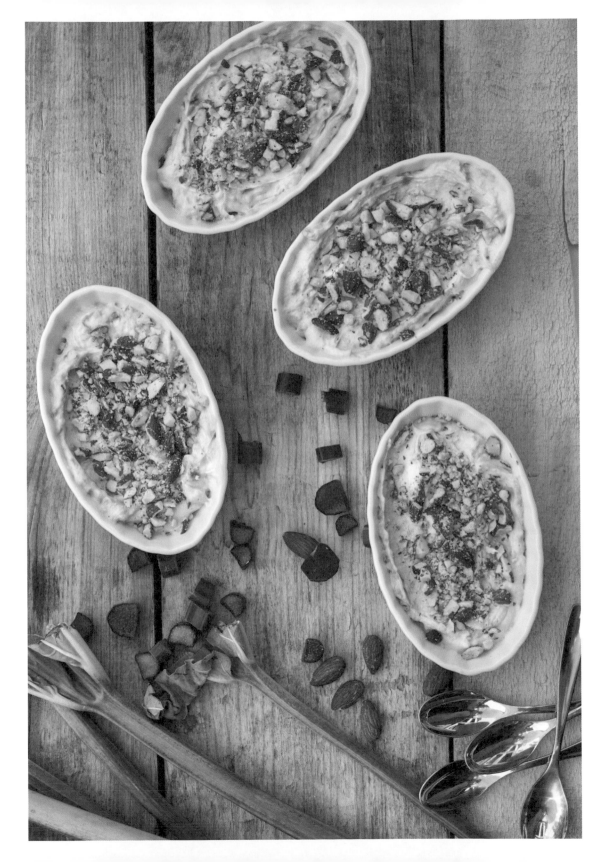

薄荷巧克力蛋糕

分量：9 吋單層蛋糕（25 份）　**準備時間：**10 分鐘，以及冷藏時間　**烹調時間：**40 分鐘

蛋糕：

4 杯去皮杏仁粉

½ 杯無糖可可粉

1 茶匙蘇打粉

½ 茶匙薄荷精

1 杯無糖腰果奶或杏仁奶

5 顆大雞蛋

1 杯 Swerve 牌甜味劑 或等量液體或粉末狀甜味劑

焦化奶油巧克力糖霜：

1 杯（2 根）無鹽奶油

1 包（110 克）馬斯卡彭乳酪或奶油乳酪

½ 杯無糖腰果奶或杏仁奶

¼ 杯無糖可可粉

¼ 杯 Swerve 牌甜味劑或等量液體或粉末狀甜味劑（或其他愛用的甜味劑）

裝飾用（可用可不用）：

玫瑰鹽

新鮮薄荷葉

1 烤箱預熱到攝氏 180 度。在 9 吋方形蛋糕烤盤的底部和側邊抹油，底部鋪上烘焙紙，然後也在紙上抹油（這樣比較好從烤盤中取出蛋糕）。

2 製作蛋糕：將杏仁粉、可可粉、蘇打粉和鹽倒進大碗，攪拌均勻。奶、蛋、甜味劑和薄荷精倒進中碗，攪拌均勻。

3 將拌勻的奶蛋液倒進杏仁粉混合物中，使用手持攪拌機，攪拌均勻。將粉糰倒進準備好的蛋糕烤盤中。

4 烘烤 30－32 分鐘，直到牙籤插入蛋糕後抽出，沒有粉糊沾黏。讓蛋糕在烤盤中放涼 1 小時。

5 蛋糕放涼時，製作糖霜：以平底鍋用大火加熱奶油，直到奶油滋滋作響，開始出現褐色的小塊（不要變黑色）。熄火，加入馬斯卡彭乳酪、奶油、可可粉和甜味劑，利用手持攪拌機，拌至完全均勻。在抹上蛋糕之前，先放涼。

6 將蛋糕從烤盤中拿出來，將糖霜抹在蛋糕上方和側面，把蛋糕放到冰箱，冷藏幾小時或過夜，才能享用。

7 盛盤前，長寬平均各切四刀，將蛋糕分成 25 等份。最後以玫瑰鹽或新鮮薄荷葉裝飾。

8 剩餘的蛋糕放進密封容器，置於冰箱可存放四天。

營 養 資 訊		
每份	241 卡	脂肪 23 克
蛋白質 7 克	碳水化合物 5 克	纖維 3 克

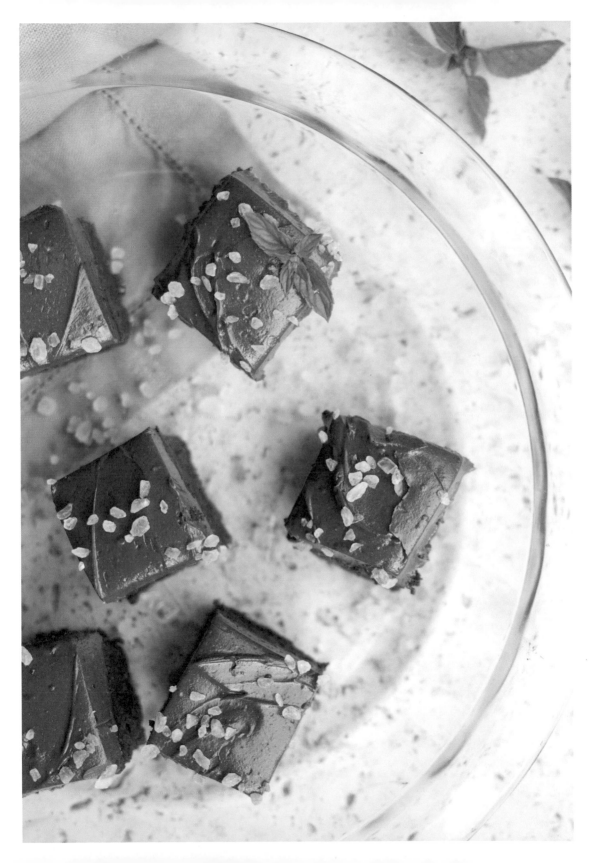

香草冰淇淋

分量：2 ½ 杯（每份 ½ 杯）　**準備時間**：5 分鐘，以及攪拌和冷凍時間

這道香草冰淇淋很好吃，你也可以加入其他的口味或香料。

5 顆蛋黃

½ 杯 Swerve 牌甜味劑或等量液體或粉末狀甜味劑（或其他愛用的甜味劑）

1 杯高脂鮮奶油

1 杯無糖腰果奶或杏仁奶

1 根香草豆（約 20公分長）刮下的香草籽，或是 1 茶匙香草精

¼ 茶匙細海鹽

1　如果你打算煮熟蛋黃，做成卡士達醬的冰淇淋，需要另外準備一個平底鍋，如果不想煮熟（而且敢吃生蛋黃），則只要攪拌盆即可。

2　將蛋黃和甜味劑放進攪拌盆裡，使用手持攪拌機，以高速打蛋黃，直到顏色變白、體積加倍。拌入奶油，如果蛋不想煮熟，直到跳到步驟 4。

3　如果要煮蛋液，將蛋液倒進平底鍋，以中火烹煮，並不斷拌攪，直到蛋液凝固成糊狀（會在湯匙背面覆上一層）。熄火，取細篩網過濾蛋糊至攪拌盆裡。

4　拌入腰果奶、香草籽和鹽。將冰淇淋基底放進冰箱，待其完全冷卻後再攪拌。

5　將冷卻後的混合物倒進冰淇淋機，依製造商的說明攪拌，通常是 15–30 分鐘，視機器功能而定。馬上食用，或是換到貯藏罐中，冷凍可保存一個月。

營 養 資 訊		
每份	220 卡	脂肪 24 克
蛋白質 3 克	碳水化合物 1 克	纖維 0 克

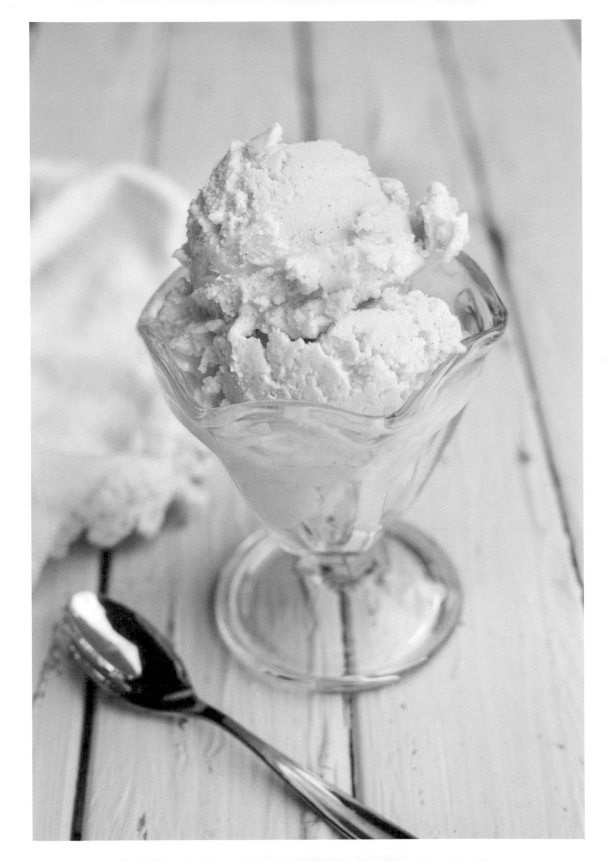

巧克力無比派

分量：8 杯（每份 1 個）　準備時間：20 分鐘　烹調時間：12 分鐘

蛋糕：

1 ¼ 杯去皮杏仁粉，或是 ½ 杯椰子粉

¼ 杯無糖可可粉

½ 茶匙蘇打粉

¼ 茶匙細海鹽

2 湯匙無鹽奶油或椰子油，放軟

⅓ 杯 Swerve 牌甜味劑或等量液體或粉末狀甜味劑

3 顆大雞蛋（如果使用椰子粉，用 6 顆蛋，和 1/4 杯無糖杏仁奶）

1 茶匙香草精

餡料：

¾ 杯（1 ½ 根）無鹽奶油，放軟

170 克奶油乳酪或馬斯卡彭乳酪（¾ 杯），放軟

¾ 杯 Swerve 牌甜味劑或等量液體或粉末狀甜味劑（或其他愛用的甜味劑）

1 茶匙高脂鮮奶油或全脂椰奶

1 茶匙香草精

巧克力淋醬（見第 274 頁）

新鮮覆盆子，裝飾用（可用可不用）

1 　烤箱預熱到攝氏 180 度。準備 2 個 16 格無比派烤盤。

2 　將杏仁粉、蘇打粉和鹽倒進攪拌盆裡，拌勻。拿另一個碗，放入奶油、甜味劑、蛋和香草精，用手持攪拌機拌勻。再將兩種材料一起拌勻。

3 　烤盤抹油，將麵糊倒進格子裡，填到 ⅔ 滿。放進烤箱裡烤 12 分鐘，或是烤到牙籤插入蛋糕後插出，沒有麵糊沾黏。從烤盤中取出蛋糕，再完全放涼。

4 　同時，製作餡料：將奶油、奶油乳酪、甜味劑放進中碗，用手持攪拌機攪拌 2 分鐘。加入高脂鮮奶油和香草精，拌勻，放置一旁備用。

5 　製作巧克力淋醬（見第 274 頁）。

6 　組合夾心蛋糕：將蛋糕倒放在盤子上（較平的一面朝上）。抹上 2 茶匙的餡料，然後疊上另一塊蛋糕（平的一面朝向餡料）。剩下的蛋糕也是同樣的做法。在每個派上淋上融化的巧克力，最後可用新鮮覆盆子裝飾。

7 　無比派放進密封容器，置於冰箱可存在四天。

> **變化形：薄荷巧克力無比派**
> 把蛋糕和餡料裡的香草精換成薄荷精，或是幾滴薄荷油。最後可用新鮮薄荷葉裝飾。

特殊器具：
2 個 12 格的無比派烤盤

營養資訊		
每份	439 卡	脂肪 43 克
蛋白質 9 克	碳水化合物 6 克	纖維 3 克

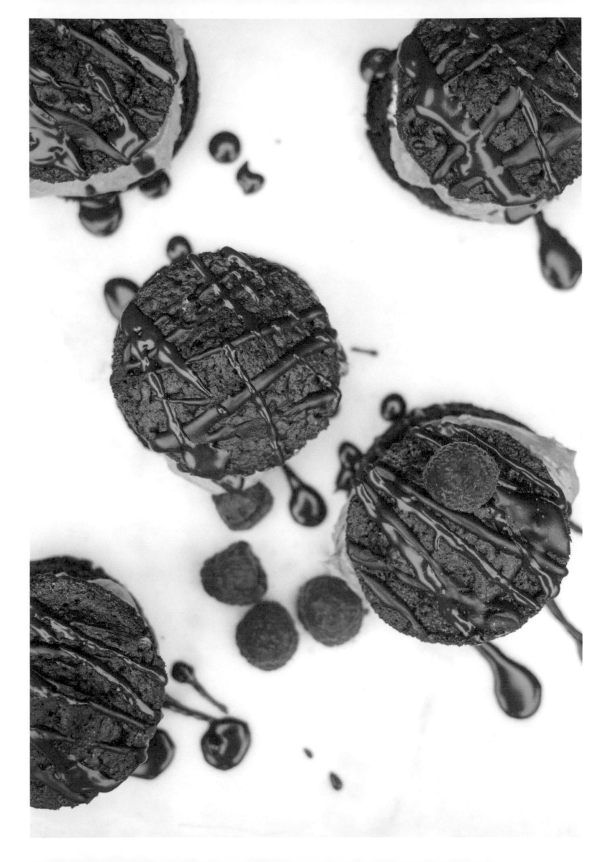

巧克力杏仁醬球

 分量：45 顆　**準備時間：**30 分鐘

杏仁醬球：

1 罐（510克）無糖天然杏仁醬，置於室溫

1 杯 Swerve 牌甜味劑或等量液體或粉末狀甜味劑

½ 杯（1 根）無鹽奶油，放軟

½ 茶匙香草精

巧克力糖皮：

1 杯高脂鮮奶油

½ 杯 Swerve 牌甜味劑或等量液體或粉末狀甜味劑（或其他愛用的甜味劑）

1 茶匙香草精（或其他濃縮液，例如櫻桃）

85 克無糖烘焙用巧克力，切碎

1 瀝除杏仁醬上的油脂，然後將杏仁醬放到中碗裡，加入甜味劑、奶油和香草精，以手持攪拌機拌勻。把碗放進冷凍庫或冰箱，等它完全冷卻，約 20 分鐘。

2 烤盤鋪上蠟紙、烘焙紙或鋁箔紙。用餅乾挖杓將杏仁醬塑成 2.5 公分大小的球狀，放在烤盤上。將烤盤放進冷凍庫 5－7 分鐘，等待冷凍成形（讓球更容易沾上巧克力醬）。

3 杏仁醬球冷凍時，製作巧克力糖皮：取小平底鍋，放入高脂鮮奶油、甜味劑和香草精，以中火拌攪，略微加熱後熄火，加入切成細粉的巧克力。拌勻混合物，直到滑順且巧克力完全融解。巧克力醬要放涼一些，才能沾到杏仁醬球上。

4 取出第二張烤盤，鋪上蠟紙、烘焙紙或鋁箔紙。

5 從冰箱中拿出杏仁醬球，插入牙籤或木籤，沾裹巧克力醬，快速轉動杏仁醬球，讓它沾滿巧克力。（注意：傳統的巧克力杏仁醬球和圖上一樣，會在上面留下一圈不沾巧克力。）將沾好醬的杏仁醬球放到第二張烤盤上，放在室溫下，直到巧克力糖皮乾燥變硬，也可以放進冰箱加速乾燥過程。

6 杏仁醬球放在密封容器中，放入冰箱可保存四天，放入冷凍庫可保存一個月。

營 養 資 訊		
每份	115 卡	脂肪 11 克
蛋白質 3 克	碳水化合物 3 克	纖維 2 克

附註：照片中杏仁醬球旁邊是我最喜歡的節慶餅乾，叫做「圖形餅乾」（Cookie Cut Outs），在我的網站上可以找到食譜，MariaMindBodyHealth.com。

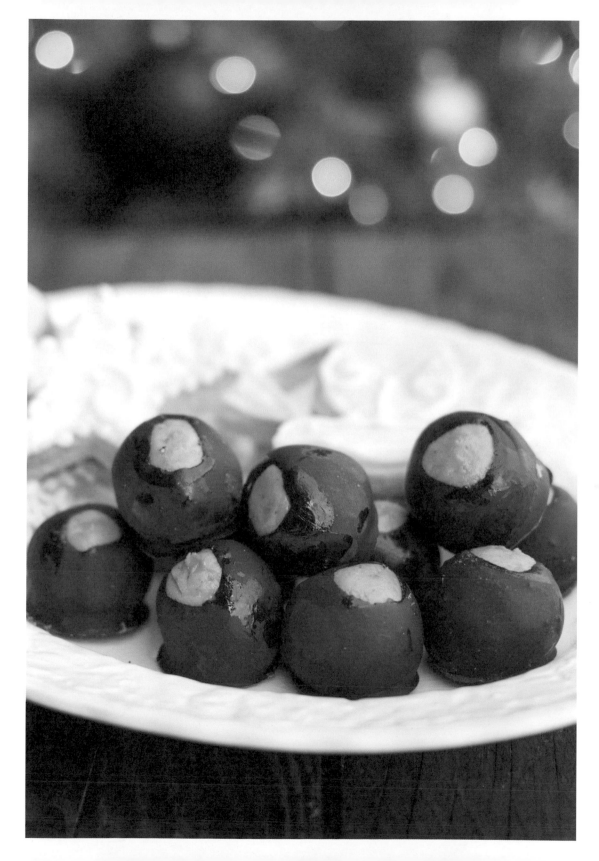

楓糖培根酥餅

可選

分量：24 杯（每份 1 個）　**準備時間：**7 分鐘　**烹調時間：**18 分鐘

2 片培根，切成 0.6 公分大小

6 湯匙（¾ 根）無鹽奶油（不吃乳製品者可用奶油味椰子油），軟化

⅓ 杯 Swerve 牌甜味劑或等量液體或粉末狀甜味劑

2 杯去皮杏仁粉或胡桃粉

1 茶匙濃縮楓糖漿

細海鹽少許

巧克力沾醬：

¾ 杯高脂鮮奶油（不吃乳製品者可用全脂椰奶）

55 克無糖烘焙用巧克力，切碎

⅓ 杯 Swerve 牌甜味劑或等量液體或粉末狀甜味劑

1 茶匙香草精或濃縮楓糖

1 烤箱預熱到攝氏 180 度。烤盤鋪上烘焙紙。

2 取鑄鐵平底鍋，以中火將培根煎至熟透，約 4 分鐘。以漏勺取出培根，放置一旁。

3 取一中碗，放入奶油、甜味劑，用手持攪拌機拌至鬆軟，約 2 分鐘。加入杏仁粉、香草精和鹽，攪拌均勻。

4 用兩張烘焙紙夾著麵糰，捲成 0.6 公分厚的方形。切成 4 公分長寬的方形，然後放在烤盤上，餅乾間要相隔 1 公分。把煎好的培根丁壓進餅乾頂部，烘烤 15 分鐘，或是直到餅乾開始變成金黃色。餅乾完全放涼後，再從烤盤上取下。

5 餅乾放涼時，製作巧克力沾醬：取平底鍋，放入奶油，以中火加熱直到快沸騰。熄火，加入切碎的巧克力和甜味劑，攪拌至巧克力完全融化。再加入香草精，拌勻，放涼數分鐘。

6 餅乾的一頭沾上融化的巧克力醬後，放到烘焙紙上乾燥。

7 餅乾放在密封容器，放入冰箱可保存五天，放入冷凍庫可保存一個月。

營養資訊		
每份	125 卡	脂肪 12 克
蛋白質 3 克	碳水化合物 3 克	纖維 2 克

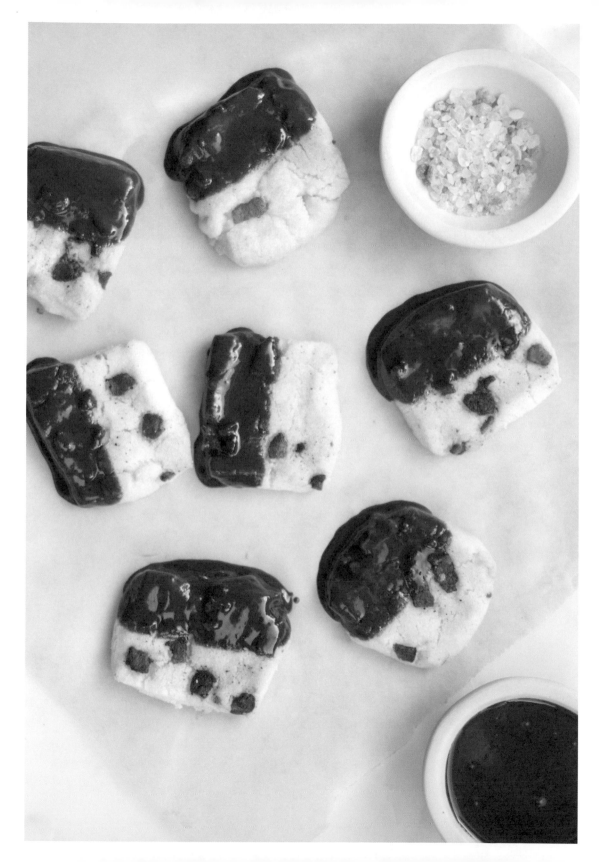

致謝詞

納利醫師的致謝詞

首先，我必須向近二十年來私人執業過程中，遇見的數千名病患表達感激，每一個人都教會我，身為一個治療者代表什麼意義。我感謝每個相信我建議的病患，他們放下麥片，「吃下一片培根」（或蛋），一個人需要鼓起很大的勇氣，才能那個要求你忽視一般醫療信仰、逆流向上的人。每一個接受評估、測量和檢查的人，以及與我一起笑過、哭過、分享成功和失敗的人，謝謝你們。沒有你們，生酮生活方式可能帶來的成功，以及本書中分享的知識都永遠不會被人知道。

第二，我必須感謝吉米‧摩爾。多年來，他一直是個很好的朋友，我無法想像會在肥胖醫學講堂的會議室裡結交的一段友誼，會發展出這份巨大的計畫。我對吉米有獨特的情感，因為他對人的愛，以及他對真理的追求，這些特點在他的播客、或對世界各地數千名思想領袖的訪談中都很明顯。我很高興在 KetoTalk.com 認識了他，和他一起擔任主持人，雖然我們在一起播客的時間很短，對他的洞察力、建議和信任，我將永遠感激。

第三，謝謝瑪麗亞對這本書投入的心力和愛。我之前說過，現在還要再說一次：瑪麗亞‧埃莫里奇取代了我家的貝蒂妙廚公司（Betty Crocker，美國包裝食品製造商）。在納利的廚房裡，瑪麗亞的書都翻舊了，上面還經常蓋滿杏仁粉。她創造美味生酮菜餚的天分，無人能出其右。她過著典型的生酮生活方式，當我被問到誰可以幫我們的讀者創造食譜時，我想不到還有誰比瑪麗亞更適合這份工作。我在她及她家人身上學到很多。

第四，我想感謝在維多利亞貝特出版公司（Victory Belt Publishing）認識的新朋友。很少有一家公司具備這樣的專業性和精準性，我對每一個人都深深的感動，也非常感謝。寫這本書不是個簡單的任務，我得在個人和工作的挑戰中，擠出時間寫這本書，但他們都對我投注極大的耐心，謝謝你們相信我，為一個不了解的人承擔風險，在過程中一直對我不離不棄。

最後，我要謝謝美麗、聰慧、耐心的妻子，蒂芬妮，以及我兩個好孩子，在我孤立無援時，他們鼓舞我、支持我。蒂芬妮在我求學時就在我身邊，也支持我度過醫學院、住院醫師及開設私人診所的艱困時期。我照顧病患、研究病歷、撰寫部落格和書籍時，她和孩子們忍受了父親不在家的時光，耐心地帶著笑容和擁抱包容我。十五年前，我宣布如果不對健康做出巨大的改變，或許沒辦法活得太久，蒂芬妮將全家的生活翻天覆地做了改變，好遵循我學習的、與病患分享的科學。蒂芬妮教會我們如何在家裡準備食物，如何實踐這套營養原則，她是我最好的朋友、知己、夥伴，也是我永遠的伴侶。她是一位賢內助，也是唯一的生酮主婦女神。謝謝妳，蒂芬妮！

吉米·摩爾的致謝詞

出版二〇一四年暢銷書《生酮治病飲食全書》之後，我很高興能和我最喜歡的兩個人，同時也是生酮界中的名人——亞當·納利醫師及瑪麗亞·埃莫里奇，共同合作撰寫這本書。

亞當是我的老朋友，我們一起參加了許多場肥胖醫學會議，我總是對他有著特殊的情感，因為他有辦法讓一般人了解複雜的生物化學和生理學機制。我們以吉米·摩爾與醫師（Jimmy Moore & The Doc）為名，從二〇一六年開始製作「生酮說」（Keto Talk）的播客以來，就明白我們要盡快寫出這本書，好讓人明白營養性酮症的方式和益處。雖然他不再做播客了，但他過去受人喜愛的魅力特質，和詳盡實用的生酮知識，都將繼續在此書中展現。亞當，謝謝你分享你對整個世界的特殊天賦，能成為你的朋友，現在又和你一起寫書，我覺得很驕傲！

瑪麗亞和我在二〇一五年曾合作過一本書，名為《生酮食譜》（The Ketogenic Cookbook，暫譯），它也很快成為國際暢銷書。毫無疑問的，她是地球上最具天份的生酮食譜作家。亞當和他的家人一直很喜歡瑪麗亞的食譜，所以當我們需要找人幫忙為這本書的讀者製作一些食譜，瑪麗亞是不二人選。瑪麗亞，你是我見過的人當中，最努力工作、最善良、最有同情心，也最溫暖的人，成為你的朋友是我的榮幸，能和你一起合作撰寫這本改變人生的書，更是榮幸之至。

對我的維多利亞貝特出版公司家人，我能說什麼呢？你們讓我染上寫書的癮，我近期不打算放慢腳步，或是停筆不寫，即使已經接連出了三本國際暢銷書：《生酮治病飲食全書》、《生酮食譜》和《斷食全書》（The Complete Guide to Fasting，暫譯），但最好的還在後頭。謝謝你們在其他人沒有給我機會時，相信我和我的能力，我永遠不會忘記你們在二〇一二年邀請我開始寫書，而我說想寫本有關生酮飲食的書的那一天。雖然你們一開始對生酮抱持懷疑，我們現在也看見了眾人對這種飲食方式的欲望和渴望，比去都要強烈。維多利亞·貝特一直是營養健康的先鋒，開闢了一條道路。

最後，但也是最重要的，如果沒有妻子克莉絲汀堅定的支持，這一切都不會發生，這一路瘋狂的生酮旅程，她一直陪伴左右。她在二〇一七年取得營養治療師執照後，已經準備好迎接世界，幫助她的客戶利用以食物為基礎的生酮生活方式，得到健康和治療。她也將以此為主題，和我一起合寫一本書，名為《真正食酮》（Real Food Keto，暫譯），即將上市。

各章註釋

Chapter 1

1. Davis, Richard C. "Frederick Schwatka (1849–1892)." *Arctic* 37, no. 3 (1984): 302–303. http://arctic. journalhosting.ucalgary.ca/arctic/index.php/arctic/article/view/2209.

Chapter 2

1. "The Healthcare Costs of Obesity." *The State of Obesity* website, accessed February 24, 2017. https:// stateofobesity.org/healthcare-costs-obesity/.
2. Laprete, Jay. "U.S. Farm Bill." *The New York Times* website, Times Topics. December 31, 2012.
3. "U.S. Farm Bill: Frequently Asked Questions." *SNAP to Health* website, Farm Bill & USDA, accessed November 29, 2017. www.snaptohealth.org/farm-bill-usda/u-s-farm-bill-faq/.
4. Monke, Jim. "Farm Commodity Programs: Base Acreage and Planting Flexibility." *CRS Report for Congress*, September 14, 2005. http://nationalaglawcenter.org/wp-content/uploads/assets/crs/ RS21615.pdf.
5. Ogden, C. L., M. D. Carroll, B. K. Kit, and K. M. Flegal. "Prevalence of Obesity in the United States, 2009–2010." *NCHS Data Brief* 82 (2012): 1–8. www.ncbi.nlm.nih.gov/pubmed/22617494.
6. United States Department of Agriculture. "National School Lunch Program." Last updated November 2017. https://fns-prod.azureedge.net/sites/default/files/cn/NSLPFactSheet.pdf.
7. United States Department of Agriculture. *Dietary Guidelines for Americans 2010*. Washington, DC: USDA. December 2010. www.cnpp.usda.gov/sites/default/files/dietary_guidelines_for_americans/ PolicyDoc.pdf.
8. Lovett, Edward. "School Lunch Showdown: 850-Calorie Meals Compared." *ABC News* website, September 30, 2012. http://abcnews.go.com/Health/school-lunch-showdown-850-calorie-meals-compared/blogEntry?id=17358834.
9. Drewnowski, A., and S. E. Specter. "Poverty and Obesity: The Role of Energy Density and Energy Costs." *American Journal of Clinical Nutrition* 79, no. 1 (2004): 6–16. www.ncbi.nlm.nih.gov/ pubmed/14684391.
10. "Surprising Facts About Arizona Agriculture." *Arizona Farm Bureau* website. November 2, 2012. www. azfb.org/Article/Surprising-Facts-About-Arizona-Agriculture.
11. "Farm Subsidy Information." *EWG* website, accessed November 29, 2017. http://farm.ewg.org/region. php?fips=00000.
12. Smith, Aaron. "Children of the Corn: The Renewable Fuels Disaster." *The American*, January 4, 2012. www.aei.org/publication/children-of-the-corn-the-renewable-fuels-disaster/.
13. "Agricultural Policies Versus Health Policies." *Physicians Committee for Responsible Medicine* website, accessed November 29, 2017. www.pcrm.org/health/reports/agriculture-and-health-policies-ag-versus-health.
14. Ohio State University. "Food Stamp Use Linked to Weight Gain, Study Finds." *ScienceDaily*, August 12, 2009. www.sciencedaily.com/releases/2009/08/090810122139.htm.
15. Drewnowski, A., and S. E. Specter. "Poverty and Obesity: The Role of Energy Density and Energy Costs." *American Journal of Clinical Nutrition* 79, no. 1 (2004): 6–16. http://ajcn.nutrition.org/content/79/1/6. full.
16. Powell, L. M., and F. J. Chaloupka. "Food Prices and Obesity: Evidence and Policy Implications for Taxes and Subsidies." *The Milbank Quarterly* 87, no. 1 (2009): 229–257. www.ncbi.nlm.nih.gov/ pubmed/19298422.
17. Todd, Jessica, and Biing-Hwan Lin. "What Role Do Food and Beverage Prices Have on Diet and Health

Outcomes?" *Amber Waves,* September 20, 2012. www.ers.usda.gov/amber-waves/2012/september/what-role-do-food-and-beverage-prices/.

18. Ogden, Cynthia, and Margaret Carroll. "Prevalence of Overweight, Obesity, and Extreme Obesity Among Adults: United States, Trends 1960–1962 Through 2007–2008." *Centers for Disease Control and Prevention National Center for Health Statistics* website, June 2010. www.cdc.gov/nchs/data/hestat/obesity_adult_07_08/obesity_adult_07_08.pdf.

19. Kelly, T., W. Yang, C. S. Chen, K. Reynolds, and J. He. "Global Burden of Obesity in 2005 and Projections to 2030." *International Journal of Obesity* 32, no. 9 (2008): 1431–1437. www.ncbi.nlm.nih.gov/pubmed/18607383.

20. Hite, A. H., R. D. Feinman, G. E. Guzman, M. Satin, P. A. Schoenfeld, and R. J. Wood. "In the Face of Contradictory Evidence: Report of the Dietary Guidelines for Americans Committee." *Nutrition* 25, no. 10 (2010): 915–924. www.ncbi.nlm.nih.gov/pubmed/20888548.

21. Howard, B. V., J. E. Manson, M. L. Stefanick, S. A. Beresford, G. Frank, B. Jones, R. J. Rodabough, et al. "Low-Fat Dietary Pattern and Weight Change over 7 Years: The Women's Health Initiative Dietary Modification Trial." *Journal of the American Medical Association* 295, no. 1 (2006): 39–49. www.ncbi.nlm.nih.gov/pubmed/16391215.

22. McGeary, Judith. "Policy Update: Farm Bill and GMOs." *The Weston A. Price Foundation* website, Get Involved. December 12, 2012. www.westonaprice.org/policy-update-farm-bill-and-gmos/.

23. Reuters. "US Senate, House Ag Committees in Deal to Avert Milk Price Spike." *Reuters* website, December 30, 2012. www.reuters.com/article/farm-bill-compromise/refile-update-3-us-senate-house-ag-committees-in-deal-to-avert-milk-price-spike-idUSL1E8NU15O20121231.

24. Cornell University. "Obesity Accounts for 21 Percent of U.S. Health Care Costs, Study Finds." *ScienceDaily* website, April 9, 2012. www.sciencedaily.com/releases/2012/04/120409103247.htm.

25. Kahn, Katherine. "Obese Employees Cost Employers Thousands in Extra Medical Costs." *CFAH Center for Advancing Health* website. May 13, 2014. www.cfah.org/hbns/2014/obese-employees-cost-employers-thousands-in-extra-medical-costs.

26. Begley, Sharon. "As America's Waistline Expands, Costs Soar." *Reuters* website, April 30, 2012. www.reuters.com/article/us-obesity/as-americas-waistline-expands-costs-soar-idUSBRE83T0C820120430.

27. Gaudette, É., B. Tysinger, A. Cassil, and D. P. Goldman. "Health and Health Care of Medicare Beneficiaries in 2030." *Forum for Health & Economics Policy* 18, no. 2 (2015): 75–96. www.ncbi.nlm.nih.gov/pubmed/27127455.

28. Ungar, Rick. "Obesity Now Costs Americans More in HealthCare Spending Than Smoking." *Forbes* website, April 30, 2012. www.forbes.com/sites/rickungar/2012/04/30/obesity-now-costs-americans-more-in-healthcare-costs-than-smoking/#40ad90d053d7.

29. Centers for Disease Control and Prevention. Overweight & Obesity, Adult Obesity Facts, accessed January 31, 2018. www.cdc.gov/obesity/data/adult.html.

30. "The Lipid Research Clinics Coronary Primary Prevention Trial Results. I. Reduction in Incidence of Coronary Heart Disease." *Journal of the American Medical Association* 251, no. 3 (1984): 351–364. www.ncbi.nlm.nih.gov/pubmed/6361299.

31. Schatz, I. J., K. Masaki, K. Yano, R. Chen, B. L. Rodriguez, and J. D. Curb. "Cholesterol and All-Cause Mortality in Elderly People from the Honolulu Heart Program: A Cohort Study." *The Lancet* 358, no. 9279 (2001): 351–355. www.ncbi.nlm.nih.gov/pubmed/11502313.

32. Taubes, Gary. *Good Calories, Bad Calories: Fats, Carbs, and the Controversial Science of Diet and Health.* New York: Anchor Books, 2007.

33. U.S. Department of Agriculture. "Dietary Guidelines for Americans 2010." December 2010. https://health.gov/dietaryguidelines/dga2010/DietaryGuidelines2010.pdf.

34. Walsh, Bryan. "Ending the War on Fat." *TIME,* June 12, 2014.

35. Reaven, G., R. Lerner, M. Stern, and J. Farquhar. "Role of Insulin in Endogenous Hypertriglyceridemia." *Journal of Clinical Investigation* 46, no. 11 (1967): 1756–1767. www.ncbi.nlm.nih.gov/pmc/articles/PMC292926/.

36. Kolkata, G. "High-Carb Diets Questioned." *Science* 235, no. 4785 (1987): 164. http://science.sciencemag.org/content/235/4785/164.

37. Ahrens, Jr., E. H., J. Hirsch, K. Oette, J. W. Farquhar, and Y. Stein. "Carbohydrate-Induced and Fat-Induced Lipemia." *Transactions of the Association of American Physicians* 74 (1961): 134–146. www.researchgate.net/publication/9706857_Carbohydrate-induced_and_fat-induced_lipemia.

38. Harlan Jr., W. R., J. Graham, and E. H. Estes. "Familial Hypercholesterolemia: A Genetic and Metabolic Study." *Annals of Internal Medicine* 63, no. 5 (1965): 915–916. http://annals.org/aim/article-abstract/680362/familial-hypercholesterolemia-genetic-metabolic-study.

Chapter 4

1. Allam, A., R. Thompson, S. Wann, M. Miyamoto, and G. Thomas. "Computed Tomographic Assessment of Atherosclerosis in Ancient Egyptian Mummies." *Journal of the American Medical Association* 302, no. 19 (2009): 2091–2094. https://jamanetwork.com/journals/jama/fullarticle/184891.

2. Kraft, Joseph. *Diabetes Epidemic & You: Should Everyone Be Tested?* Bloomington, IN: Trafford Publishing, 2008.

3. Ibid.

4. Boyle, J., T. Thompson, E. Gregg, L. Barker, and D. Williamson. "Projection of the Year 2050 Burden of Diabetes in the US Adult Population: Dynamic Modeling of Incidence, Mortality, and Prediabetes Prevalence." *Population Health Metrics* 8, no. 29 (2010): https://pophealthmetrics.biomedcentral.com/articles/10.1186/1478-7954-8-29.

Part 2

1. Bryans, J. A., P. A. Judd, and P. R. Ellis. "The Effect of Consuming Instant Black Tea on Postprandial Plasma Glucose and Insulin Concentrations in Healthy Humans." *Journal of the American College of Nutrition* 26, no. 5 (2007): 471–477. www.ncbi.nlm.nih.gov/pubmed/17914136.

2. Stote, K. S., and D. J. Baer. "Tea Consumption May Improve Biomarkers of Insulin Sensitivity and Risk Factors for Diabetes." *Journal of Nutrition* 138, no. 8 (2008): 1584S–1588S. www.ncbi.nlm.nih.gov/pubmed/18641211.

3. Floyd, Jr., J. C., S. S. Fajans, J. W. Conn, R. F. Knopf, and J. Rull. "Stimulation of Insulin Secretion by Amino Acids." *Journal of Clinical Investigation* 45, no. 9 (1966): 1487–1502. www.ncbi.nlm.nih.gov/pmc/articles/PMC292828/.

Chapter 5

1. Cryer, P. E. "Glucose Counterregulation: Prevention and Correction of Hypoglycemia in Humans." *American Journal of Physiology* 264, no. 2 pt. 1 (1993): E149–E155. www.ncbi.nlm.nih.gov/pubmed/8447379.

2. Ibid.

3. Horton, W. B., and J. S. Subauste. "Care of the Athlete with Type 1 Diabetes Mellitus: A Clinical Review." *International Journal of Endocrinology & Metabolism* 14, no. 2 (2016): e36091. www.ncbi.nlm.nih.gov/pmc/articles/PMC5035675/.

4. Sprague, J. E., and A. M. Arbeláez. "Glucose Counterregulatory Responses to Hypoglycemia." *Pediatric Endocrinology Reviews* 9, no. 1 (2011): 463–475. www.ncbi.nlm.nih.gov/pmc/articles/PMC3755377/.

5. Mitrakou, A., C. Ryan, T. Veneman, M. Mokan, T. Jenssen, I. Kiss, J. Durrant, et al. "Hierarchy of Glycemic Thresholds for Counterregulator Hormone Secretion, Symptoms, and Cerebral Dysfunction." *American Journal of Physiology* 260, no. 1 pt. 1 (1991): E67–E74. www.ncbi.nlm.nih.gov/pubmed/1987794.

6. Cryer, P. E. "Hierarchy of Physiological Responses to Hypoglycemia: Relevance to Clinical Hypoglycemia in Type I (Insulin Dependent) Diabetes Mellitus." *Hormone and Metabolic Research* 29, no. 3 (1997): 92–96. www.ncbi.nlm.nih.gov/pubmed/9137976.

7. Cryer, P. E., S. N. Davis, and H. Shamoon. "Hypoglycemia in Diabetes." *Diabetes Care* 26, no. 6 (2003): 1902–1912. www.ncbi.nlm.nih.gov/pubmed/12766131.

8. Riddell, M., and B. A. Perkins. "Exercise and Glucose Metabolism in Persons with Diabetes Mellitus: Perspectives on the Role for Continuous Glucose Monitoring." *Journal of Diabetes Science and Technology* 3, no. 4 (2009): 914–923. www.ncbi.nlm.nih.gov/pmc/articles/PMC2769951/.

Chapter 6

1. U.S. Department of Health and Human Services, National Institutes of Health. "The Seventh Report of the Joint National Committee on Prevention, Detection, Evaluation, and Treatment of High Blood Pressure." NIH Publication No. 04-5230, August 2004. www.nhlbi.nih.gov/files/docs/guidelines/jnc7full.pdf.

2. James, P., S. Oparil, B. Carter, W. Cushman, C. Dennison-Himmelfarb, J. Handler, D. Lackland, et al. "2014 Evidence-Based Guideline for the Management of High Blood Pressure in Adults: Report from the Panel Members Appointed to the Eighth Joint National Committee (JNC 8)." *Journal of the American Medical Association* 311, no. 5 (2014): 507–520. https://jamanetwork.com/journals/jama/fullarticle/1791497.

3. Tiwari, S., S. Riazi, and C. Ecelbarger. "Insulin's Impact on Renal Sodium Transport and Blood Pressure in Health, Obesity, and Diabetes." *American Journal of Physiology–Renal Physiology* 293, no. 4 (2007): F974–F984. http://ajprenal.physiology.org/content/293/4/F974.

4. Anderson, R. A., and M. M. Polansky. "Tea Enhances Insulin Activity." *Journal of Agricultural and Food Chemistry* 50, no. 24 (2002): 7182–7186. www.ncbi.nlm.nih.gov/pubmed/12428980.

5. Forman, J. P., M. J. Stampfer, and G. C. Curhan. "Diet and Lifestyle Risk Factors Associated with Incident Hypertension in Women." *Journal of the American Medical Association* 302, no. 4 (2009): 401–411. www.ncbi.nlm.nih.gov/pubmed/19622819.

6. Ascherio, A., E. B. Rimm, E. L. Giovannucci, G. A. Colditz, B. Rosner, W. C. Willett, F. Sacks, and M. J. Stampfer. "A Prospective Study of Nutritional Factors and Hypertension Among US Men." *Circulation* 88, no. 5 (1992): 1475–1485. www.ncbi.nlm.nih.gov/pubmed/1330360.

7. Dhawan, V., and S. Jain. "Garlic Supplementation Prevents Oxidative DNA Damage in Essential Hypertension." *Molecular and Cellular Biochemistry* 275, no. 1–2 (2005): 85–97. www.ncbi.nlm.nih.gov/pubmed/16335787.

8. Hasrat, J. A., L. Pieters, and A. J. Vlietinck. "Medicinal Plants in Suriname: Hypotensive Effect of *Gossypium Barbadense.*" *Journal of Pharmacy and Pharmacology* 56, no. 3 (2004): 381–387. www.ncbi.nlm.nih.gov/pubmed/15025864.

9. Burke, V., J. M. Hodgson, L. J. Beilin, N. Giangiulioi, P. Rogers, and I. B. Puddey. "Dietary Protein and Soluble Fiber Reduce Ambulatory Blood Pressure in Treated Hypertensives." *Hypertension* 38, no. 4 (2001): 821–826. www.ncbi.nlm.nih.gov/pubmed/11641293.

10. Mashour, N. H., G. I. Lin, and W. H. Frishman. "Herbal Medicine for the Treatment of Cardiovascular Disease: Clinical Considerations." *Archives of Internal Medicine* 158, no. 20 (1998): 2225–2234. www.ncbi.nlm.nih.gov/pubmed/9818802.

11. Engelhard, Y. N., B. Gazer, and E. Paran. "Natural Antioxidants from Tomato Extract Reduce Blood Pressure in Patients with Grade-1 Hypertension: A Double-Blind, Placebo-Controlled Pilot Study." *American Heart Journal* 151, no. 1 (2006): 100. www.ncbi.nlm.nih.gov/pubmed/16368299.

12. Liu, X., J. Wei, F. Zhou, G. Würthwein, and P. Rohdewald. "Pycnogenol, French Maritime Pine Bark Extract, Improves Endothelial Function of Hypertensive Patients." *Life Sciences* 74, no. 7 (2004): 855–862. www.ncbi.nlm.nih.gov/pubmed/14659974.

13. Jerie, P. "Milestones of Cardiovascular Therapy. IV. Reserpine." *Journal of Czech Physicians (Casopis Lékaru Ceských)* 146, no. 7 (2007): 573–577. www.ncbi.nlm.nih.gov/pubmed/17722843.

14. Taubert, D., R. Berkels, R. Roesen, and W. Klaus. "Chocolate and Blood Pressure in Elderly Individuals with Isolated Systolic Hypertension." *Journal of the American Medical Association* 290, no. 8 (2003): 1029–1030. www.ncbi.nlm.nih.gov/pubmed/12941673.

15. Amaechina, F. C., and E. K. Omogbai. "Hypotensive Effect of Aqueous Extract of the Leaves of Phyllanthus Amarus Schum and Thonn (Euphorbiaceae)." *Acta Poloniae Pharmaceutica* 64, no. 6 (2007): 547–552. www.ncbi.nlm.nih.gov/pubmed/18323250.

16. Fugh-Berman, A. "Herbs and Dietary Supplements in the Prevention and Treatment of Cardiovascular Disease." *Preventive Cardiology* 3, no. 1 (2000): 24–32. www.ncbi.nlm.nih.gov/pubmed/11834913.

17. Ghayur, M. N., and A. H. Gilani. "Ginger Lowers Blood Pressure Through Blockade of Voltage-Dependent Calcium Channels." *Journal of Cardiovascular Pharmacology* 45, no. 1 (2005): 74–80. www.ncbi.nlm.nih.gov/pubmed/15613983.

Chapter 7

1. Ahrens Jr., E. H. "The Diet-Heart Questions in 1985: Has It Really Been Settled?" *The Lancet* 328, no. 8437 (1985): 1085–1087. www.sciencedirect.com/science/article/pii/S0140673685923815.

2. Ahrens Jr., E. H., H. Hirsch, K. Oette, J. W. Farquhar, and Y. Stein. "Carbohydrate-Induced and Fat-Induced Lipemia." *Transactions of the Association of American Physicians* 74 (1961): 134–146. www.researchgate.net/publication/9706857_Carbohydrate-induced_and_fat-induced_lipemia.

3. Ahrens Jr., E. H. "The Diet-Heart Questions in 1985: Has It Really Been Settled?" *The Lancet* 328, no. 8437 (1985): 1085–1087. www.sciencedirect.com/science/article/pii/S0140673685923815.

4. Ferrières, Jean. "The French Paradox: Lessons for Other Countries." *Heart* 90, no. 1 (2004): 107–111. www.ncbi.nlm.nih.gov/pmc/articles/PMC1768013/.

5. Schatz, I. J., K. Masaki, K. Yano, R. Chen, B. L. Rodriguez, and J. D. Curb. "Cholesterol and All-Cause Mortality in Elderly People from the Honolulu Heart Program: A Cohort Study." *The Lancet* 358, no. 9279 (2001): 351–355. www.ncbi.nlm.nih.gov/pubmed/11502313.

6. Ravnskov, U., D. Diamond, R. Hama, T. Hamazaki, B. Hammarskjöld, N. Hynes, M. Kendrick, et al. "Lack of an Association or an Inverse Association Between Low-Density-Lipoprotein Cholesterol and Mortality in the Elderly: A Systematic Review." *BMJ Open* 6 (2016): http://bmjopen.bmj.com/content/6/6/e010401.

7. The Lipid Research Clinics Coronary Primary Prevention Trial (LRC-CPPT). "The Lipid Research Clinics Coronary Primary Prevention Trial Results. I. Reduction in Incidence of Coronary Heart Disease." *Journal of the American Medical Association* 251, no. 3 (1984): 351–364. www.ncbi.nlm.nih.gov/pubmed/6361299.

8. Parker, T. S., B. R. Gordon, S. D. Saal, A. L. Rubin, and E. H. Ahrens, Jr. "Plasma High Density Lipoprotein Is Increased in Man When Low Density Lipoprotein (LDL) Is Lowered by LDL-Pheresis." *Proceedings of the National Academy of Sciences of the United States of America* 83, no. 3 (1986): 777–781. www.ncbi.nlm.nih.gov/pmc/articles/PMC322948/.

9. Hoogeveen, R. C., J. W. Gaubatz, W. Sun, R. C. Dodge, J. R. Crosby, J. Jiang, D. Couper, et al. "Small Dense Low-Density Lipoprotein-Cholesterol Concentrations Predict Risk for Coronary Heart Disease: The Atherosclerosis Risk In Communities (ARIC) Study." *Arteriosclerosis, Thrombosis, and Vascular Biology* 34, no. 5 (2014): 1069–1077. www.ncbi.nlm.nih.gov/pubmed/24558110.

10. Ivanova, E., V. Myasoedova, A. Melnichenko, A. Grechko, and A. Orekhov. "Small Dense Low-Density Lipoprotein as Biomarker for Atherosclerotic Diseases." *Oxidative Medicine and Cellular Longevity* 2017 (2017). www.hindawi.com/journals/omcl/2017/1273042/.

11. Williams, P., X. Zhao, S. Marcovina, J. Otvos, B. G. Brown, and R. Krauss. "Comparison of Four Methods of Analysis of Lipoprotein Particle Subfractions for Their Association with Angiographic Progression of Coronary Artery Disease." *Atherosclerosis* 233, no. 2 (2014): 713–720. www.ncbi.nlm.nih.gov/pmc/articles/PMC3990359/.

12. Griffin, B. A., A. M. Minihane, N. Furlonger, C. Chapman, M. Murphy, D. Williams, J. J. Wright, et al. "Inter-Relationships Between Small, Dense Low-Density Lipoprotein (LDL), Plasma Triacylglycerol and LDL Apoprotein B in an Atherogenic Lipoprotein Phenotype in Free-Living Subjects." *Clinical Science* 97, no. 3 (1999): 269–276. www.ncbi.nlm.nih.gov/pubmed/10464051.

13. Ibid.

14. Ravnskov, U. D., M. Diamond, R. Hama, T. Hamazaki, B. Jammarskjöld, N. Hynes, M. Kendrick, et al. "Lack of an Association or an Inverse Association Between Low-Density-Lipoprotein Cholesterol and Mortality in the Elderly: A Systematic Review." *BMJ Open* 6 (2016): e010401. http://bmjopen.bmj.com/content/6/6/e010401.

15. Mensink, R. "Effects of Saturated Fatty Acids on Serum Lipids and Lipoproteins: A Systematic Review and Regression Analysis." Geneva: World Health Organization. 2016.

16. The Multiple Risk Factor Intervention Trial. "Multiple Risk Factor Intervention Trial. Risk Factor Changes and Mortality Results. Multiple Risk Factor Intervention Trial Research Group." *Journal of the American Medical Association* 248, no. 12 (1982): 1465–1477. www.ncbi.nlm.nih.gov/pubmed/7050440.

17. Mayor, S. "Statin Side Effects Are Strongest Predictor of Inadequate Cholesterol Control, Study Shows." *BMJ* 356 (2017). www.bmj.com/content/356/bmj.j869.

18. Bradberry, J. C., and D. E. Hillman. "Overview of Omega-3 Fatty Acid Therapies." *P&T Journal* 39, no. 11 (2013): 681–691. www.ncbi.nlm.nih.gov/pubmed/24391388.

19. Weitz, D., H. Weintraub, E. Fisher, and A. Z. Schwartzbard. "Fish Oil for the Treatment of Cardiovascular Disease." *Cardiology in Review* 18, no. 5 (2010): 258–263. www.ncbi.nlm.nih.gov/pubmed/20699674.

20. Ranasinghe, P., W. S. Wathurapathy, M. H. Ishara, R. Jayawardana, P. Galappatthy, P. Katulanda, and G. R. Constantine. "Effects of Zinc Supplementation on Serum Lipids: A Systematic Review and Meta-Analysis." *Nutrition & Metabolism* 12, no. 26 (2015). https://nutritionandmetabolism.biomedcentral.com/articles/10.1186/s12986-015-0023-4.

21. Kesl, S. L., A. M. Poff, N. P. Ward, T. N. Fiorelli, C. Ari, A. J. Van Putten, J. W. Sherwood, et al. "Effects of Exogenous Ketone Supplementation on Blood Ketone, Glucose, Triglyceride, and Lipoprotein Levels in Sprague-Dawley Rats." *Nutrition & Metabolism* 13, no. 9 (2016). https://nutritionandmetabolism.biomedcentral.com/articles/10.1186/s12986-016-0069-y.

Chapter 8

1. Zhao, Xue-Qiao. "Pathogenesis of Atherosclerosis." *UpToDate* website. October 9, 2017. www.uptodate.com/contents/pathogenesis-of-atherosclerosis.

2. Dogan, S., Y. Plantinga, J. R. Crouse III, G. W. Evans, J. S. Raichlen, D. H. O'Leary, M. K. Palmer, et al. "Algorithms to Measure Carotid Intima-Media Thickness in Trials: A Comparison of Reproducibility, Rate of Progression and Treatment Effect." *Journal of Hypertension* 29, no. 11 (2011): 2181–2193. www.ncbi.nlm.nih.gov/pubmed/21918474.

3. Shai, I., J. D. Spence, D. Schwarzfuchs, Y. Henkin, G. Parraga, A. Rudich, A. Fenster, et al. "Dietary Intervention to Reverse Carotid Atherosclerosis." *Circulation* 121, no. 10 (2010): 1200–1208. www.ncbi.nlm.nih.gov/pubmed/20194883.

4. Takayama, T., T. Hiro, M. Yamagishi, H. Daida, A. Hirayama, S. Saito, T. Yamaguchi, et al. "Effect of Rosuvastatin on Coronary Atheroma in Stable Coronary Artery Disease: Multicenter Coronary Atherosclerosis Study Measuring Effects of Rosuvastatin Using Intravascular Ultrasound in Japanese Subjects (COSMOS)." *Circulation Journal* 73, no. 11 (2009): 2110–2117. www.ncbi.nlm.nih.gov/pubmed/19801853/.

5. Bradberry, J. C., and D. E. Hilleman. "Overview of Omega-3 Fatty Acid Therapies." *P&T Journal* 38, no. 11 (2013): 681–691. www.ncbi.nlm.nih.gov/pubmed/24391388.

6. Weitz, D., H. Weintraub, E. Fisher, and A. Z. Schwartzbard. "Fish Oil for the Treatment of Cardiovascular Disease." *Cardiology in Review* 18, no. 5 (2010): 258–263. www.ncbi.nlm.nih.gov/pubmed/20699674.

7. Moss, J., and D. Ramji. "Nutraceutical Therapies for Atherosclerosis." *Nature Reviews Cardiology* 13, no. 9 (2016): 513–532. www.ncbi.nlm.nih.gov/pmc/articles/PMC5228762/.

8. Heiss, C., R. Sansone, H. Karimi, M. Krabbe, D. Schuler, A. Rodriguez-Mateos, and T. Kraemer. "Impact of Cocoa Flavanol Intake on Age-Dependent Vascular Stiffness in Healthy Men: A Randomized, Controlled, Double-Masked Trial." *Age* 37, no. 3 (2015): 9794. www.ncbi.nlm.nih.gov/pubmed/26013912.

9. Kong, W. J., J. Wei, Z. Y. Zuo, Y. M. Wang, D. Q. Song, X. F. You, L. X. Zhao, et al. "Combination of Simvastatin with Berberine Improves the Lipid-Lowering Efficacy." *Metabolism: Clinical and Experimental* 57, no. 8 (2008): 1029–1037. www.ncbi.nlm.nih.gov/pubmed/18640378.

10. de Courten, B., M. Jakubova, M. P. de Courten, I. J. Kukurova, S. Vallova, P. Krumpolec, L. Valkovic, et al. "Effects of Carnosine Supplementation on Glucose Metabolism: Pilot Clinical Trial." *Obesity* 24, no. 5 (2016): 1027–1034. www.ncbi.nlm.nih.gov/pubmed/27040154.

11. Kesl, S. L., A. M. Poff, N. P. Ward, T. N. Fiorelli, C. Ari, A. J. Van Putten, J. W. Sherwood, et al. "Effects of Exogenous Ketone Supplementation on Blood Ketone, Glucose, Triglyceride, and Lipoprotein Levels in Sprague-Dawley Rats." *Nutrition & Metabolism* 13, no. 9 (2016). https://nutritionandmetabolism.biomedcentral.com/articles/10.1186/s12986-016-0069-y.

12. Akazawa, N., Y. Choi, A. Miyaki, Y. Tanabe, J. Sugawara, R. Ajisaka, and S. Maeda. "Curcumin Ingestion and Exercise Training Improve Vascular Endothelial Function in Postmenopausal Women." *Nutrition Research* 32, no. 10 (2012): 795–799. www.ncbi.nlm.nih.gov/pubmed/23146777.

13. Pereira, M. A., E. O'Reilly, K. Augustsson, G. E. Fraser, U. Goldbourt, B. L. Heitmann, G. Hallmans, et al. "Dietary Fiber and Risk of Coronary Heart Disease: A Pooled Analysis of Cohort Studies." *Archives of Internal Medicine* 164, no. 4 (2004): 370–376. www.ncbi.nlm.nih.gov/pubmed/14980987.

Chapter 9

1. Hall, A., P. Barry, T. Dawber, and P. McNamara. "Epidemiology of Gout and Hyperuricemia: A Long-Term Population Study." *American Journal of Medicine* 42, no. 1 (1967): 27–37. www.amjmed.com/article/0002-9343(67)90004-6/pdf.

2. Campion, E. W., R. J. Glynn, and L. O. DeLabry. "Asymptomatic Hyperuricemia. Risks and Consequences in the Normative Aging Study." *American Journal of Medicine* 82, no. 3 (1987): 421–426. www.ncbi.nlm.nih.gov/pubmed/3826098.

3. Hollander, J., E. Stoner, E. Brown, Jr., and P. de Moor. "Joint Temperature Measurement in the Evaluation of Anti-Arthritic Agents." *Journal of Clinical Investigation* 30, no. 7 (1951): 701–706. www.ncbi.nlm.nih.gov/pmc/articles/PMC436300/.

4. Loeb, J. "The Influence of Temperature on the Solubility of Monosodium Urate." *Arthritis & Rheumatism* 15, no. 2 (2005): 189–192. http://onlinelibrary.wiley.com/doi/10.1002/art.1780150209/pdf.

5. Youm, Y. H., K. Y. Nguyen, R. W. Grant, E. L. Goldberg, M. Bodogai, D. Kim, D. D'Agostino, et al. "The Ketone Metabolite β-Hydroxybutyrate Blocks NLRP3 Inflammasome-Mediated Inflammatory Disease." *Nature Medicine* 21, no. 3 (2015): 263–269. www.ncbi.nlm.nih.gov/pmc/articles/PMC4352123/.

6. Howatson, G., M. P. McHugh, J. A. Hill, J. Brouner, A. P. Jewell, K. A. van Someren, R. E. Shave, et al. "Influence of Tart Cherry Juice on Indices of Recovery Following Marathon Running." *Scandinavian Journal of Medicine & Science in Sports* 20, no. 6 (2010): 843–852. www.ncbi.nlm.nih.gov/pubmed/19883392.

7. Kelley, D. S., R. Rasooly, R. A. Jacob, A. A. Kader, and B. E. Mackey. "Consumption of Bing Sweet Cherries Lowers Circulating Concentrations of Inflammation Markers in Healthy Men and Women." *Journal of Nutrition* 136, no. 4 (2006): 981–986. www.ncbi.nlm.nih.gov/pubmed/16549461.

8. Stein, H. B., A. Hasan, and I. H. Fox. "Ascorbic Acid-Induced Uricosuria. A Consequence of Megavitamin Therapy." *Annals of Internal Medicine* 84, no. 4 (1976): 385–388. www.ncbi.nlm.nih.gov/pubmed/1259282.

9. Choi, H. K., X. Gao, and G. Curhan. "Vitamin C Intake and the Risk of Gout in Men: A Prospective Study." *Archives of Internal Medicine* 169, no. 5 (2009): 502–507. www.ncbi.nlm.nih.gov/pubmed/19273781.

10. Caspi, D., E. Lubart, E. Graff, B. Habot, M. Yaron, and R. Segal. "The Effect of Mini-Dose Aspirin on Renal Function and Uric Acid Handling in Elderly Patients." *Arthritis & Rheumatism* 43, no. 1 (2000): 103–108. www.ncbi.nlm.nih.gov/pubmed/10643705.

11. Yarnell, E. "Herbs for Gout." *Alternative and Complementary Therapies* 22, no. 5 (2016): 218–225. http://online.liebertpub.com/doi/abs/10.1089/act.2016.29075.eya.

12. Poff, A., S. Kesl, N. Ward, and D. D'Agostino. "Metabolic Effects of Exogenous Ketone Supplementation—An Alternative or Adjuvant to the Ketogenic Diet as a Cancer Therapy?" *FASEB Journal* 30, no. 1 (2016). www.fasebj.org/content/30/1_Supplement/1167.2.

Chapter 10

1. Scales Jr., C. D., A. C. Smith, J. M. Hanley, and C. S. Saigal. "Prevalence of Kidney Stones in the United States." *European Urology* 62, no. 1 (2012): 160–165. www.ncbi.nlm.nih.gov/pubmed/22498635.
2. Coe, F., J. Parks, and J. Asplin. "The Pathogenesis and Treatment of Kidney Stones." *New England Journal of Medicine* 327, no. 16 (1992): 1141–1152. www.nejm.org/doi/full/10.1056/NEJM199210153271607.
3. Lemann Jr., J., W. F. Piering, and E. J. Lennon. "Possible Role of Carbohydrate-Induced Calciuria in Calcium Oxalate Kidney-Stone Formation." *New England Journal of Medicine* 280, no. 5 (1969): 232–237.
4. Taylor, E. N., and G. C. Curhan. "Fructose Consumption and the Risk of Kidney Stones." *Kidney International* 73, no. 2 (2008): 207–212. www.ncbi.nlm.nih.gov/pubmed/17928824.
5. Maalouf, N., O. Moe, B. Adams-Huet, and K. Sakhaee. "Hypercalciuria Associated with High Dietary Protein Intake Is Not Due to Acid Load." *Journal of Clinical Endocrinology & Metabolism* 96, no. 12 (2011): 3733–3740. www.ncbi.nlm.nih.gov/pmc/articles/PMC3232614/.
6. Howatson, G., M. P. McHugh, J. A. Hill, J. Brouner, A. P. Jewell, K. A. van Someren, R. E. Shave, et al. "Influence of Tart Cherry Juice on Indices of Recovery Following Marathon Running." *Scandinavian Journal of Medicine & Science in Sports* 20, no. 6 (2010): 843–852. www.ncbi.nlm.nih.gov/pubmed/19883392.
7. Kelley, D. S., R. Rasooly, R. A. Jacob, A. A. Kader, and B. E. Mackey. "Consumption of Bing Sweet Cherries Lowers Circulating Concentrations of Inflammation Markers in Healthy Men and Women." *Journal of Nutrition* 136, no. 4 (2006): 981–986. www.ncbi.nlm.nih.gov/pubmed/16549461.
8. Yarnell, E. "Herbs for Gout." *Alternative and Complementary Therapies* 22, no. 5 (2016): 218–225. http://online.liebertpub.com/doi/abs/10.1089/act.2016.29075.eya.

Chapter 11

1. Bhala, N., T. Usherwood, and J. George. "Non-Alcoholic Fatty Liver Disease." *BMJ* 339 (2009). www.bmj.com/content/339/bmj.b2474.
2. Xu, A., Y. Wang, L. Y. Xu, K. S. Lam, and G. J. Cooper. "The Fat-Derived Hormone Adiponectin Alleviates Alcoholic and Nonalcoholic Fatty Liver Diseases in Mice." *Journal of Clinical Investigation* 112, no. 1 (2003): 91–100. www.ncbi.nlm.nih.gov/pubmed/12840063.
3. Musso, G., R. Gambino, M. Durazzo, G. Biroli, M. Carello, E. Fagà, G. Pacini, et al. "Adipokines in NASH: Postprandial Lipid Metabolism as a Link Between Adiponectin and Liver Disease." *Hepatology* 42, no. 5 (2005): 1175–1183. www.ncbi.nlm.nih.gov/pubmed/16231364.
4. Boursier, J., O. Mueller, M. Barret, M. Machado, L. Fizanne, F. Araujo-Perez, C. D. Guy, et al. "The Severity of Nonalcoholic Fatty Liver Disease Is Associated with Gut Dysbiosis and Shift in the Metabolic Function of the Gut Microbiota." *Hepatology* 63, no. 3 (2016): 764–775. www.ncbi.nlm.nih.gov/pubmed/26600078.
5. Cope, K., T. Risby, and A. M. Diehl. "Increased Gastrointestinal Ethanol Production in Obese Mice: Implications for Fatty Liver Disease Pathogenesis." *Gastroenterology* 119, no. 5 (2000): 1340–1347. www.ncbi.nlm.nih.gov/pubmed/11054393.
6. Zamora-Valdés, D., and N. Méndez-Sánchez. "Experimental Evidence of Obstructive Sleep Apnea Syndrome as a Second Hit Accomplice in Nonalcoholic Steatohepatitis Pathogenesis." *Annals of Hepatology* 6, no. 4 (2007): 281–283. www.medigraphic.com/pdfs/hepato/ah-2007/ah074q.pdf.

7. Aron Wisnewsky, J., C. Minville, J. Tordjman, J. L. Bouillot, A. Basdevant, P. Bedossa, K. Clément, et al. "Chronic Intermittent Hypoxia Is a Major Trigger for Non-Alcoholic Fatty Livery Disease in Morbid Obese." *Journal of Hepatology* 26, no. 1 (2012): 225–233. www.ncbi.nlm.nih.gov/pubmed/21703181.

8. Basaranoglu, M., G. Basaranoglu, and E. Bugianesi. "Carbohydrate Intake and Nonalcoholic Fatty Liver Disease: Fructose as a Weapon of Mass Destruction." *Hepatobiliary Surgery and Nutrition* 4, no. 2 (2015): 109–116. www.ncbi.nlm.nih.gov/pmc/articles/PMC4405421/.

9. Ibid.

10. Ruhl, C. E., and J. E. Everhart. "Joint Effects of Body Weight and Alcohol on Elevated Serum Alanine Aminotransferase in the United States Population." *Clinical Gastroenterology and Hepatology* 3, no. 12 (2005): 1260–1208. www.ncbi.nlm.nih.gov/pubmed/16361053.

11. Rakoski, M. O., A. G. Singal, M. A. Rogers, and H. Conjeevaram. "Meta-Analysis: Insulin Sensitizers for the Treatment of Non-Alcoholic Steatohepatitis." *Alimentary Pharmacology & Therapeutics* 32, no. 10 (2010): 1211–1221. www.ncbi.nlm.nih.gov/pubmed/20955440.

12. Boettcher, E., G. Csako, F. Pucino, R. Wesley, and R. Loomba. "Meta-Analysis: Pioglitazone Improves Liver Histology and Fibrosis in Patients with Non-Alcoholic Steatohepatitis." *Alimentary Pharmacology & Therapeutics* 35, no. 1 (2012): 66–75. www.ncbi.nlm.nih.gov/pubmed/22050199.

13. Armstrong, M. J., P. Gaunt, G. P. Aithal, D. Barton, D. Hull, R. Parker, J. M. Hazlehurst, et al. "Liraglutide Safety and Efficacy in Patients with Non-Alcoholic Steatohepatitis (LEAN): A Multicentre, Double-Blind, Randomised, Placebo-Controlled Phase 2 Study." *The Lancet* 387, no. 10019 (2016): 679–690. www.ncbi.nlm.nih.gov/pubmed/26608256.

14. Zhang, B., D. Xu, Y. Guo, J. Ping, L. Chen, and H. Wang. "Protection by and Anti-Oxidant Mechanism of Berberine Against Rat Liver Fibrosis Induced by Multiple Heptotoxic Factors." *Clinical and Experimental Pharmacology and Physiology* 35, no. 3 (2008): 243–360. http://onlinelibrary.wiley.com/doi/10.1111/j.1440-1681.2007.04819.x/full.

15. Di Pierro, F., N. Villanova, F. Agostini, R. Marzocchi, V. Soverini, and G. Marchesini. "Pilot Study on the Additive Effects of Berberine and Oral Type 2 Diabetes Agents for Patients with Suboptimal Glycemic Control." *Diabetes, Metabolic Syndrome and Obesity: Targets and Therapy* 5 (2012): 213–217. www.researchgate.net/publication/230742844_Pilot_study_on_the_additive_effects_of_berberine_and_oral_type_2_diabetes_agents_for_patients_with_suboptimal_glycemic_control.

16. Xia, X., J. Yan, Y. Shen, K. Tang, J. Yin, Y. Zhang, D. Yang, et al. "Berberine Improves Glucose Metabolism in Diabetic Rats by Inhibition of Hepatic Gluconeogenesis." *PLoS One* 6, no. 2 (2011): e16556. www.ncbi.nlm.nih.gov/pmc/articles/PMC3033390/.

17. Yan, H. M., M. F. Xia, Y. Wang, X. X. Chang, X. Z. Yao, S. X. Rao, M. S. Zeng, et al. "Efficacy of Berberine in Patients with Non-Alcoholic Fatty Liver Disease." *PLoS One* 10, no. 8 (2015): e0134172. www.ncbi.nlm.nih.gov/pubmed/26252777.

18. Parker, H. M., N. A. Johnson, C. A. Burdon, J. S. Cohn, H. T. O'Connor, and J. George. "Omega-3 Supplementation and Non-Alcoholic Fatty Liver Disease: A Systematic Review and Meta-Analysis." *Journal of Hepatology* 56, no. 4 (2012): 944–951. www.ncbi.nlm.nih.gov/pubmed/22023985.

19. Radiya, R., T. Khatua, P. Bagul, M. Kuncha, and S. Banerjee. "Garlic Improves Insulin Sensitivity and Associated Metabolic Syndromes in Fructose Fed Rats." *Nutrition & Metabolism* 8 (2011): 53. www.ncbi.nlm.nih.gov/pmc/articles/PMC3168415/.

20. Xiao, J., Y. P. Ching, E. Liong, A. Nanji, M. L. Fung, and G. Tipoe. "Garlic-Derived S-Allylmercaptocysteine Is a Hepato-Protective Agent in Non-Alcoholic Fatty Liver Disease in Vivo Animal Model." *European Journal of Nutrition* 52 (2013): 179–191. https://link.springer.com/content/pdf/10.1007/s00394-012-0301-0.pdf.

21. Kesl, S. L., A. M. Poff, N. P. Ward, T. N. Fiorelli, C. Ari, A. J. Van Putten, J. W. Sherwood, et al. "Effects of Exogenous Ketone Supplementation on Blood Ketone, Glucose, Triglyceride, and Lipoprotein Levels in Sprague-Dawley Rats." *Nutrition & Metabolism* 13 (2016). www.ncbi.nlm.nih.gov/pubmed/26855664.

Chapter 12

1. Ortiz, L., M. Zannini, R. DiLauro, and P. Santisteban. "Transcriptional Control of the Forkhead Thyroid Transcription Factor TTF-2 by Thyrotropin, Insulin, and Insulin-Like Growth Factor I." *Journal of Biological Chemistry* 272, no. 37 (1997): 23334–23339. www.ncbi.nlm.nih.gov/pubmed/9287345.
2. Lartey, L., J. P. Werneck-de-Castro, I. O-Sullivan, T. Unterman, and A. Bianco. "Coupling Between Nutrient Availability and Thyroid Hormone Activation." *Journal of Biological Chemistry* 290, no. 51 (2015): 30551–30561. www.jbc.org/content/290/51/30551.short.
3. Coelho, M., T. Oliveira, and R. Fernandes. "Biochemistry of Adipose Tissue: An Endocrine Organ." *Archives of Medical Science* 9, no. 2 (2013): 191–200. www.ncbi.nlm.nih.gov/pubmed/23671428.
4. Wilcox, G. "Insulin and Insulin Resistance." *Clinical Biochemist Reviews* 26, no. 2 (2005): 19–39. www.ncbi.nlm.nih.gov/pubmed/16278749.
5. Arahaf, B. "Increased Need for Thyroxine in Women with Hypothyroidism During Estrogen Therapy." *New England Journal of Medicine* 344, no. 23 (2001): 1743–1749. www.nejm.org/doi/full/10.1056/NEJM200106073442302#t=article.
6. Duntas, L. H. "Selenium and the Thyroid: A Close-Knit Connection." *Journal of Clinical Endocrinology and Metabolism* 95, no. 12 (2010): 180–188. www.ncbi.nlm.nih.gov/pubmed/20810577.

Chapter 13

1. Annegers, J. F., W. A. Hauser, J. R. Lee, and W. A. Rocca. "Incidence of Acute Symptomatic Seizures in Rochester, Minnesota, 1935–1984." *Epilepsia* 36, no. 4 (1995): 327–333. www.ncbi.nlm.nih.gov/pubmed/7607110.
2. Hauser, W. A., J. F. Annegers, and L. T. Kurland. "Incidence of Epilepsy and Unprovoked Seizures in Rochester, Minnesota: 1935–1984." *Epilepsia* 34, no. 3 (1993): 453–468. www.ncbi.nlm.nih.gov/pubmed/8504780.
3. Huff, J. S., D. L. Morris, R. U. Kothari, M. A. Gibbs, and Emergency Medicine Seizure Study Group. "Emergency Department Management of Patients with Seizures: A Multicenter Study." *Academic Emergency Medicine* 8, no. 6 (2001): 622–628. www.ncbi.nlm.nih.gov/pubmed/11388937.
4. Bough, K. J., J. Wetherington, B. Hassel, J. F. Pare, J. W. Gawryluk, J. G. Greene, R. Shaw, et al. "Mitochondrial Biogenesis in the Anticonvulsant Mechanism of the Ketogenic Diet." *Annals of Neurology* 60, no. 2 (2006): 223–235. www.ncbi.nlm.nih.gov/pubmed/16807920.
5. Soukupova, M., A. Binaschi, C. Falcicchia, E. Palma, P. Roncon, S. Zucchini, and M. Simonato. "Increased Extracellular Levels of Glutamate in the Hippocampus of Chronically Epileptic Rats." *Neuroscience* 301 (2015): 246–253. www.ncbi.nlm.nih.gov/m/pubmed/26073699/.
6. Krumholz, A., S. Wiebe, G. S. Gronseth, D. S. Gloss, A. M. Sanchez, A. A. Kabir, A. T. Liferidge, et al. "Evidence-Based Guideline: Management of an Unprovoked First Seizure in Adults: Report of the Guideline Development Subcommittee of the American Academy of Neurology and the American Epilepsy Society." *Neurology* 84, no. 16 (2015): 1705–1713. www.ncbi.nlm.nih.gov/pubmed/25901057.
7. Barborka, C. "Ketogenic Diet Treatment of Epilepsy in Adults." *Journal of the American Medical Association* 91, no. 2 (1928): 73–78. https://jamanetwork.com/journals/jama/article-abstract/258113?redirect=true.
8. Martin, K., C. F. Jackson, R. G. Levy, and P. N. Cooper. "Ketogenic Diet and Other Dietary Treatments for Epilepsy." *Cochrane Database of Systemic Reviews* 2 (2016). www.ncbi.nlm.nih.gov/pubmed/26859528.
9. Lefevre, F., and N. Aronson. "Ketogenic Diet for the Treatment of Refractory Epilepsy in Children: A Systematic Review of Efficacy." *Pediatrics* 105, no. 4 (2000): E46. www.ncbi.nlm.nih.gov/pubmed/10742367.
10. Kossoff, E. H., L. C. Laux, R. Blackford, P. F. Morrison, P. L Pyzik, R. M. Hamdy, Z. Turner, et al. "When Do Seizures Usually Improve with the Ketogenic Diet?" *Epilepsia* 49, no. 2 (2008): 329–333. www.ncbi.nlm.nih.gov/pubmed/18028405.

11. Villeneuve, N., F. Pinton, N. Bahi-Buisson, O. Dulac, C. Chiron, and R. Nabbout. "The Ketogenic Diet Improves Recently Worsened Focal Epilepsy." *Developmental Medicine and Child Neurology* 51, no. 4 (2009): 276–281. www.ncbi.nlm.nih.gov/pubmed/19191829.

12. D'Agostino, D. P., R. Pilla, H. E. Held, C. S. Landon, M. Puchowicz, H. Brunengraber, C. Ari, et al. "Therapeutic Ketosis with Ketone Ester Delays Central Nervous System Oxygen Toxicity Seizures in Rats." *American Journal of Physiology* 304, no. 10 (2013): R829–R836. www.ncbi.nlm.nih.gov/pubmed/23552496.

13. Pearce, J. M. S. "Historical Descriptions of Multiple Sclerosis." *European Neurology* 54, no. 1 (2005): 49–53. www.karger.com/Article/Fulltext/87387.

14. Castellano, C. A., S. Nugent, N. Paquet, S. Tremblay, C. Bocti, G. Lacombe, H. Imbeault, et al. "Lower Brain 18F-Fluorodeoxyglucose Uptake but Normal 11C-Acetoacetate Metabolism in Mild Alzheimer's Disease Dementia." *Journal of Alzheimer's Disease* 43, no. 4 (2015): 1343–1353. www.ncbi.nlm.nih.gov/pubmed/25147107.

15. Nugent, S., S. Tremblay, K. W. Chen, N. Ayutyanont, C. A. Castellano, M. Fortier, M. Roy, et al. "Brain Glucose and Acetoacetate Metabolism: A Comparison of Young and Older Adults." *Neurobiology of Aging* 35, no. 6 (2014): 1386–1395. www.ncbi.nlm.nih.gov/pubmed/24388785.

16. Lassman, H., W. Brück, and C. F. Lucchinetti. "The Immunopathology of Multiple Sclerosis: An Overview." *Brain Pathology* 17, no. 2 (2007): 210–218. www.ncbi.nlm.nih.gov/pubmed/17388952.

17. Confavreux, C., and S. Vukusic. "Natural History of Multiple Sclerosis: A Unifying Concept." *Brain* 129, no. 3 (2006): 606–616. www.ncbi.nlm.nih.gov/pubmed/16415308.

18. Stys, P. K., G. W. Zamponi, J. van Minnen, and J. J. G. Geurts. "Will the Real Multiple Sclerosis Please Stand Up?" *Nature Reviews Neuroscience* 13, no. 7 (2012): 507–514. www.ncbi.nlm.nih.gov/pubmed/22714021.

19. Storoni, M., and G. T. Plant. "The Therapeutic Potential of the Ketogenic Diet in Treating Progressive Multiple Sclerosis." *Multiple Sclerosis International* 2015 (2015): Article ID 681289. www.hindawi.com/journals/msi/2015/681289/.

20. Sullivan, P. G., J. E. Springer, E. D. Hall, and S. W. Scheff. "Mitochondrial Uncoupling as a Therapeutic Target Following Neuronal Injury." *Journal of Bioenergetics and Biomembranes* 36, no. 4 (2004): 353–356. www.ncbi.nlm.nih.gov/pubmed/15377871.

21. Sullivan, P. G., N. A. Rippy, K. Dorenbos, R. C. Concepcion, A. K. Agarwal, and J. M. Rho. "The Ketogenic Diet Increases Mitochondrial Uncoupling Protein Levels and Activity." *Annals of Neurology* 55, no. 4 (2004): 576–580. www.ncbi.nlm.nih.gov/pubmed/15048898.

22. Shimazu, T., M. D. Hirschey, J. Newman, W. He, K. Shirakawa, N. Le Moan, C. A. Grueter, et al. "Suppression of Oxidative Stress by β-Hydroxybutyrate, an Endogenous Histone Deacetylase Inhibitor." *Science* 339, no. 6116 (2013): 211–214. www.ncbi.nlm.nih.gov/pubmed/23223453.

23. Dupuis, N., N. Curatolo, J. F. Benoist, and S. Auvin. "Ketogenic Diet Exhibits Anti-Inflammatory Properties." *Epilepsia* 56, no. 7 (2015): e95–e98. www.ncbi.nlm.nih.gov/pubmed/26011473.

24. Kim, D. Y., J. Hao, R. Liu, G. Turner, F.-D. Shi, and J. M. Rho. "Inflammation-Mediated Memory Dysfunction and Effects of a Ketogenic Diet in a Murine Model of Multiple Sclerosis." *PLoS One* 7, no. 5 (2012). www.ncbi.nlm.nih.gov/pubmed/22567104.

25. Youm, Y. H., K. Y. Nguyen, R. W. Grant, E. L. Goldberg, M. Bodogai, D. Kim, D. D'Agostino, et al. "The Ketone Metabolite β-Hydroxybutyrate Blocks NLRP3 Inflammasome—Mediated Inflammatory Disease." *Nature Medicine* 21, no. 3 (2015): 263–269. www.ncbi.nlm.nih.gov/pubmed/25686106.

26. Paoli, A., A. Bianco, E. Damiani, and G. Bosco. "Ketogenic Diet in Neuromuscular and Neurodegenerative Diseases." *BioMed Research International* 2014 (2014). www.hindawi.com/journals/bmri/2014/474296/.

27. Ridge, P. G., M. T. W. Ebbert, and J. S. K. Kauwe. "Genetics of Alzheimer's disease." *BioMed Research International* 2013 (2013). www.hindawi.com/journals/bmri/2013/254954/.

28. Akter, K., E. A. Lanza, S. A. Martin, N. Myronyuk, and R. B. Raffa. "Diabetes Mellitus and Alzheimer's Disease: Shared Pathology and Treatment?" *British Journal of Clinical Pharmacology* 71, no. 3 (2011): 365–376. www.ncbi.nlm.nih.gov/pubmed/21284695.

29. Srikanth, V., A. Maczurek, T. Phan, M. Steele, B. Westcott, D. Juskiw, and G. Münch. "Advanced Glycation Endproducts and Their Receptor RAGE in Alzheimer's Disease." *Neurobiology of Aging* 32, no. 5 (2011): 763–777. www.ncbi.nlm.nih.gov/pubmed/19464758.

30. Kashiwaya, Y., C. Bergman, J. H. Lee, R. Wan, M. T. King, M. R. Mughal, E. Okun, et al. "A Ketone Ester Diet Exhibits Anxiolytic and Cognition-Sparing Properties, and Lessens Amyloid and Tau Pathologies in a Mouse Model of Alzheimer's Disease." *Neurobiology of Aging* 34, no. 6 (2013): 1530–1539. www.ncbi.nlm.nih.gov/pubmed/23276384.

31. Beckett, T. L., C. M Studzinski, J. N. Keller, M. Paul Murphy, and D. M. Niedowicz. "A Ketogenic Diet Improves Motor Performance but Does Not Affect β-Amyloid Levels in a Mouse Model of Alzheimer's Disease." *Brain Research* 1505 (2013): 61–67. www.ncbi.nlm.nih.gov/pubmed/23415649.

32. Paoli, A., A. Bianco, E. Damiani, and G. Bosco. "Ketogenic Diet in Neuromuscular and Neurodegenerative Diseases." *BioMed Research International* 2014 (2014). www.ncbi.nlm.nih.gov/pubmed/25101284.

33. Zhao, Z., D. J. Lange, A. Voustianiouk, D. MacGrogan, L. Ho, J. Suh, N. Humala, et al. "A Ketogenic Diet as a Potential Novel Therapeutic Intervention in Amyotrophic Lateral Sclerosis." *BMC Neuroscience* 2006 (2006). www.ncbi.nlm.nih.gov/pubmed/16584562.

34. Tieu, K., C. Perier, C. Caspersen, P. Teismann, D. C. Wu, S. D. Yan, A. Naini, et al. "D-Beta-Hydroxybutyrate Rescues Mitochondrial Respiration and Mitigates Features of Parkinson Disease." *The Journal of Clinical Investigation* 112, no. 6 (2003): 892–901. www.ncbi.nlm.nih.gov/pubmed/12975474.

35. Vanitallie, T. B., C. Nonas, A. Di Rocco, K. Boyar, K. Hyams, and S. B. Heymsfield. "Treatment of Parkinson Disease with Diet-Induced Hyperketonemia: A Feasibility Study." *Neurology* 64, no. 4 (2005): 728–730. www.ncbi.nlm.nih.gov/pubmed/15728303.

36. Vorgerd, M., and J. Zange. "Treatment of Glycogenosys Type V (McArdle Disease) with Creatine and Ketogenic Diet with Clinical Scores and with 31P-MRS on Working Leg Muscle." *Acta Myologica* 26, no. 1 (2007): 61–63. www.ncbi.nlm.nih.gov/pubmed/17915573.

37. Valayannopoulos, V., F. Bajolle, J. B. Arnoux, S. Dubois, N. Sannier, C. Baussan, F. Petit, et al. "Successful Treatment of Severe Cardiomyopathy in Glycogen Storage Disease Type III with D, L-3-Hydroxybutyrate, Ketogenic and High-Protein Diet." *Pediatric Research* 70, no. 6 (2011): 638–641. www.ncbi.nlm.nih.gov/pubmed/21857385.

38. Huttenlocher, P. R., A. J. Wilbourn, and J. M. Signore. "Medium-Chain Triglycerides as a Therapy for Intractable Childhood Epilepsy." *Neurology* 21, no. 11 (1971): 1097–1103. www.ncbi.nlm.nih.gov/pubmed/5166216.

39. Huttenlocher, P. R. "Ketonemia and Seizures: Metabolic and Anticonvulsant Effects of Two Ketogenic Diets in Childhood Epilepsy." *Pediatric Research* 10, no. 5 (1976): 536–540. www.ncbi.nlm.nih.gov/pubmed/934725.

40. Checkoway, H., K. Powers, T. Smith-Weller, G. M. Franklin, W. T. Longstreth, Jr., and P. D. Swanson. "Parkinson's Disease Risks Associated with Cigarette Smoking, Alcohol Consumption, and Caffeine Intake." *American Journal of Epidemiology* 155, no. 8 (2002): 732–738. www.ncbi.nlm.nih.gov/pubmed/11943691.

41. Bryans, J. A., P. A. Judd, and P. R. Ellis. "The Effect of Consuming Instant Black Tea on Postprandial Plasma Glucose and Insulin Concentrations in Healthy Humans." *Journal of the American College of Nutrition* 26, no. 5 (2007): 471–477. www.ncbi.nlm.nih.gov/pubmed/17914136.

42. Stote, K. S., and D. J. Baer. "Tea Consumption May Improve Biomarkers of Insulin Sensitivity and Risk Factors for Diabetes." *Journal of Nutrition* 138, no. 8 (2008): 1584S–1588S. www.ncbi.nlm.nih.gov/pubmed/18641211.

43. Ashok, P. K., and K. Upadhyaya. "Tannins Are Astringent." *Journal of Pharmacognosy and Phytochemistry* 1, no. 3 (2012): 45–50. https://pdfs.semanticscholar.org/e03e/263f777c27feada435136bec684db86c3a3b.pdf.

44. Ricardo-da-Silva, J. M., V. Cheynier, J. M. Souquet, M. Moutounet, J. C. Cabanis, and M. Bourzeix. "Interaction of Grape Seed Procyanidins with Various Proteins in Relation to Wine Fining." *Journal of the Science of Food and Agriculture* 57 (1991): 111–125.

45. Clarke, R., D. Bennett, S. Parish, S. Lewington, M. Skeaff, S. J. Eussen, C. Lewerin, et al. "Effects of Homocysteine Lowering with B Vitamins on Cognitive Aging: Meta-Analysis of 11 Trials with Cognitive Data on 22,000 Individuals." *American Journal of Clinical Nutrition* 100, no. 2 (2014): 657–666. www.ncbi.nlm.nih.gov/pubmed/24965307.

46. Selhub, J., P. F. Jacques, A. G. Bostom, R. B. D'Agostino, P. W. Wilson, A. J. Belanger, D. H. O'Leary, et al. "Relationship Between Plasma Homocysteine, Vitamin Status and Extracranial Carotid-Artery Stenosis in the Framingham Study Population." *Journal of Nutrition* 126, no. 4 Suppl. (1996): 1258S–1265S. www.ncbi.nlm.nih.gov/pubmed/8642467.

47. Sano, M., C. Ernesto, R. G. Thomas, M. R. Klauber, K. Schaefer, M. Grundman, P. Woodbury, et al. "A Controlled Trial of Selegiline, Alpha-Tocopherol, or Both as Treatment for Alzheimer's Disease. The Alzheimer's Disease Cooperative Study." *New England Journal of Medicine* 336, no. 17 (1997): 1216–1222. www.ncbi.nlm.nih.gov/pubmed/9110909.

48. Dysken, M. W., M. Sano, S. Asthana, J. E. Vertrees, M. Pallaki, M. Llorente, S. Love, et al. "Effect of Vitamin E and Memantine on Functional Decline in Alzheimer Disease: The TEAM-AD VA Cooperative Randomized Trial." *Journal of the American Medical Association* 311, no. 1 (2014): 33–44. www.ncbi.nlm.nih.gov/pubmed/24381967.

49. Birks, J., and L. Flicker. "Selegiline for Alzheimer's Disease." *Cochrane Database of Systemic Reviews* 2003, no. 1 (2003). www.ncbi.nlm.nih.gov/pubmed/12535396.

50. Quinn, J. F., R. Raman, R. G. Thomas, K. Yurko-Mauro, E. B. Nelson, C. Van Dyck, J. E. Galvin, et al. "Docosahexaenoic Acid Supplementation and Cognitive Decline in Alzheimer Disease: A Randomized Trial." *Journal of the American Medical Association* 304, no. 17 (2010): 1903–1911. www.ncbi.nlm.nih.gov/pubmed/21045096.

51. Tieu, K., C. Perier, C. Caspersen, P. Teismann, D. C. Wu, S. D. Yan, A. Naini, et al. "D-Beta-Hydroxybutyrate Rescues Mitochondrial Respiration and Mitigates Features of Parkinson Disease." *Journal of Clinical Investigation* 112, no. 6 (2003): 892–901. www.ncbi.nlm.nih.gov/pubmed/12975474.

52. Srivastava, R. A., S. L. Pinkosky, S. Filippov, J. C. Hanselman, C. T. Cramer, and R. S. Newton. "AMP-Activated Protein Kinase: An Emerging Drug Target to Regulate Imbalances in Lipid and Carbohydrate Metabolism to Treat Cardio-Metabolic Diseases." *Journal of Lipid Research* 53, no. 12 (2012): 2490–2514. www.ncbi.nlm.nih.gov/pubmed/22798688.

53. Izumi, Y., K. Ishii, H. Katsuki, A. M. Benz, and C. F. Zorumski. "Beta-Hydroxybutyrate Fuels Synaptic Function During Development. Histological and Physiological Evidence in Rat Hippocampal Slices." *Journal of Clinical Investigation* 101, no. 5 (1998): 1121–1132. www.ncbi.nlm.nih.gov/pubmed/9486983.

54. D'Agostino, D. P., R. Pilla, H. E. Held, C. S. Landon, M. Puchowicz, H. Brunengraber, C. Ari, et al. "Therapeutic Ketosis with Ketone Ester Delays Central Nervous System Oxygen Toxicity Seizures in Rats." *American Journal of Physiology* 304, no. 10 (2013): R829–R836. www.ncbi.nlm.nih.gov/pubmed/23552496.

Chapter 14

1. Ballester, J., M. C. Muñoz, J. Domínguez, T. Rigau, J. J. Guinovart, and J. E. Rodríguez-Gil. "Insulin-Dependent Diabetes Affects Testicular Function by FSH- and LH-Linked Mechanisms." *Journal of Andrology* 25, no. 5 (2004). 706–719. www.ncbi.nlm.nih.gov/pubmed/15292100.

2. Morin-Papunen, L.C., I. Vauhkonen, R. M. Koivunen, A. Ruokonen, and J. S. Tapanainen. "Insulin Sensitivity, Insulin Secretion, and Metabolic and Hormonal Parameters in Healthy Women and Women with Polycystic Ovarian Syndrome." *Human Reproduction* 15, no. 6 (2000): 1266–1274. www.ncbi.nlm.nih.gov/pubmed/10831553.

3. Wilcox, G. "Insulin and Insulin Resistance." *Clinical Biochemist Reviews* 26, no. 2 (2005): 19–39. www.ncbi.nlm.nih.gov/pmc/articles/PMC1204764/.

4. Wu, F. C., A. Tajar, S. R. Pye, A. J. Silman, J. D. Finn, T. W. O'Neill, G. Bartfai, et al. "Hypothalamic-Pituitary-Testicular Axis Disruptions in Older Men Are Differentially Linked to Age and Modifiable Risk Factors: The European Male Aging Study." *Journal of Clinical Endocrinology and Metabolism* 93, no. 7 (2008): 2737–2745. www.ncbi.nlm.nih.gov/pubmed/18270261.

5. Kiddey, D. S., D. Hamilton-Fairley, M. Seppälä, R. Koistinen, V. H. James, M. J. Reed, and S. Franks. "Diet-Induced Changes in Sex Hormone Binding Globulin and Dree Testosterone in Women with Normal or Polycystic Ovaries: Correlation with Serum Insulin-Like Growth Factor-1." *Clinical Endocrinology* 31, no. 6 (1989): 757–763. www.ncbi.nlm.nih.gov/pubmed/2697481.

6. Strauss, R. H., R. R. Lanese, and W. B. Malarkey. "Weight Loss in Amateur Wrestlers and Its Effect on Serum Testosterone Levels." *Journal of the American Medical Association* 254, no. 23 (1985): 3337–3338. www.ncbi.nlm.nih.gov/pubmed/4068168.

7. Roemmich, J. N., and W. E. Sinning. "Weight Loss and Wrestling Training: Effects on Nutrition, Growth, Maturation, Body Composition, and Strength." *Journal of Applied Physiology* 82, no. 6 (1997): 1751–1759. www.ncbi.nlm.nih.gov/pubmed/9173937.

8. Volek, J. S. "Secrets to Supercharged Muscle Growth." *Nutrition Express* website, accessed January 30, 2018. www.nutritionexpress.com/article+index/sports+nutrition/testosterone+boosters/showarticle.aspx?id=222.

9. Metha, P. H., and R. A. Josephs. "Testosterone and Cortisol Jointly Regulate Dominance: Evidence for a Dual-Hormone Hypothesis." *Hormones and Behavior* 58, no. 5 (2010): 898–906. www.ncbi.nlm.nih.gov/pubmed/20816841.

10. Skorupskaite, K., J. T. George, and R. A. Anderson. "The Kisspeptin-GnRH Pathway in Human Reproductive Health and Disease." *Human Reproduction Update* 20, no. 4 (2014): 485–500. www.ncbi.nlm.nih.gov/pmc/articles/PMC4063702/.

11. Li, X. F., J. E. Bowe, J. C. Mitchell, S. D. Brain, S. L. Lightman, and K. T. O'Byrne. "Stress-Induced Suppression of the Gonadotropin-Releasing Hormone Pulse Generator in the Female Rat: A Novel Neural Action for Calcitonin-Gene-Related Peptide." *Endocrinology* 145, no. 4 (2004): 1556–1563. www.ncbi.nlm.nih.gov/pubmed/14736738.

12. Muff, R., W. Born, and J. A. Fischer. "Calcitonin, Calcitonin Gene-Related Peptide, Adrenomedullin and Amylin: Homologous Peptides, Separate Receptors and Overlapping Biological Actions." *European Journal of Endocrinology* 133, no. 1 (1995): 17–20. www.ncbi.nlm.nih.gov/pubmed/7627335.

13. Simo, R., C. Saez-Lopez, A. Lecube, C. Hernandez, J. M. Fort, and D. M. Selva. "Adiponectin Upregulates SHBG Production: Molecular Mechanisms and Potential Implications." *Endocrinology* 155, no. 8 (2014): 2820–2830. https://doi.org/10.1210/en.2014-1072.

14. Arazi, H., A. Damirchi, H. Faraji, and R. Rahimi. "Hormonal Responses to Acute and Chronic Resistance Exercise in Middle-Age Versus Young Men." *Sport Sciences for Health* 8, no. 2–3 (2012): 59–65. https://link.springer.com/article/10.1007/s11332-012-0131-8.

15. Kraemer, W. J., A. C. Fry, B. J. Warren, M. H. Stone, S. J. Fleck, J. T. Kearney, B. P. Conroy, et al. "Acute Hormonal Responses in Elite Junior Weightlifters." *International Journal of Sports Medicine* 13, no. 2 (1992): 103–109. www.ncbi.nlm.nih.gov/pubmed/1555898.

16. Nimptsch, K., E. A. Platz, W. C. Willett, and E. Giovannucci. "Association Between Plasma 25-OH Vitamin D and Testosterone Levels in Men." *Clinical Endocrinology* 77, no. 1 (2012): 106–112. www.ncbi.nlm.nih.gov/pubmed/22220644.

17. Wehr, E., S. Pilz, B. O. Boehm, W. März, and B. Obermayer-Pietsch. "Association of Vitamin D Status with Serum and Androgen Levels in Men." *Clinical Endocrinology* 73, no. 2 (2010): 243–248. www.ncbi.nlm.nih.gov/pubmed/20050857.

18. Prasad, A. S., C. S. Mantzoros, F. W. Beck, J. W. Hess, and G. J. Brewer. "Zinc Status and Serum Testosterone Levels of Healthy Adults." *Nutrition* 12, no. 5 (1996): 344–348. www.ncbi.nlm.nih.gov/pubmed/8875519.

19. Gunnels, T. A., and R. J. Bloomer. "Increasing Circulating Testosterone: Impact of Herbal Dietary Supplements." *Journal of Plant Biochemistry & Physiology* 2, no. 130 (2014). www.omicsonline.org/open-access/increasing-circulating-testosterone-impact-of-herbal-dietary-supplements.2329-9029.1000130.php?aid=28009.

20. Mohammed, H. A., L. A. Ba, T. Burkholz, E. Schumann, B. Diesel, J. Zapp, A. K. Kiemer, et al. "Facile Synthesis of Chrysin-Derivatives with Promising Activities as Aromatase Inhibitors." *Natural Product Communications* 6, no. 1 (2011): 31–34. www.ncbi.nlm.nih.gov/pubmed/21366040.

21. Lambert, J. D., J. Hong, D. H. Kim, V. M. Mishin, and C. S. Yang. "Piperine Enhances the Bioavailability of the Tea Polyphenol (-)- Epigallocatechin-3-Gallate in Mice." *Journal of Nutrition* 134, no. 8 (2004): 1948–1952. www.researchgate.net/publication/8426332_Piperine_Enhances_the_Bioavailability_of_the_Tea_Polyphenol_--Epigallocatechin-3-gallate_in_Mice.

22. Shoba, G., D. Joy, T. Joseph, M. Majeed, R. Rajendran, and P. S. Srinivas. "Influence of Piperine on the Pharmacokinetics of Curcumin in Animals and Human Volunteers." *Planta Medica* 64, no. 4 (1998): 353–356. www.ncbi.nlm.nih.gov/pubmed/9619120.

23. Tambi, M. I., M. K. Imran, and R. R. Henkel. "Standardised Water-Soluble Extract of Eurycoma Longifolia, Tongkat Ali, As Testosterone Booster for Managing Men with Late-Onset Hypogonadism?" *Andrologia* 44, no. 1 (2012): 226–230. www.ncbi.nlm.nih.gov/pubmed/21671978.

24. Hamzah, S., and A. Yusof. "The Ergogenic Effects of Eurycoma Longifolia Jack: A Pilot Study." *British Journal of Sports Medicine* 37 (2003): 464–470. http://supermanherbs.com/wp-content/uploads/2014/08/ELJ_BJSM.pdf.

25. Henkel, R. R., R. Wang, S. H. Bassett, T. Chen, N. Liu, Y. Zhu, and M. I. Tambi. "Tongkat Ali as a Potential Herbal Supplement for Physically Active Male and Female Seniors—A Pilot Study." *Phytotherapy Research* 28, no. 4 (2014): 544–550. www.ncbi.nlm.nih.gov/pubmed/23754792.

Chapter 15

1. Franks, S. "Polycystic Ovary Syndrome: A Changing Perspective." *Clinical Endocrinology* 31, no. 1 (1989): 87–120. www.ncbi.nlm.nih.gov/pubmed/2513151.

2. Reinehr, T., G. de Sousa, C. L. Roth, and W. Andler. "Androgens Before and After Weight Loss in Obese Children." *Journal of Clinical Endocrinology and Metabolism* 90, no. 10 (2005): 5588–5595. www.ncbi.nlm.nih.gov/pubmed/16014405.

3. McCartney, C. R., K. A. Prendergast, S. Chhabra, C. A. Eagleson, R. Yoo, R. J. Chang, C. M. Foster, et al. "The Association of Obesity and Hyperandrogenemia During the Pubertal Transition in Girls: Obesity as a Potential Factor in the Genesis of Postpubertal Hyperandrogenism." *Journal of Clinical Endocrinology and Metabolism* 91, no. 5 (2006): 1714–1722. www.ncbi.nlm.nih.gov/pubmed/16492701.

4. Rosenfield, R. L., and D. A. Ehrmann. "The Pathogenesis of Polycystic Ovary Syndrome (PCOS): The Hypothesis of PCOS as Functional Ovarian Hyperandrogenism Revisited." *Endocrine Reviews* 37, no. 5 (2016): 467–520. www.ncbi.nlm.nih.gov/pubmed/27459230.

5. Mavropoulous, J. C., W. S. Yancy, J. Hepburn, and E. C. Westman. "The Effects of a Low-Carbohydrate, Ketogenic Diet on the Polycystic Ovary Syndrome: A Pilot Study." *Nutrition & Metabolism* 2 (2005): 35. www.ncbi.nlm.nih.gov/pmc/articles/PMC1334192/.

6. Dunaif, A., K. R. Segal, W. Futterweit, and A. Dobrjansky. "Profound Peripheral Insulin Resistance, Independent of Obesity, in Polycystic Ovary Syndrome." *Diabetes* 38, no. 9 (1989): 1165–1174. www.ncbi.nlm.nih.gov/pubmed/2670645.

7. DeUgarte, C. M., A. A. Bartolucci, and R. Azziz. "Prevalence of Insulin Resistance in the Polycystic Ovary Syndrome Using the Homeostasis Model Assessment." *Fertility and Sterility* 83, no. 5 (2005): 1454–1460. www.ncbi.nlm.nih.gov/pubmed/15866584.

8. Mason, H. D., B. S. Willis, R. W. Beard, R. M. Winston, R. Margara, and S. Franks. "Estradiol Production by Granulosa Cells of Normal and Polycystic Ovaries: Relationship to Menstrual Cycle History and Concentrations of Gonadotropins and Sex Steroids in Follicular Fluid." *Journal of Clinical Endocrinology and Metabolism* 79, no. 5 (1994): 1355–1360. www.ncbi.nlm.nih.gov/pubmed/7962330.

9. Simó, R., C. Saez-Lopez, A. Lecube, C. Hernandez, J. M. Fort, and D. M. Selva. "Adiponectin Upregulates SHBG Production: Molecular Mechanisms and Potential Implications." *Endocrinology* 155, no. 8 (2014): 2820–2830. https://doi.org/10.1210/en.2014-1072.

10. Legro, R. S., S. A. Arslanian, D. A. Ehrmann, K. M. Hoeger, M. H. Murad, R. Pasquali, and C. K. Welt. "Diagnosis and Treatment of Polycystic Ovary Syndrome: An Endocrine Society Clinical Practice Guideline." *Journal of Clinical Endocrinology and Metabolism* 98, no. 12 (2013): 4565–4592. https://academic.oup.com/jcem/article/98/12/4565/2833703.

11. Tasali, E., F. Chapotot, R. Leproult, H. Whitmore, and D. A. Ehrmann. "Treatment of Obstructive Sleep Apnea Improves Cardiometabolic Function in Young Obese Women with Polycystic Ovary Syndrome." *Journal of Clinical Endocrinology and Metabolism* 96, no. 2 (2011): 365–374. www.ncbi.nlm.nih.gov/pubmed/21123449.

12. Misra, A., N. K. Alappan, N. K. Vikram, K. Goel, N. Gupta, K. Mittal, S. Bhatt, et al. "Effect of Supervised Progressive Resistance-Exercise Training Protocol on Insulin Sensitivity, Glycemia, Lipids, and Body Composition in Asian Indians with Type 2 Diabetes." *Diabetes Care* 31, no. 7 (2008): 1282–1287. http://care.diabetesjournals.org/content/31/7/1282.

13. Armanini, D., M. J. Mattarello, C. Fiore, G. Bonanni, C. Scaroni, P. Sartorato, and M. Palermo. "Licorice Reduces Serum Testosterone in Healthy Women." *Steroids* 69, no. 11–12 (2004): 763–766. www.ncbi.nlm.nih.gov/pubmed/15579328.

14. Maharjan, R., P. S. Nagar, and L. Nampoothiri. "Effect of Aloe Barbadensis Mill. Formulation on Letrozole Induced Polycystic Ovarian Syndrome Rat Model." *Journal of Ayurveda and Integrative Medicine* 1, no. 4 (2010): 273–279. www.ncbi.nlm.nih.gov/pubmed/21731374.

15. Luo, J., T. I. Yin, Y. Wanb, et al. "Influence of Astragalus Polysaccharides Plus Diane-35 on Insulin Resistance and Androgen Levels and Lipid Metabolism of Patients with Polycystic Ovary Syndrome." *Chinese Journal of Misdiagnostics.* Accessed January 30, 2018. http://en.cnki.com.cn/Article_en/CJFDTOTAL-ZWZX200928006.htm.

16. Rizk, A. K., M. A. Bedaiwy, and H. G. Al-Inany. "N-Acetyl-Cysteine Is a Novel Adjuvant to Clomiphene Citrate in Clomiphene Citrate-Resistant Patients with Polycystic Ovary Syndrome." *Fertility and Sterility* 83, no. 2 (2005): 367–370. www.ncbi.nlm.nih.gov/pubmed/15705376.

17. Nestler, J. E., D. J. Jakubowicz, P. Reamer, R. D. Gunn, and G. Allan. "Ovulatory and Metabolic Effects of D-Chiro-Inositol in the Polycystic Ovary Syndrome." *New England Journal of Medicine* 340, no. 17 (1999): 1314–1320. www.ncbi.nlm.nih.gov/pubmed/10219066.

18. Westphal, L. M., M. L. Polan, and A. S. Trant. "Double-Blind, Placebo-Controlled Study of FertilityBlend: A Nutritional Supplement for Improving Fertility in Women." *Clinical and Experimental Obstetrics & Gynecology* 33, no. 4 (2006): 205–208. www.ncbi.nlm.nih.gov/pubmed/17211965.

Chapter 16

1. Lustig, R. H. "Fructose: Metabolic, Hedonic, and Societal Parallels with Ethanol." *Journal of the American Dietetic Association* 110, no. 9 (2010): 1307–1321. www.ncbi.nlm.nih.gov/pubmed/20800122.

2. Johnston, C. A., and J. P. Foreyt. "Robust Scientific Evidence Demonstrates Benefits of Artificial Sweeteners." *Trends in Endocrinology and Metabolism* 25, no. 1 (2014). www.ncbi.nlm.nih.gov/pubmed/24182455.

3. Swithers, S. E. "Artificial Sweeteners Produce the Counterintuitive Effect of Inducing Metabolic Derangements." *Trends in Endocrinology and Metabolism* 24, no. 9 (2013). www.ncbi.nlm.nih.gov/pubmed/23850261

4. de Koning, L., V. S. Malik, E. B. Rimm, W. C. Willett, and F. B Hu. "Sugar-Sweetened and Artificially Sweetened Beverage Consumption and Risk of Type 2 Diabetes in Men." *American Journal of Clinical Nutrition* 93, no. 6 (2011): 1321–1327. www.ncbi.nlm.nih.gov/pubmed/21430119.

5. Dhingra, R., L. Sullivan, P. F. Jacques, T. J. Wang, C. S. Fox, J. B Meigs, R. B. D'Agostino, et al. "Soft Drink Consumption and Risk of Developing Cardiometabolic Risk Factors and the Metabolic Syndrome in Middle-Aged Adults in the Community." *Circulation* 116, no. 5 (2007): 480–487. www.ncbi.nlm.nih.gov/pubmed/17646581.

6. Lutsey, P. L., L. M. Steffen, and J. Stevens. "Dietary Intake and the Development of the Metabolic Syndrome: The Atherosclerosis Risk in Communities Study." *Circulation* 117, no. 6 (2008): 754–761. www.ncbi.nlm.nih.gov/pubmed/18212291.

7. Nettleton, J. A., P. L. Lutsey, Y. Wang, J. A. Lima, E. D. Michos, and D. R. Jacobs, Jr. "Diet Soda Intake and Risk of Incident Metabolic Syndrome and Type 2 Diabetes in the Multi-Ethnic Study of Atherosclerosis (MESA)." *Diabetes Care* 32, no. 4 (2009): 688–694. www.ncbi.nlm.nih.gov/pubmed/19151203.

8. EFSA Panel on Food Additives and Nutrient Sources Added to Food. "Scientific Opinion on the Re-Evaluation of Aspartame (E 951) as a Food Additive." *EFSA Journal* 11, no. 12 (2013): 3496. http://onlinelibrary.wiley.com/doi/10.2903/j.efsa.2013.3496/full.

9. Van Den Eeden, S. K., T. D. Koepsell, W. T. Longstreth, G. van Belle, J. R. Daling, and B. McKnight. "Aspartame Ingestion and Headaches: A Randomized Crossover Trial." *Neurology* 44, no. 10 (1994): 1787–1793. www.ncbi.nlm.nih.gov/pubmed/7936222.

10. Palmnäs, M., T. Cowan, M. Bomhof, J. Su, R. Reimer, H. Vogel, D. Hittel, et al. "Low-Dose Aspartame Consumption Differentially Affects Gut Microbiota-Host Metabolic Interactions in the Diet-Induced Obese Rat." *PLoS One* (2014). http://journals.plos.org/plosone/article?id=10.1371/journal.pone.0109841.

11. Ashok, I., and R. Sheeladevi. "Biochemical Responses and Mitochondrial Mediated Activation of Apoptosis on Long-Terms Effect of Aspartame in Rat Brain." *Redox Biology* 2 (2014): 820–831. www.ncbi.nlm.nih.gov/pmc/articles/PMC4085354/.

12. Liang, Y., G. Steinbach, V. Maier, and E. F. Pfeiffer. "The Effect of Artificial Sweetener on Insulin Secretion. I. The Effect of Acesulfame K on Insulin Secretion in the Rat (Studies in Vivo)." *Hormone and Metabolic Research* 19, no. 6 (1987): 233–238. www.ncbi.nlm.nih.gov/pubmed/2887500.

13. Liang, Y., G. Steinback, L. Lalić, and E. F. Pfeiffer. "The Effect of Artificial Sweetener on Insulin Secretion. II. Stimulation of Insulin Release from Isolated Rat Islets by Acesulfame K (in Vitro Experiments)." *Hormone and Metabolic Research* 19, no. 7 (1987): 285–289. www.ncbi.nlm.nih.gov/pubmed/2887503.

14. Raida, M., H. Mestrom, and H. Delbrück. "Maltodextrin Supplemented Diet Prevents Postoperative Weight Loss During the First Months After Gastrectomy for Gastric Cancer." *Journal of Clinical Oncology* 25, no. 18_suppl.15127 (2007): 15127. http://ascopubs.org/doi/abs/10.1200/jco.2007.25.18_suppl.15127.

15. Berthoud, H. R., E. R. Trimble, E. G. Siegel, D. A. Bereiter, and B. Jeanrenaud. "Cephalic-phase Insulin Secretion in Normal and Pancreatic Islet-Transplanted Rats." *American Journal of Physiology—Endocrinology and Metabolism* 238, no. 4 (1980): E336–E340. www.physiology.org/doi/abs/10.1152/ajpendo.1980.238.4.E336.

16. Weihrauch, M. R., and V. Diehl. "Artificial Sweeteners—Do They Bear a Carcinogenic Risk?" *Annals of Oncology* 15, no. 10 (2004): 1460–1465. https://academic.oup.com/annonc/article/15/10/1460/170200.

17. Moisés, R. S., C. R. Carvalho, D. Shiota, and M. J. Saad. "Evidence for a Direct Effect of Captopril on Early Steps of Insulin Action in BC3H-1 Myocytes." *Metabolism* 52, no. 3 (2003): 273–278. www.ncbi.nlm.nih.gov/pubmed/12647262.

18. Zhou, Y., Y. Zheng, J. Ebersole, and C. F. Huang. "Insulin Secretion Stimulating Effects of Mogroside V and Fruit Extract of Luo Han Kuo (Siraitia Grosvenori Swingle) Fruit Extract." *Yao Xue Xue Bao* 44, no. 11 (2009): 1252–1257. www.ncbi.nlm.nih.gov/pubmed/21351724.

19. Daubioul, C. A., Y. Horsmans, P. Lambert, E. Danse, and N. M. Delzenne. "Effects of Oligofructose on Glucose and Lipid Metabolism in Patients with Nonalcoholic Steatohepatitis: Results of a Pilot Study." *European Journal of Clinical Nutrition* 59, no. 5 (2005): 723–726. www.ncbi.nlm.nih.gov/pubmed/15770222.

20. Natah, S. S., K. R. Hussien, J. A. Tuominen, and V. A. Koivisto. "Metabolic Response to Lactitol and Xylitol in Healthy Men." *American Journal of Clinical Nutrition* 64, no. 4 (1997): 947–950. http://ajcn.nutrition.org/content/65/4/947.abstract.

21. Zhang, X. Z., G. W. Meijer, and A. C. Beynen. "Dietary Maltitol Causes Serum and Liver Cholesterol Concentrations in Rats." *International Journal for Vitamin and Nutrition Research* 60, no. 3 (1990): 296–297. www.cabdirect.org/cabdirect/abstract/19911431031.

22. Munroa, I. C., W. O. Berntb, J. F. Borzellecac, G. Flammd, B. S. Lyncha, E. Kennepohla, E. A. Bäre, et al. "Erythritol: An Interpretive Summary of Biochemical, Metabolic, Toxicological and Clinical Data." *Food and Chemical Toxicology* 36, no. 12 (1998): 1139–1174. www.sciencedirect.com/science/article/pii/S027869159800091X.

23. Kim, Y. "Studies on the Glycemic Index of Raisins and on the Intestinal Absorption of Fructose." Electronic Thesis or Dissertation. Ohio State University, 2007. https://etd.ohiolink.edu/pg_10?0::NO:10:P10_ACCESSION_NUM:osu1180462637.

24. Hossain, A., F. Yamagochi, K. Hirose, T. Matsunaga, L. Sui, Y. Hirata, C. Noguchi, et al. "Rare Sugar D-Psicose Prevents Progression and Development of Diabetes in T2DM Model Ostuka Long-Evans Tokushima Fatty Rats." *Dovepress* 2015, no. 9 (2015): 525–535. www.dovepress.com/rare-sugar-d-psicose-prevents-progression-and-development-of-diabetes--peer-reviewed-article-DDDT.

25. Iida, T., Y. Kishimoto, Y. Yoshikawa, N. Hayashi, K. Okuma, M. Tohi, T. Matsuo T, et al. "Acute D-Psicose Administration Decreases the Glycemic Response to Oral Maltodextrin Tolerance Test in Normal Adults." *Journal of Nutritional Science and Vitaminology* 54, no. 6 (2008): 511–514. www.ncbi.nlm.nih.gov/pubmed/19155592.

26. Hayashi, N., T. Iida, T. Yamada, K. Okuma, I. Takehara, T. Yamamoto, K. Yamada, et al. "Study on the Postprandial Blood Glucose Suppression Effect of D-Psicose in Borderline Diabetes and the Safety of Long-Term Ingestion by Normal Human Subjects." *Bioscience, Biotechnology, and Biochemistry* 74, no. 3 (2010): 510–519. www.ncbi.nlm.nih.gov/pubmed/20208358.

27. Shintani, T., T. Yamada, N. Hayashi, T. Iida, Y. Nagata, N. Ozaki, and Y. Toyoda. "Rare Sugar Syrup Containing D-Allulose but Not High Fructose Corn Syrup Maintains Glucose Tolerance and Insulin Sensitivity Partial via Hepatic Glucokinase Translocation in Wistar Rats." *Journal of Agricultural and Food Chemistry* 65, no. 13 (2017): 2888–2894. www.ncbi.nlm.nih.gov/pubmed/28209058.

28. Iwasaki, Y., M. Sendo, K. Dezaki, T. Hira, T. Sato, M. Nakata, C. Goswami, et al. "GLP-1 Release and Vagal Afferent Activation Mediate the Beneficial Metabolic and Chronotherapeutic Effects of D-Allulose." *Nature Communications* 9 (2018): 113. www.ncbi.nlm.nih.gov/pmc/articles/PMC5760716/.

實用生酮參考資料

低碳和生酮科學書籍

The Alzheimer's Antidote
Amy Berger

The Art And Science of Low Carbohydrate Living
Jeff Volek, PhD, and Stephen Phinney, MD

The Art And Science of Low Carbohydrate Performance
Jeff Volek, PhD, and Stephen Phinney, MD

The Big Fat Surprise
Nina Teicholz

Cholesterol Clarity
Jimmy Moore and Eric Westman, MD

The Diabetes Code
Jason Fung, MD

Eat Rich, Live Long
Ivor Cummins and Jeffry Gerber, MD

Good Calories, Bad Calories
Gary Taubes

Keto Clarity
Jimmy Moore and Eric C. Westman, MD

Keto for Cancer
Miriam Kalamian

Keto: The Complete Guide to Success on the Ketogenic Diet
Maria Emmerich and Craig Emmerich

The Ketogenic Bible
Jacob Wilson, PhD, and Ryan Lowery

Lies My Doctor Told Me
Ken Berry, MD

A Low Carbohydrate, Ketogenic Diet Manual: No Sugar, No Starch Diet
Eric Westman, MD

The Obesity Code
Jason Fung, MD

Primal Fat Burner
Nora Gedgaudas, CNS, NTP, BCHN

Why We Get Fat
Gary Taubes

低碳和生酮播客

2 Keto Dudes
www.2ketodudes.com

40+ Fitness Podcast
40plusfitnesspodcast.com

Be Well, Be Keto with Tracee Gluhaich
highenergygirl.com/podcast

Fast Keto with Ketogenic Girl
www.ketogenicgirl.com/pages/podcast-fast-keto-with-ketogenic-girl

Fat Chat with Ryan Lowery
fat.chat

Fit for the Kingdom
www.trentholbertfitness.com/podcast

Fit2Fat2Fit Experience with Drew Manning
www.fit2fat2fit.com/podcast

High Intensity Health Radio with Mike Mutzel
www.highintensityhealth.com

The Keto Answers Podcast with Dr. Anthony Gustin
www.perfectketo.com/category/podcast

Keto Diet Podcast with Leanne Vogel
www.healthfulpursuit.com/podcast

Keto for Normies
ketoconnect.net/libsyn.com

The Keto for Women Show with Shawn Mynar, NTP, CPT
www.shawnmynar.com/ketoforwomen

Keto Lifestyle with Jessica Tye
www.jessicatye.com

Keto Naturopath
www.facebook.com/groups/ketonaturopath

Keto Savage Podcast
ketosavage.com/podcasts

Keto Talk with Jimmy Moore & Dr. Will Cole
www.ketotalk.com

Keto Woman Podcast
www.ketowomanpodcast.com

Ketogeek Podcast
www.ketogeek.com/pages/podcast

The Ketohacking MD Podcast with Dr. John Limansky & Jimmy Moore
www.ketohackingmd.com

Ketovangelist Podcast
www.ketovangelist.com/category/podcast

The Livin' La Vida Low-Carb Show with Jimmy Moore
www.thelivinlowcarbshow.com

Low Carb Conversations with Leah Williamson, NTP & Guests
www.lowcarbconversations.com

The Low Carb Leader with Daniel Perryman
thelowcarbleader.com/category/best-low-carb-leader-podcasts/

Naturally Nourished Podcast
www.alimillerrd.com/podcast

The Obesity Code Podcast with Dr. Jason Fung and Megan Ramos
obesitycodepodcast.com

低碳和生酮科學部落格與網站

The Charlie Foundation
www.charliefoundation.org

Diet Doctor
www.dietdoctor.com

DocMuscles
www.docmuscles.com

Keto Connect
www.ketoconnect.net

Ketogenic.com
ketogenic.com

Ketogenic Diet Resource
www.ketogenic-diet-resource.com

KetoSchool
ketoschool.com

Ketovangelist
www.ketovangelist.com

Livin' La Vida Low Carb
livinlavidalowcarb.com/blog

Perfect Keto
www.perfectketo.com/blog

Ruled.me
www.ruled.me

低碳和生酮食譜部落格與網站

All Day I Dream About Food
alldayidreamaboutfood.com

Beauty and the Foodie
beautyandthefoodie.com

Castaway Kitchen
thecastawaykitchen.com

Daily Ketosis
www.dailyketosis.net/home

Ditch the Carbs
www.ditchthecarbs.com

DJ Foodie
www.djfoodie.com

Eat Fat Lose Fat
eatfatlosefatblog.com

Go Keto with Casey
caseydurango.com

Grass Fed Girl
www.grassfedgirl.com

Healthful Pursuit
www.healthfulpursuit.com

Holistically Engineered
holisticallyengineered.com

I Breathe I'm Hungry
www.ibreatheimhungry.com

Keto Diet Blog
ketodietapp.com/blog

Keto in the City
ketointhecity.com

Keto Karma
ketokarma.com

Ketogasm
ketogasm.com

Ketogenic Girl
www.ketogenicgirl.com

Low Carb Dietician
www.lowcarbdietitian.com/blog

Low Carb Maven
www.lowcarbmaven.com

Low Carb Yum
lowcarbyum.com

**Maria Mind Body Health LLC
& KetoAdapted**
mariamindbodyhealth.com

My Keto Kitchen
www.myketokitchen.com

No Bun Please
nobunplease.com

Nourished Caveman
thenourishedcaveman.com

Peace Love and Low Carb
peaceloveandlowcarb.com

Splendid Low Carbing
low-carb-news.blogspot.com

Vida Low Carb
www.vidalowcarb.com.br

Wholesome Yum
www.wholesomeyum.com

Wicked Stuffed Keto
www.wickedstuffed.com

低碳和生酮影片與紀錄片

The Big Fat Fix
www.thebigfatfix.com

**Carb-Loaded: A Culture Dying
to Eat**
carbloaded.com

Cereal Killers
www.cerealkillersmovie.com

Cereal Killers 2: Run on Fat
www.runonfatmovie.com

Fat Head
www.fathead-movie.com

Fed Up
fedupmovie.com

My Big Fat Diet
www.drjaywortman.com

The Perfect Human Diet
cjhuntreports.com/documentary

Sugar Coated
sugarcoateddoc.com

That Sugar Film
thatsugarfilm.com

尋找生酮醫師

Jimmy Moore's Ketogenic Practitioners
www.ketogenicdocs.com

Ketogenic Clinicians
ketogenic.com/tools/keto-clinicians-finder/

慢性病生酮療法

用酮體控制胰島素，管理胰島素就是管理健康

The Keto Cure: A Low-Carb, High-Fat Dietary Solution to Heal Your Body and Optimize Your Health

作　　者	亞當‧納利醫師（Adam S. Nally）、吉米‧摩爾（Jimmy Moore）、瑪麗亞‧埃莫里奇（Maria Emmerich）〔食譜作者〕
譯　　者	許可欣
封面設計	呂德芬
責任編輯	劉素芬
行銷業務	王綬晨、邱紹溢
行銷企畫	曾志傑
副總編輯	張海靜
總 編 輯	王思迅
榮譽顧問	郭其彬
發 行 人	蘇拾平
出　　版	如果出版
發　　行	大雁出版基地

地址　台北市松山區復興北路 333 號 11 樓之 4

電話　02-2718-2001

傳真　02-2718-1258

讀者傳真服務　02-2718-1258

讀者服務信箱 E-mail　andbooks@andbooks.com.tw

劃撥帳號　19983379

戶名　大雁文化事業股份有限公司

出版日期　2020 年 8 月 初版

定　　價　680 元

I S B N　978-957-8567-56-6

歡迎光臨大雁出版基地官網

www.andbooks.com.tw

訂閱電子報並填寫回函卡

國家圖書館出版品預行編目（CIP）資料

慢性病生酮療法：用酮體控制胰島素，管理胰島素
就是管理健康 / 亞當 . 納利醫師 (Adam S. Nally), 吉
米 . 摩爾 (Jimmy moore) 著；瑪麗亞 . 埃莫里奇 (Maria
Emmerich) 食譜作者；許可欣譯 . -- 初版 . -- 臺北市
：如果出版：大雁出版基地發行 , 2020.07
　　面；　公分
譯 自：The keto cure : a low-carb, high-fat dietary
solution to heal your body & optimize your health
ISBN 978-957-8567-56-6(平裝)
1. 健康飲食 2. 食療 3. 慢性疾病
411.3　　　　　　　　　　　　　　109007221